はしがき

　心電図モニターを読む。これは一見簡単そうに思える作業です。なぜなら、機器は単純で、刻々と流れてくる心電図波形は、何の変哲もなく単純なパターンだからです。最近のモニター機器は、ほとんど正確に診断してくれ、診断に基づいてリアルタイムで警告を発してくれます。自分で診断しなければならない機会はほとんどありません。しかし、モニター機器は、装着している患者さんの状況を把握しているわけではなく、警告の意味を理解し報告してくれるわけでもありません。もちろん、モニターが警告してくれる心室細動や心室頻拍は重大な不整脈です。しかし、ほかにも見逃してはならない不整脈があります。たとえば、拡張型心筋症の患者さんで、それまで洞調律であったものに突然、心房細動が発生した場合には、そのまま、左心不全に陥るかもしれません。急性心筋梗塞急性期の症例で新たに発生する心房細動は予後不良の指標とされています。通常なら緊急性が低いといわれている心房細動といえども、患者さんの状態によっては、予後に影響する重大な意味を持つことがあるのです。

　「モニターを読む」ということは、「患者さんの病態経過を理解する中で、不整脈をとらえること」を意味します。「モニターを読むこと」＝「不整脈を診断すること」と理解すれば、モニター上に発生する異常をとらえるために、循環器領域のほぼすべての疾患の勉強が必要であることがわかります。

　本書では、さまざまな心電図モニター図を掲載しながら、波形の見方のポイント、不整脈の心電図の特徴、その読み取り方などを、繰り返し、解説しています。また、循環器領域の疾患からみた異常な心電図や、薬物やペースメーカーとの関係も掲載しました。

　不整脈そのものを診断することはもちろんのこと、その背景となる疾患の状態、病態をも理解して、その不整脈の意味するところを推測し、将来起こりうる病態の変化まで予測することが、ひじょうに大切です。そのようなことのできる臨床家を私は目指したい、皆さんに目指してほしいと念じています。

吉野秀朗

●監修者　吉野　秀朗（よしの　ひであき）
杏林大学医学部付属病院 循環器内科教授
1977年慶應義塾大学医学部卒業。慶應義塾大学病院、済生会中央病院、足利赤十字病院、向島済生会病院を経て1990年より杏林大学病院勤務。その間、1985年から1987年の2年間、米国ペンシルバニア州ガイジンガーホスピタル心臓研究所研究員。心臓疾病全般、特に虚血性心疾患（心筋梗塞、狭心症）、冠動脈疾患などが専門分野。

本書の使い方

●第1章 「教えて！モニター心電図の基本」
基本的な心臓のメカニズムをイラストで解説するほか、モニター心電図の装着法、正常心電図とそれぞれの波形、心拍数の数え方など、押さえておきたい基本を学習します。

●第2章 「波形の見方のポイント」
「P波の変化」「PQ時間の変化」「RR間隔」「QRS波の変化」「QT時間延長」「ST上昇／ST下降」「T波の変化」について、不整脈を見分ける際のポイントを解説します。

波形から考えられる疾患と、見分け方のポイントを学びます。

異常な波形の主なパターンを掲載。

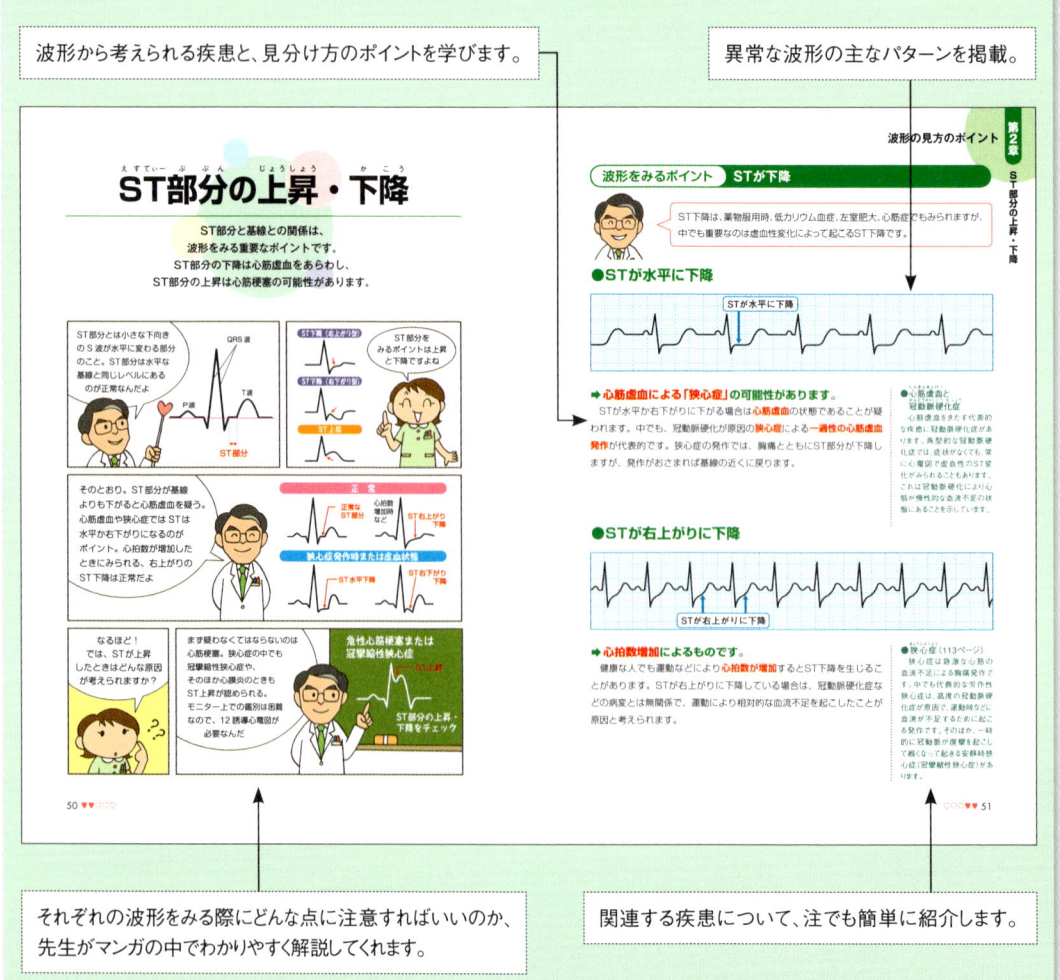

それぞれの波形をみる際にどんな点に注意すればいいのか、先生がマンガの中でわかりやすく解説してくれます。

関連する疾患について、注でも簡単に紹介します。

●第3章 「不整脈の心電図」

実践の場でみることの多い不整脈について、波形の特徴と、その読み解き方のポイントを解説します。また、その不整脈をみつけた際の対処法についても説明します。

モニター画面でみえる波形に近いイラストを掲載。波形の特徴と、その読み解き方のポイントを解説します。

不整脈の名前は、その読み方と、英文表記(略称)を掲載しました。

知っておくと見分ける際に便利な、いくつかの波形のパターンを紹介します。

不整脈のメカニズムはイラストで示します。

不整脈をみつけた際の対処法を学びます。

まぎらわしい波形の不整脈を掲載。鑑別のポイントを覚えて起きましょう。

よく使われる用語は注で解説。

●第4章 「疾患からみた異常な心電図」

「心筋梗塞」「心不全」「狭心症」など、知っておきたい主な心疾患と、早期に発見するためのポイントについて学びます。

●第5章 「その他の心電図のポイント」

ペースメーカーを入れているときの心電図、薬物と心電図の関係、アーチファクトなど、さまざまな波形の見方を解説します。さらに、知っておかなければならない心電図アラームの基本を掲載。また、いざというときのために、看護師が押さえておきたい緊急時の対応を紹介します。

▼巻末資料編

心電図に関係する用語辞典、略語集、不整脈治療に使われる薬剤など、すぐ使えて便利なデータを掲載。辞書がわりに使ってください。

▼別冊 復習編

本書で解説した心電図の中から、覚えておきたい代表的な波形を復習します。付属の赤いシートをあて、ポイントや解説を隠しながら、波形を覚えてください。

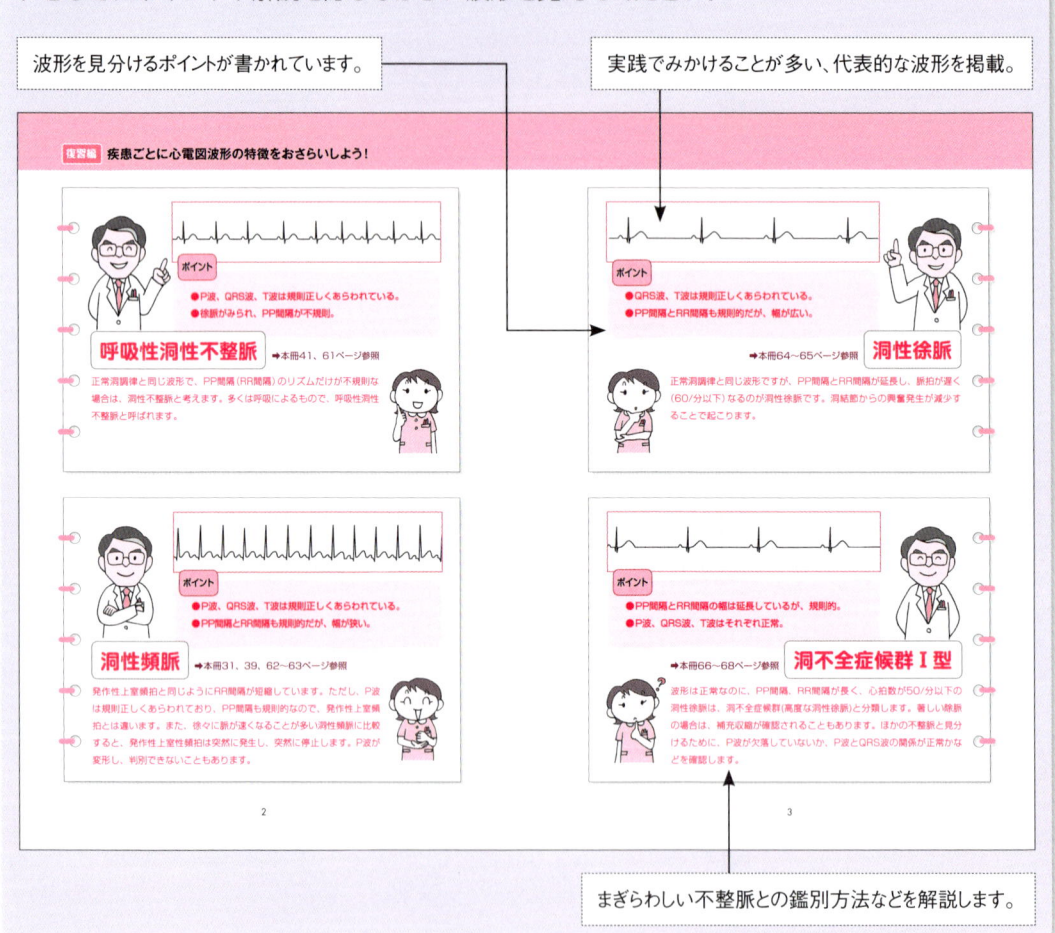

波形を見分けるポイントが書かれています。

実践でみかけることが多い、代表的な波形を掲載。

まぎらわしい不整脈との鑑別方法などを解説します。

- 本書に掲載している情報は、原則として2013年12月現在のものです。
- 掲載している用語、略語、数値等は、医療機関によって異なる場合があります。

目　次

はじめに ………………………………………………………………… 1
本書の使い方 …………………………………………………………… 2

第1章　教えて！モニター心電図の基本

心臓の働き ……………………………………………………………… 8
モニター心電図の役割 ………………………………………………… 12
モニター心電図の装着法 ……………………………………………… 16
正常心電図とそれぞれの波形 ………………………………………… 20
心拍数の数え方 ………………………………………………………… 24

第2章　波形の見方のポイント

P波をみる ……………………………………………………………… 28
PQ時間の変化 ………………………………………………………… 34
RR間隔を確認 ………………………………………………………… 38
QRS波の変化 ………………………………………………………… 42
QT時間延長 …………………………………………………………… 48
ST部分の上昇・下降 ………………………………………………… 50
T波の異常 ……………………………………………………………… 54

第3章　不整脈の心電図

心電図解析のフローチャート ………………………………………… 58
洞性不整脈 ……………………………………………………………… 60
洞性頻脈 ………………………………………………………………… 62
洞性徐脈 ………………………………………………………………… 64
洞不全症候群 …………………………………………………………… 66

房室ブロック	71
上室期外収縮	78
心室期外収縮	82
心房細動	86
心房粗動	91
発作性上室頻拍	95
心室頻拍	99
心室細動	103
脚ブロック	106

第4章 疾患からみた異常心電図

虚血性心疾患 総論	110
虚血性心疾患 狭心症	113
虚血性心疾患 心筋梗塞	116
虚血性心不全	120
低カリウム血症・高カリウム血症	122
低カルシウム血症・高カルシウム血症	124
WPW症候群	126
ブルガダ症候群	128

第5章 その他の心電図のポイント

ペースメーカー心電図	130
薬物と心電図の関係	137
アーチファクト	140
心電図アラーム	144
救急時の対応	152

巻末資料編

現場で役立つ！ 用語辞典	158
現場で役立つ！ 略語集	168
主な抗不整脈薬	170
索引	172

別冊―復習編　疾患ごとに心電図波形の特徴をおさらいしよう！

第1章

教えて！
モニター心電図の基本

- ●心臓の働き……8
- ●モニター心電図の役割……12
- ●モニター心電図の装着法……16
- ●正常心電図とそれぞれの波形……20
- ●心拍数の数え方……24

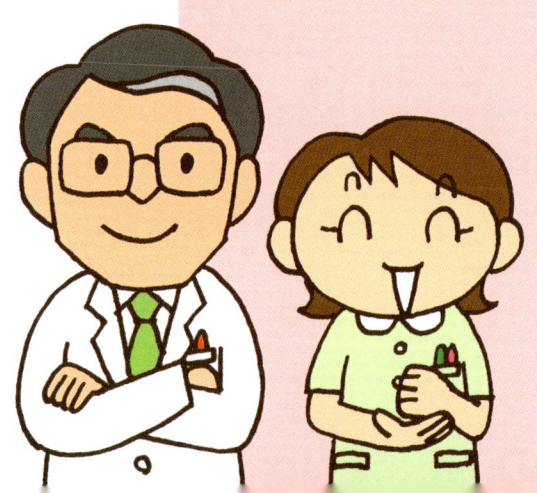

心臓の働き

心臓は1分間に約70回。
1日およそ10万回も伸びたり縮んだりを繰り返し、
カラダに血液を送るポンプの役割をしています。

心臓の解剖

●心臓は4つの部屋でつくられている

●心筋と心膜

心臓は、心内膜・心筋層・心外膜の3層から成っています。

心内膜は心臓の一番内側（内腔）にある膜です。心筋は心臓の壁を構成する筋肉です。心室の心筋は心房に比べて厚く、とくに左心室の心筋は、ほかに比べて分厚く発達しています。心外膜は、心臓の一番外側にある膜で、心臓がスムーズに動くように心臓を守っています。

心臓は、中壁（心房中隔、心室中隔）と呼ばれる筋肉で左右に分けられており、さらに左右のそれぞれが心房と心室に分かれています。つまり、右心房・右心室・左心房・左心室の4つの部屋で構成されているのです。

心房は心室へ血液を送り込む役割を担っています。右心房は上大静脈と下大静脈につながり、左心房は肺静脈とつながっています。

心室は、全身へ血液を送り出すポンプの働きをしています。右心室から肺動脈、左心室からは大動脈がでています。

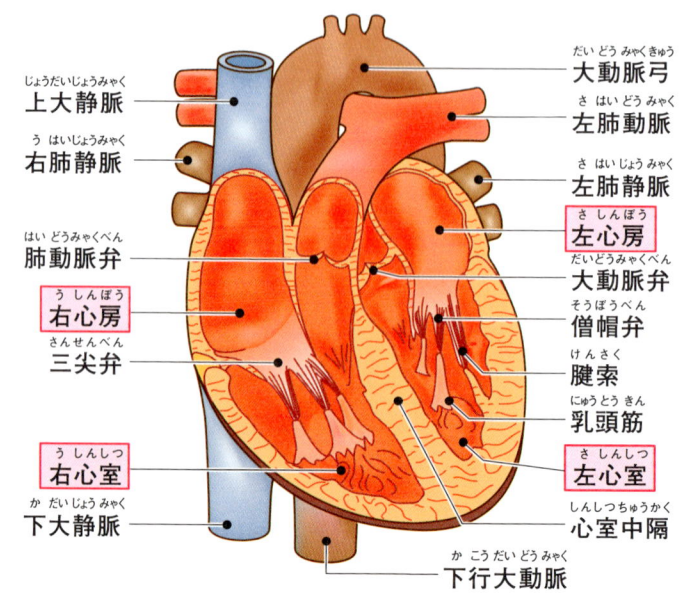

心臓には、右心房と右心室の間にある三尖弁、左心房と左心室の間にある僧帽弁、右心室と肺動脈の間にある肺動脈弁、左心室と大動脈の間にある大動脈弁の4つの弁があります。これらの弁には、血液が逆流するのを防ぐ働きがあります。

●心臓弁膜症
　弁の開きが悪くなり、血液が心臓の部屋から出て行きにくくなったり（弁狭窄症）、弁の閉じ方が悪くなって、血液が逆流してしまったり（弁閉鎖不全症）する病気が心臓弁膜症です。

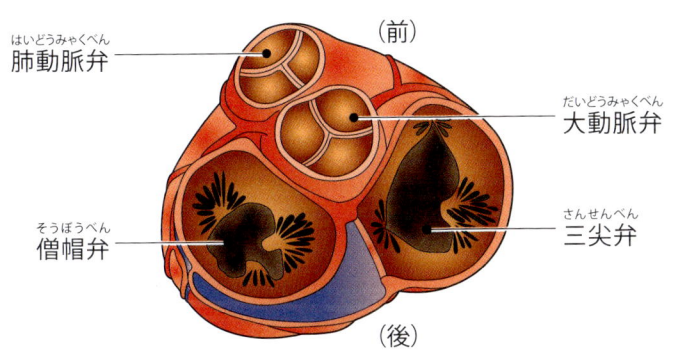

●冠（状）動脈
　左冠（状）動脈は前下行枝と回旋枝と呼ばれる2本に大きく分かれます。左冠動脈の前下行枝は心室中隔、心臓の前壁を流れています。左冠動脈の回旋枝は心臓の左側壁、左後壁を流れています。
　右冠（状）動脈は洞房結節、房室結節、右心室、心臓の後壁および下壁を流れています。

　冠（状）動脈は心筋に酸素と栄養を与える動脈で、心臓をぐるりと取り囲むように走っています。冠動脈は右冠（状）動脈と左冠（状）動脈の2本があります。それぞれ細かく分岐しながら網目状になって心臓全体に広がっています。

●不随意筋
　自らの意思で動かすことができない筋肉のことを不随意筋といいます。一方、随意筋とは、骨格筋のように自らの意思で動かすことのできる筋肉のことです。

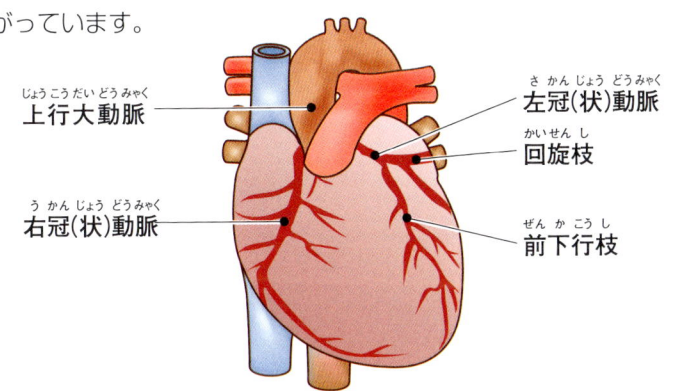

心臓の司令塔の役割を担う刺激伝導系

●自動能と刺激伝導系

　心臓は、心筋の伸び縮みにより、全身に血液を運んでいます。しかし、心筋は不随意筋で構成されており、手足の筋肉などのように、意識して伸ばしたり、縮ませたりすることはできません。
　心臓が自ら電気刺激を発生し自動的に収縮を繰り返す、特殊な力を「自動能」と呼びます。そして、自ら電気刺激を発生させることのできる筋線維からなる連絡路のことを、「刺激伝導系」といいます。刺激伝導系は、

心臓が規則正しくポンプとして働くために、収縮のタイミングや、その順番を管理する司令塔の役目を担っています。

●刺激伝導系のメカニズム

刺激伝導系の自動能による電気刺激は、まず、右心房と大静脈の間にある洞結節で発生します。洞結節は、心臓のスイッチの役割をはたす存在。この刺激発生のリズムが、心拍の速さを決めます。

洞結節で発生した刺激は、すぐに心筋を興奮させ、心房と心室の間にある房室結節に伝わります。心臓のペースメーカーである房室結節に刺激が伝わると、心筋が収縮し、心房の中の血液を心室に送ります。

その後、房室結節を出た刺激は、ヒス束を経て、心室中隔に伝わります。ヒス束はまもなく左脚と右脚に分かれ、左脚はさらに前枝と後枝に分かれます。この3つの脚は、さらにプルキンエ線維という細かい線維となり心室全体に分布し、心室全体に刺激を伝えていきます。

刺激が伝わると左右の心室はほとんど同時に興奮し、収縮することで、心室の中の血液を全身に送り出すのです。

●刺激伝導系と自律神経
心臓には交感神経・副交感神経それぞれの自律神経線維が分布しているため、刺激伝導系の働きには、自律神経が大きく影響します。

たとえば、迷走神経が緊張すると、洞結節の機能が低下し、房室結節内に刺激が伝わりにくくなるため、心拍は遅くなります。

また、交感神経を刺激すると、洞結節や房室結節の機能が活発になるため、心拍は速くなります。運動をしたり、ストレスを感じたり、緊張したときなどに心臓がドキドキするのは、この自律神経の作用によるものなのです。

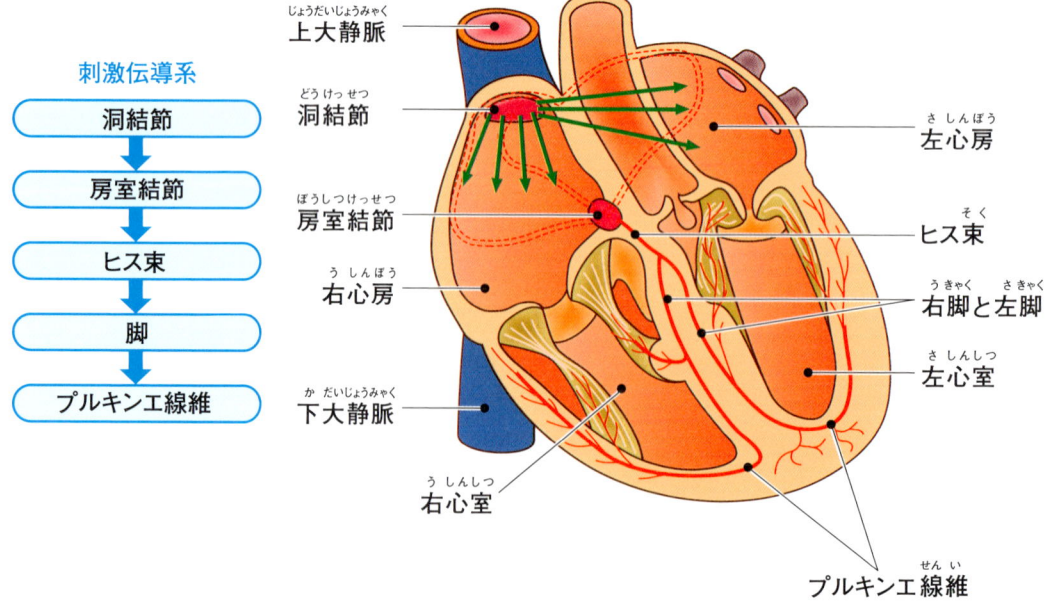

教えて！モニター心電図の基本

第1章 心臓の働き

> 血液の循環には2つの経路がある

●「大循環（体循環系）」と「小循環（肺循環系）」

　心臓をめぐる血液の流れには、2つの経路があります。
　まず、酸素を失い、二酸化炭素を受け取った全身からの血液が、2本の太い静脈（上大静脈と下大静脈）を通って上下から右心房に戻ってきます。この血液が三尖弁を通って右心室に入り、肺動脈弁を通って肺へ行く経路を「小循環（肺循環系）」といいます。循環速度は、約3～4秒です。
　肺で酸素をとりこんだ血液は、肺静脈を通って左心房に入ります。そして、僧帽弁を通って左心室に流れこみます。左心房・左心室の収縮により、大動脈弁を通して臓器に酸素と栄養分を与えるために、全身に送り出されます。この経路は「大循環（体循環系）」と呼ばれています。大循環の循環速度は、最短で約1分です。
　心臓はこの2つのサイクルを繰り返しています。

●動脈血
　肺に送り込まれた血液は、そこで酸素を取り込み、鮮やかな赤色に変わります。この酸素を取り込んだ真っ赤な血液を「動脈血」といいます。

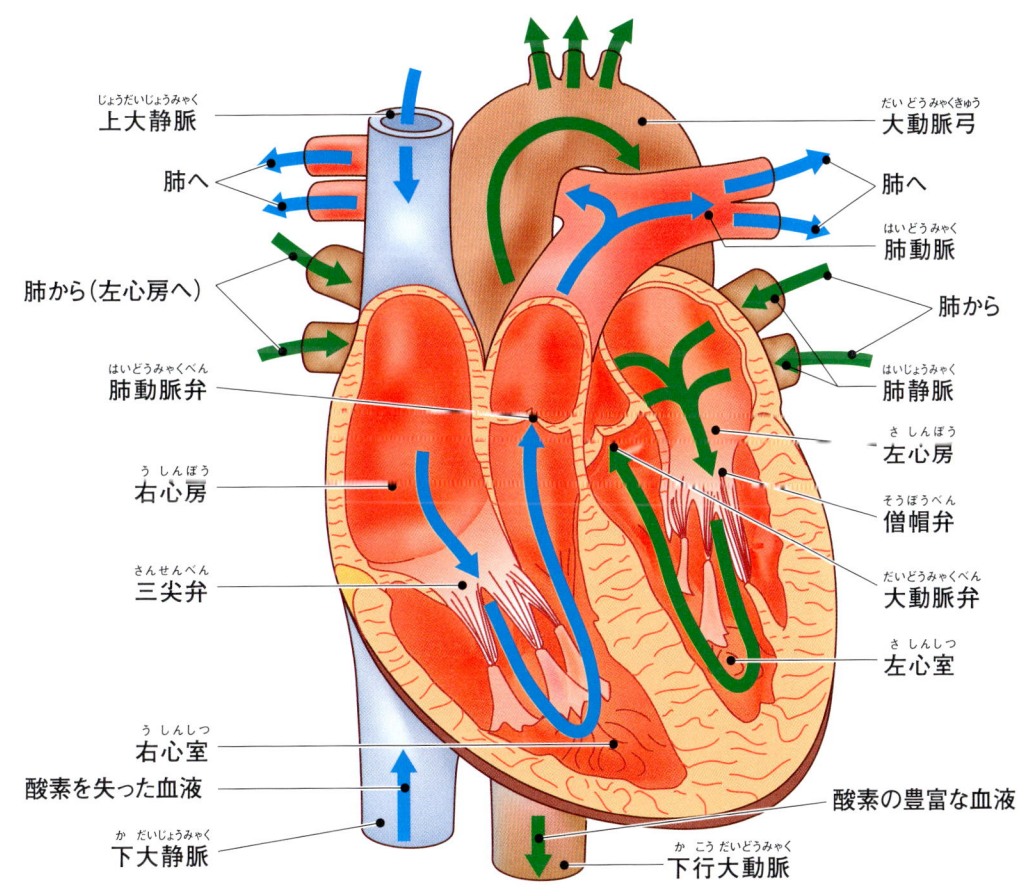

モニター心電図の役割

いざというときに対応するためには、
モニター心電図の必要性と、看護師の役割を
理解しておかなければなりません。

モニター心電図の仕組みと役割を理解しよう！

●心電図とは何か？

●12誘導心電図
健康診断などで使われる、もっとも一般的な心電図。ベッドに横たわった安静な状態で、胸部に6つ、手足に4つの電極を付け、12箇所から誘導します。モニター心電図より詳細な診断が可能ですが、短時間しか記録できないので、手術後や病棟などで、長時間の観察が必要な場合には不向きです。

●ホルター心電図
自宅などで、約24時間連続して心電図を記録できる携帯装置です。
最高・最低心拍数や不整脈の種類、発生時間や心拍数との関係などを解析し、不整脈を診断します。健康診断などで異常が見つかった場合の、精密検査に用いられています。

心電図とは、心筋が収縮するときに発生する、ごくわずかな電気エネルギーの変化を記録したもので、医療のさまざまな場面で活用されています。1900年頃にオランダの生理学者ウィレム・アイントホーフェン（Willem Einthoven）によって発明されました。心電図では、その波形から、心臓の状態や活動を推察することができます。痛みもなく、患者への負担が少ないので、不整脈や心疾患の診断に活用されています。心電図の種類によっても異なりますが、心電図は主に次の診断に使われます。

＜心電図での診断が可能な疾患＞
① 不整脈と伝導障害
② 心筋の虚血障害
③ 心房・心室の肥大
④ 電解質異常

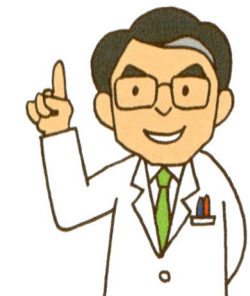

けれども、心電図だけでは、不整脈や心疾患を、確実に見分けることはできません。また、心電図波形の異常が、必ずしも心疾患と結びつかないケースもあります。「あれっ？」と思ったときには、疾病の有無・服薬歴・身体所見などに注意するほか、血液検査・エコー検査などその他の精密検査の情報をもとに、診断をすすめることが必要です。

医療現場でよく利用される心電図には、モニター心電図、12誘導心電図、ホルター心電図があり、目的によって、使い分けられています。

●モニター心電図は、どんなときに使うのか？

　モニター心電図は、モニター画面上に心電図波形を表示することで、バイタルサインの見守りや不整脈の観察が行える心電図です。循環器系だけでなくあらゆる診療部門で広く使われており、心疾患に限らず、呼吸器疾患、絶対安静の患者など、急変の可能性が考えられるすべての患者にもちいられます。とくに、ICU（集中治療室）、CCU（冠疾患集中治療室）、HCU（高度治療室）などでは、モニター心電図の観察が重要です。また、手術中にも、脈拍などのバイタルサインを見守るため、モニター心電図を利用します。

●バイタルサイン（vital sign）
　バイタルサインとは、文字通り「生命徴候＝生きているしるし」であり、生体が発する情報・所見のことです。基本的には「脈拍」「呼吸」「血圧」「体温」の4つを指しています。

＜モニター心電図による見守りが必要な主なケース＞
① 循環器疾患、絶対安静の患者など急変の可能性が考えられる患者
② 不整脈（頻脈性、徐脈性）の診断と治療を受けた患者の経過観察
③ ICU（集中治療室）、CCU（冠疾患集中治療室）、HCU（高度治療室）などで治療中の重症患者
④ 終末期の患者
⑤ 不整脈を誘発する可能性のある手術時、検査時の患者

●モニター心電図のメリット

　モニター心電図では、長時間の継続的な観察が可能です。また、患者に装着された心電図の情報は、離れた場所のモニター上でも観察でき、危険な波形があらわれたときにはアラームで知らせてくれるため、一般病棟での入院患者の見守りに適しています。緊急時の発見に役立つのはもちろん、「何かおかしいな」と気づいたときに必要な部分を記録紙に打ち出しておくことで、早期発見や予防につなげることができます。

●心電図（しんでんず）アラーム
　モニターで計測された患者心拍数が、設定した上限値と下限値の範囲を超えたときに鳴る「心拍数アラーム」、心室性期外収縮や心室細動などの不整脈があらわれたときに鳴る不整脈アラーム、心停止状態で作動する心停止アラームなどがあります。

●記録紙（きろくし）
　モニター上に描かれる心電図は数秒で消滅してしまいます。そのため異常を見つけた場合は、記録紙にプリントアウトしておくことも重要です。

＜モニター心電図のメリット＞
① 簡単に利用できて、長時間の継続的な観察が可能
② 患者から離れた場所で観察できる
③ 危険な波形があらわれたときはアラームが鳴る
④ 必要な部分を記録紙に打ち出すことができる

第1章　モニター心電図の役割
教えて！モニター心電図の基本

●モニター心電図のデメリット

●アーチファクト（artifact）
アーチファクトとは、心電図検査などに混入するノイズのこと。心房細動などの不整脈と見間違えやすいので、注意が必要です。体を動かすことによる基線の揺れ、リード線の断線、皮膚と電極の接触不良、電極の位置などがアーチファクトの原因になります。

モニター心電図は、長期間、装着しなければならないため、皮膚がかぶれたり、患者にとってストレスとなる可能性があります。必要性を丁寧に説明するとともに、装着部位のケアを怠らないなど、患者のストレスとならない工夫が必要です。

また、モニター心電図では3箇所にしか電極を貼付しないため、12誘導心電図や、ホルター心電図などと比べると情報量が少ないというデメリットがあります。そのため、心疾患の診断などは難しいので、異常をみつけた場合は、12誘導心電図の記録をとることも必要です。

何より看護師を悩ませるのは、アーチファクトが出やすかったり、緊急時でない場合にも頻繁にアラームが鳴るため、本当に重要な局面の判断が難しい点です。過去には「心電図モニターは狼少年」と思っていた看護師が、本当の緊急時に患者を放置してしまったため、患者が死亡してしまう不幸な事故も起きています。

確かに、多くの患者を同時に見守る病棟で、頻繁に鳴るアラームに丁寧に対応することは困難です。だからこそ、看護師はこうしたモニター心電図のメリットとデメリットをきちんと把握したうえで、重要な局面にスピーディーに対処できるよう備えておくことが必要なのです。

＜モニター心電図のデメリット＞
① 12誘導心電図やホルター心電図などと比べて情報量が少ない
② アーチファクトが出やすい
③ 緊急時でないときにもアラームが鳴る場合がある
④ 皮膚がかぶれるなど患者のストレスとなる

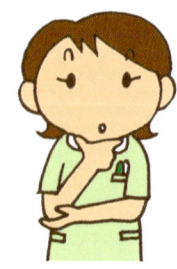

モニター心電図で何がわかるのか？

●モニター心電図の重要性と看護師の役割

バイタルサインをモニタリングする目的は、致命的状態に陥らないように、その兆候をできるだけ早期に発見することにあります。

具体的に言うと、突発的に起きる心停止に至る可能性のある不整脈（主に心室細動）を早期に発見し、迅速に除細動を行い、救命することが重要です。心室細動への除細動が1分間遅れると、生存率は10％下がるといわれています。

●除細動（Defibrillation）
不整脈に対しての治療のひとつで、電気的な刺激や薬物等によって異常な電気信号経路を遮断し、改善する方法。一般的に心室頻拍（VT）や心室細動（VF）等の重篤な不整脈に対し行われるほか、心房細動（AF）・心房粗動（AFL）等にも使われます。

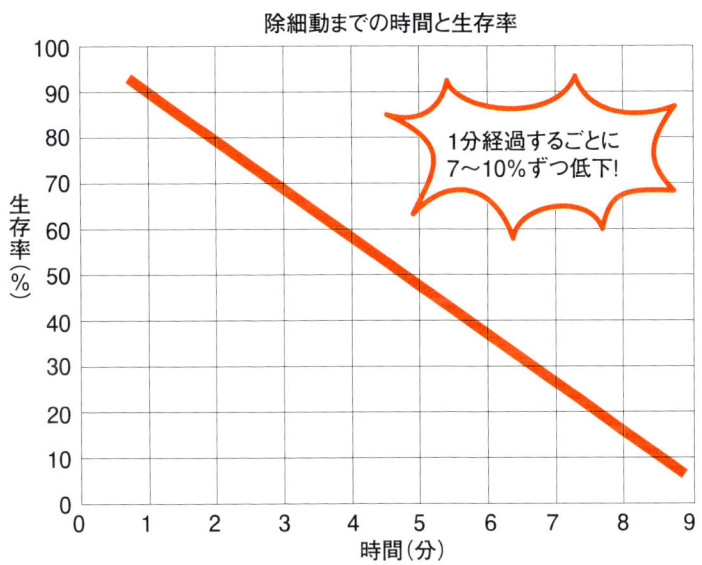

次に、心室細動になってしまう前段階の危険な不整脈（多発性・多源性の心室期外収縮、心室粗動など）を早期発見・対処すること、心臓の虚血状態を発見することが目的です。

また、動悸や失神発作のある患者に装着することにより、発作が生じたときの心電図変化を記録することができ、不整脈によるものなのか、てんかん発作や脳虚血などが原因なのか鑑別することが可能です。

もちろん実際に診断を行うのは医師であり、看護師が心電図波形を読んで病名を診断できなくてもかいません。重要なのは、「いつもと違う」「何かがおかしい」という波形に気づき、適切に対処できるようになることです。

＜モニター心電図を装着する目的＞
① 心室細動の早期発見・対応
② 心室細動につながる危険な不整脈の早期発見・対応
③ 不整脈（頻脈性、徐脈性）の発見、診断
④ 不整脈に対する治療効果の観察

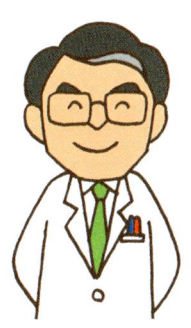

モニター心電図の装着法

モニター心電図における誘導法の基礎を学び、
できるだけ鮮明な波形を得るための、
装着法をマスターしましょう。

さまざまなモニター心電図と、その役割を知っておこう

●モニター心電図の種類

●マルチモニター
　心電図のモニタリングだけではなく、血圧や呼吸、体温、動脈血酸素飽和度（SpO_2）、呼気終末二酸化炭素濃度（$EtCO_2$）など、複数のバイタルサインをあわせて観察できるモニター心電図をマルチモニター心電図といいます。観察可能な項目は、機種によって異なります。

　モニター心電図には、大きく分けて「有線式」と「無線式」の2つのタイプがあります。有線式のモニター心電図は「ベッドサイドモニター」といわれるものです。患者と心電図モニターがリード線でつながっており、患者のベッドのすぐ横に設置されます。患者の状態と波形の観察が同時にできるメリットがある一方、患者の移動範囲が制限されるなどのデメリットもあります。

　無線式のモニター心電図は、「セントラルモニター」と呼ばれるもので、離れている場所にモニターを設置し、4〜8人の患者の状態を同時に観察することが可能です。多くの場合、ナースステーションにモニターが設置され、各部屋にいる患者の波形を一度に観察します。無線なので患者は心電図を装着したまま移動することができ、ストレスを最小限に抑えることができます。ただし、波形に異常が見つかった際に、すぐに患者の状態を確認することが難しいといったデメリットも考えられます。

＜モニター心電図の種類＞
① 有線式（ベッドサイドモニター）
　→患者のベッドの横に設置し、患者の状態とともに波形の確認を行う
② 無線式（セントラルモニター）
　→離れた場所（ナースステーションなど）で、一度に複数の患者の波形を確認できる

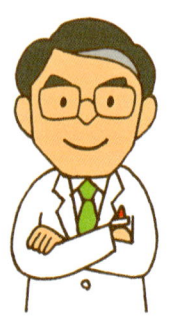

第1章 モニター心電図の装着法

教えて！モニター心電図の基本

代表的な誘導法をマスターしよう

●モニター心電図の誘導法

　患者のカラダに電極をおいて、心臓の電気現象をとらえることを、「誘導」といいます。まずは一般的な誘導法を押さえておきましょう。

　モニター心電図では、「赤・黄・緑」の3つの電極（リード線）を用います。このうち心電図の誘導に使う電極は2つですが、誘導に使わない残りの電極がアースになるので、必ず3つとも装着しなければなりません。

＜モニター心電図の誘導方法＞
①「赤・黄・緑」の電極を用いる
② うち2つをプラス・マイナスで利用し、残りの1つがアースとなる

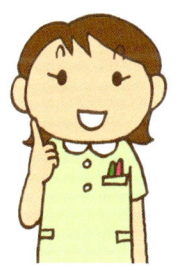

●電極のリード線の色
　一般に使われている電極のリード線は、赤がマイナスで、緑がプラス、黄がアースとなっています。ただし、このリード線の色はメーカーにより異なり、「赤・黄・黒」のものも存在するので、注意が必要です。
　テキストやマニュアルによって違う色で解説されていることもあり、勘違いを招くこともあります。

●代表的な誘導法

　電極を装着する位置や、選択する電極により、観察できる波形は異なります。目的にあわせて、誘導法を選びましょう。

＜3点誘導（Ⅱ誘導）＞
・マイナス極（右鎖骨下）
・プラス極（左季肋部）

　モニター心電図の誘導で、いちばん多く用いられる誘導法です。12誘導心電図の第Ⅱ誘導に似た波形が得られますが、心筋虚血状態などは判断しづらいデメリットもあります。

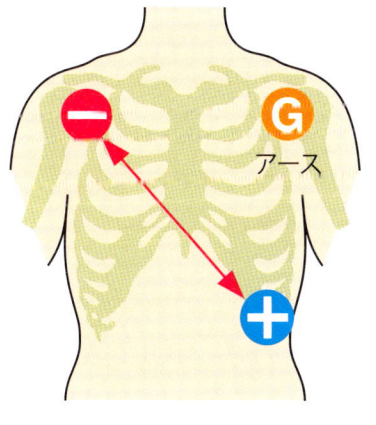

●3点誘導
　四肢誘導（離れた位置から心臓を挟み、正面からみた平面上での電気の様子を現す）の電極の位置を参考にして、心臓を挟むように、胸部に電極を装着します。右鎖骨下（マイナス）・左鎖骨下（アース）・左季肋部（プラス）に貼るのが一般的です。

17

●12誘導心電図の誘導法

12誘導心電図の誘導法では、下記の方法が代表的です。
＜Ⅰ誘導＞左室の側壁をみる誘導法。
＜Ⅱ誘導＞心臓を心尖部からみる誘導法。四肢誘導で、波形が最も明瞭に描かれます。
＜Ⅲ誘導＞右室側面と左室下壁をみる誘導法。
＜aV_R誘導＞右肩から心臓をみる誘導法。逆転した波形がみられます。
＜aV_L誘導＞左肩から心臓をみる誘導法。
＜aV_F誘導＞心臓を、ほぼ真下からみる誘導法。
＜V_1誘導＞主に右室側から心臓をみる誘導法。
＜V_2誘導＞右室と左室前壁側からみる誘導法。
＜V_3誘導＞心室中隔と左室前壁から心臓をみる誘導法。
＜V_4誘導＞心室中隔と左室前壁方向をみる誘導法。
＜V_5誘導＞左室前壁と側壁をみる誘導法。
＜V_6誘導＞
左室側壁をみる誘導法。

＜CM5誘導＞

・マイナス極（胸骨上端）
・プラス極（左胸）

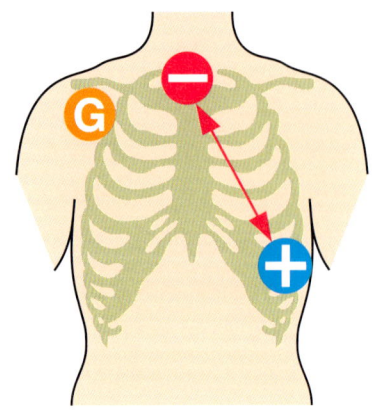

　基線の動揺が少なく、心筋虚血にともなうST変化やT波の波形の変化を観察する場合に適した誘導法です。
　12誘導心電図のV_5誘導とほぼ同じ波形が得られます。

＜NASA誘導＞

・マイナス極（胸骨上端）
・プラス極（胸骨下端）

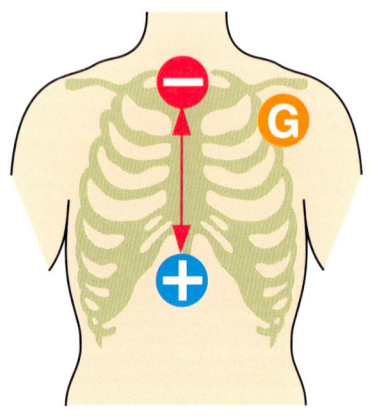

　もともと宇宙飛行士の心臓をモニターするために考案された誘導法で、筋電図の混入がもっとも少ないことで知られています。
　P波の波形が観察しやすく、失神やめまいで入院した症例、不整脈が問題となっている症例で用いられます。
　12誘導心電図のV_2誘導とほぼ同じ波形が得られます。

きれいな波形を得るためのポイント

●電極の貼り付け方に気をつけよう

　モニター心電図をきれいにとるためには、波形が大きく明瞭に見える位置を選んで、電極を装着することが大切です。
　たとえば筋肉の上に電極を張ると、筋電図が混入してしまい、きれいな波形は得られません。できるだけ骨の上など、患者の呼吸や筋肉の動きに影響されない場所を選ぶといいでしょう。左右肩側の電極は、鎖骨の下付近に装着すれば、筋電図の混入は少なくなります。筋電図の混入

教えて！モニター心電図の基本

が著しい場合には、胸骨角付近に装着しましょう。

また、皮膚が乾燥していたり、汚れていたりすると、きれいな波形を得ることができません。さらに、電極が浮いていると、モニター波形はノイズだらけになってしまうので、皮膚をよく拭いて、しっかり貼り付けましょう。男性患者で体毛が多い場合は、必要性を説明し、許可を得たうえで剃毛を行います。

長期に装着する場合は、電極によるかぶれやかゆみの予防にも留意が必要です。定期的に位置をずらすなど、患者のストレスを軽減するための配慮を行いましょう。

●筋電図と筋電図検査
筋肉が収縮する際に発生する活動電位を、細胞外から記録する方法。
筋電図検査とは、筋電図を記録することにより、神経から筋にかけての疾患の有無を調べる生理学的検査のひとつ。

＜きれいな波形を得るための2つのポイント＞
①波形が明瞭に見える位置を選んで装着する
②皮膚の健康をたもち、しっかり貼り付ける

電極をしっかり貼り付けたら、送信機の電源をONにし、「基線（20ページ）の乱れはないか」「P波、Q波が出ているか」波形を確認します。心電図の波形が出ないときは、リード線の状態、電池の残量、装着部分などをチェックしましょう。

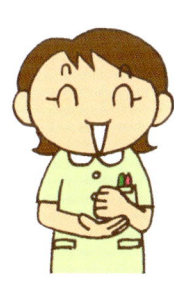

＜電極を装着する手順＞
①電極を装着する場所の皮膚をよく拭いて、必要に応じて剃毛を行う
②電極は浮かないように、しっかりと貼り付ける
③筋肉の上に電極を貼らないように注意する（筋電図混入を防ぐため）
④リード線を、テープや絆創膏などで固定すると、ずれにくい
⑤送信機の電源をONにし、波形を確認する

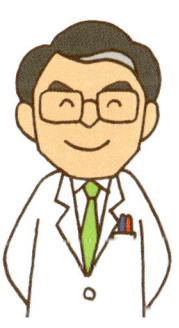

正常心電図とそれぞれの波形

心電図を読みとるためには、
心臓のメカニズムを理解したうえで、
波形があらわす意味を把握しておきましょう。

覚えておこう！　正常心電図の波形

●波形は、心臓のメカニズムと一緒に理解する

●脱分極と再分極
　細胞膜内には陰性の静止膜電位が発生しています。刺激を受けると陰性電位が減少します。これを「脱分極」といいます。脱分極により膜電位が減少すると、活動電位と呼ばれる能動的な電位が生じ、これにより心臓は収縮します。
　その後、再び陰性電位が急速に増加し、活動電位は終了し、静止膜電位に戻ります。この過程を「再分極」といいます。
　心臓は脱分極-再分極を繰り返すことで、収縮・弛緩しているのです。

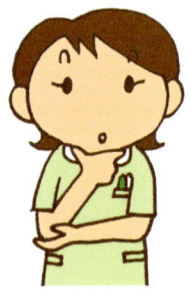

　心電図を読みこなすためには、それぞれの波形が何を示しているのかを、心臓のメカニズムとともにわかっておかなければなりません。まずは、心臓が収縮するプロセスを復習しながら、波形の意味をみていきましょう。

　心臓におけるスイッチの役割を担っているのは、右心房にある洞結節です。けれども洞結節自体の興奮はとても小さいため、心電図上では確認することができません（右図①）。

　洞結節からの電気刺激は、速やかに心房へ伝わります。心電図上に一番最初にあらわれるP波は、洞結節の興奮が心房に伝わり、心臓にスイッチが入ったことを示します（②）。洞結節の基本リズムは60～70/分で、電気刺激が心房内に伝わるのに0.12～0.20秒かかります。これをPQ時間といいます。

　心房内の電気は房室結節を通って心室に伝わり、ヒス束→脚→プルキンエ線維を経て、心室全体に伝わります。P波の次にあらわれる尖った大きな波がQRS波で、心室が興奮し、収縮していることを示します（③）。

　その次にあらわれる緩やかな波がT波で、心室が興奮からさめ、弛緩していく状態（再分極）を示します（④）。Q波からT波までの間隔をQT時間といい、0.44秒以内が通常です。そして、再分極の終わりを示すのがU波です（⑤）。

教えて！モニター心電図の基本

正常心電図とそれぞれの波形

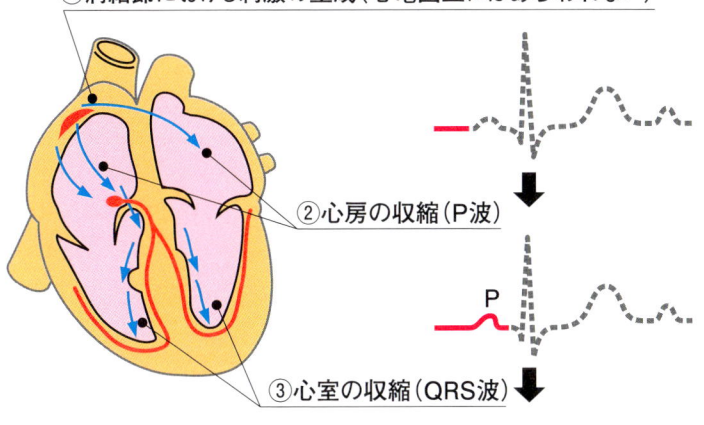

① 洞結節における刺激の生成（心電図上にはあらわれない）
② 心房の収縮（P波）
③ 心室の収縮（QRS波）
④ 心室の収縮が終了した直後（T波）
⑤ 静止状態に戻る（U波）

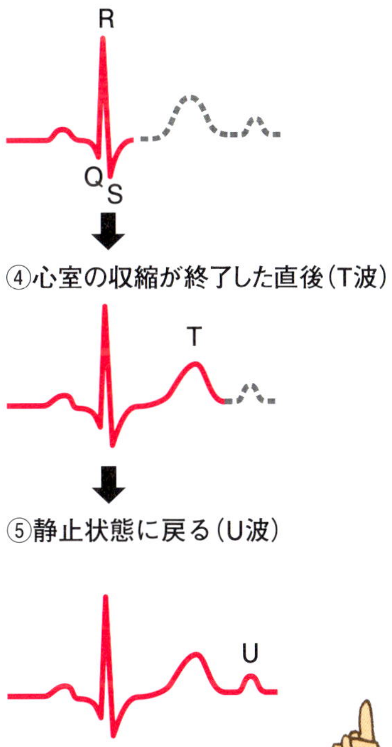

① 洞結節で電気刺激が生まれる
② 洞結節で発生した刺激が心筋に伝わり、スイッチオン→P波
　房室結節に伝わる→P波からQ波まで（PQ時間）
③ 心室に電気が伝わり心室が収縮する→QRS波
④ 電気の流れが一時的に途絶えて、心臓が弛緩する→T波
⑤ 心臓が静止状態に戻る→U波

　P波、QRS波、T波、U波が一定のリズムであらわれているものを「正常洞調律」といいます。つまり、正常洞調律は、心房・心室が一定のリズムで、正常に収縮している状態のことです。

　心電図の波形は、P波に始まり、Q、R、S、T、U波と続きますが、通常、P波の始まりから次のP波を結んだ直線を「基線」といいます。また、基線より上向きの波を「陽性波」、下向きの波を「陰性波」と呼びます（右図）。

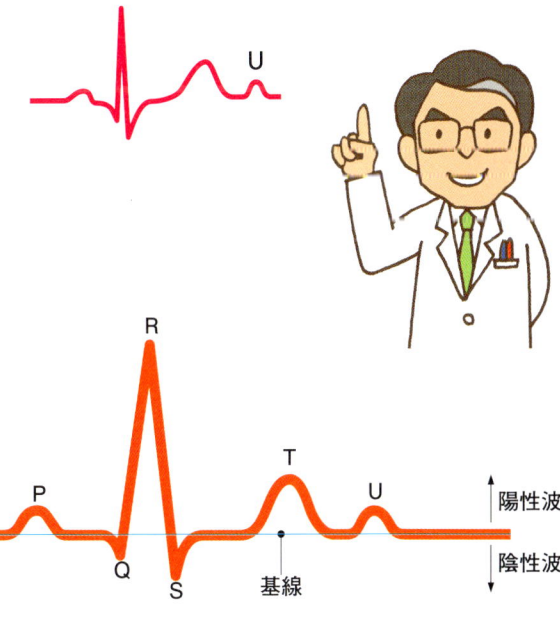

それぞれの波形がもつ意味をマスターしよう

●心房・心室の動きをあらわす4つの波

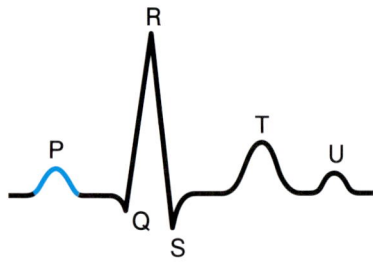

〈P波〉最初にあらわれる、心房の興奮を示す小さな波

　洞結節で発生した刺激は、右心房から左心房に伝わり、心房を興奮させます。P波の前1/3は右心房の興奮を示し、中央の1/3は左右心房が同時に興奮している状態、後ろの1/3は左心房の興奮を示しています。

　P波は通常ゆるやかな山型を示しますが、右心房・左心房どちらかの負荷が高まり、均一に収縮していない場合には、いびつな形に変化します。また、心房の興奮が順序正しく伝わっていない場合には、陰性P波となることもあります。

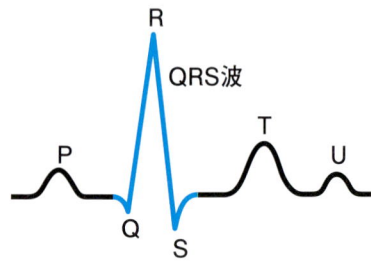

〈QRS波〉心室の興奮を示す、尖った大きな波

　最初にあらわれる下向きのQ波、次にあらわれる上向きのR波、R波のあとの下向きのS波の3つで構成される大きな波です。中には3つのひとつを欠く、QR型やRS型もみられることがあります。

　QRS波の形がいびつな場合、心室内に正しく興奮が伝わっていないことを示します。また、心室内で興奮が均一に伝わらなかった場合には、すべての心筋が興奮し終わるまで時間がかかるため、QRS波の幅が広くなってしまいます。

　QRS波はさまざまな形を示します。RやSがいくつもある場合には、最初の波を通常通りRやSとし、以降あらわれた波にはダッシュをつけ、R´、R″、S´、S″などとあらわします。さらに、波形の振れが5mm以上と大きい場合には、Q、R、Sとアルファベットの大文字であらわし、振れが5mm未満の場合は、q、r、sと小文字であらわします。

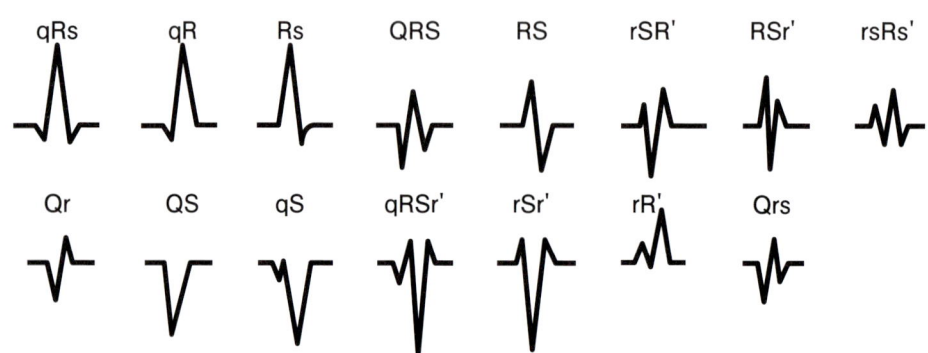

〈T波〉QRS波のあとにあらわれるゆるやかな波

心室が興奮からさめる（再分極）過程を示します。正常なT波はゆるやかな陽性波ですが、より高く鋭角的な波形となったり、陰性波になってしまうことがあります。

〈U波〉T波のあとに見られる小さな波

U波は通常T波より低く小さい波ですが、認められないこともあります。また、何らかの異常のために増高し、T波よりも高くなってしまうことや、反対に陰性のU波があらわれることもあります。

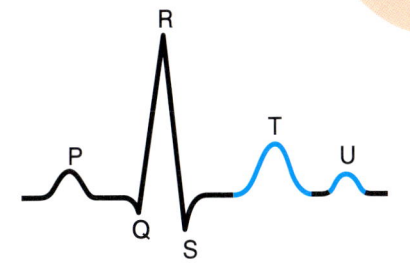

●波以外の部分にも重要な意味がある

〈PQ時間〉P波の始まりから、Q波の始まりまでの間隔

心房が洞結節の刺激により興奮し始め、房室結節に伝わるまでの時間を示しています。通常のPQ時間は、0.12〜0.20秒です。

PQ時間が延長したり、バラバラになっている場合は、心房から心室へ正しく興奮が伝わっていない可能性が考えられます。

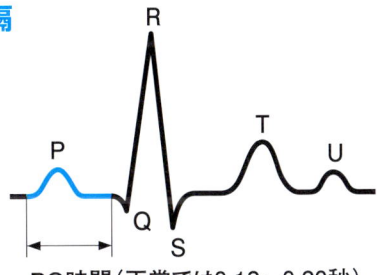

PQ時間（正常では0.12〜0.20秒）

〈QT時間（間隔）〉QRS波の始まりからT波の終わりまでの時間

心室が興奮し始めてから回復するまでの時間を示します。0.36〜0.44秒が通常です。

T波の終点がRR間隔の中点を超えていれば、QT時間の延長と考えます。

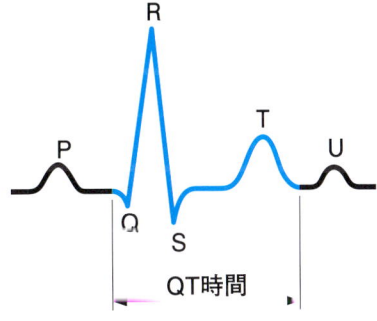

QT時間

〈ST部分〉S波の終わりからT波の始まりまでのほぼ平坦な線

心室が興奮し回復するまで（再分極）を示しています。このST部分が基線より上がっていたり下がっていたりする状態をST変化と呼びます。心臓のどこかに虚血があった場合などに、STが変化します。

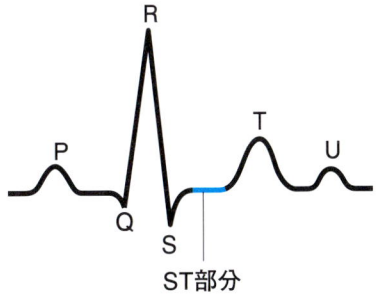

ST部分

心拍数の数え方

心拍数（レート）は、不整脈を診断する際に大切な情報。
心電図から、正確な心拍数をはかる方法を、
しっかりマスターしておきましょう。

知っておこう！　心電図判読のポイント

●時間と電位に注目！

●紙送り速度
　1秒間に記録紙を進める速度を紙送り速度といいます。一般的な紙送り速度は、25mm/秒です。

　心電図を読みとるためには、時間と電位（電気的興奮のエネルギー）という2つのポイントに注目します。

　心電図では、縦軸が電位、横軸が時間をあらわします。一般的にはモニターの波形は1秒に25mmの速度で流れていき、記録紙の横軸の1mmは0.04秒となります。また、電位は1mV＝10mmで記録されるので、縦軸の1mmは0.1mVです。

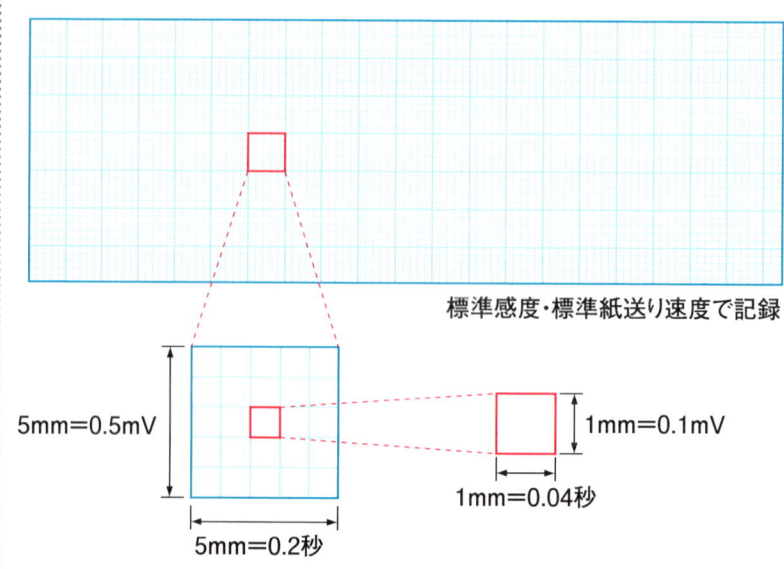

標準感度・標準紙送り速度で記録

5mm＝0.5mV　5mm＝0.2秒　1mm＝0.1mV　1mm＝0.04秒

　一般的には1マスは0.2秒で、1秒は5マス分（25 mm）となります。このマス目を読むことで、おおよその心拍数をはかることができます。

第1章 心拍数の数え方

教えて！モニター心電図の基本

心拍数を数えてみよう

●RR間の太線を数えれば、およその心拍数がわかる

　心拍数は、決まった時間の間に心臓が何回、脈打っているかを数えたものです。一般的には1分間の拍動の数を数えます。安静時の心拍数は、男性で60〜70程度、女性で65〜75程度です。一般に心拍数が100を超える状態を頻脈、60を下回る状態を徐脈と呼びます。

　モニター心電図により心拍数を求めるためには、QRS波が何mmごとに出現しているか（RR間隔：R波とR波の間が何mmか）を確認します。

　もっとも簡単な方法は、RR間隔にマス目がいくつあるかを数えるやり方です。心電図の横軸において1秒は25mm＝5マスにあたります。1分間は、60×5本＝300なので、300÷太線の数＝心拍数となります。

●生理的な頻脈

　心臓は自律神経（交感神経と副交感神経）により支配されているため、何らかの要因で交感神経が優位になると心拍数が増え、頻脈となります。緊張や興奮による心因性、もしくは運動性の場合が多いのですが、薬物が原因になることもあります。薬物性の場合は、原因となった薬物の使用中止を検討します。

　100/分以下で徐々に遅くなる頻脈は、ほとんどの場合、病的なものではありません。

1マス（5mm）の場合、心拍数は300÷1＝300/分
2マス（10mm）の場合、心拍数は300÷2＝150/分
3マス（15mm）の場合、心拍数は300÷3＝100/分
4マス（20mm）の場合、心拍数は300÷4＝75/分

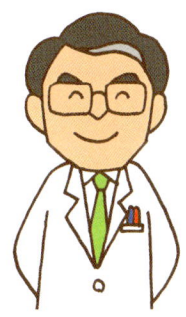

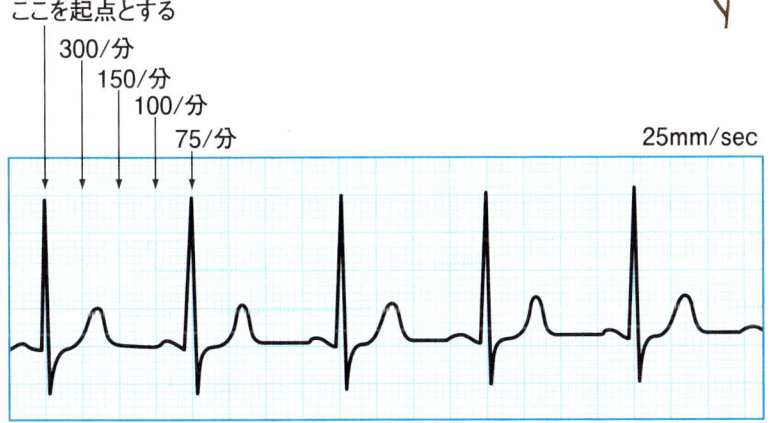

　モニター心電図を確認する際には、まずRR間隔を確認し、頻脈傾向なのか徐脈傾向なのかを把握しておくことが必要です。

　また、RR間隔が2マス（10mm）以下に縮んだ場合は、心拍数が150/分以上になっているということで、心室細動の可能性があります。意識を失う場合があるので、患者のところに急行してください。

●時間と電位に注目！

ただし、マス目を数える方法では、R波が線上からずれている場合、多少の誤差が生まれてしまいます。ですから、より正確にはからなければならない場合には、RR間隔の実測距離（mm）を求めます。

横軸の1秒は25mmなので、1分は60×25mm＝1500mmです。1500mmの範囲にある、RR間隔の数が心拍数になるので、1500÷実測のRR間隔＝心拍数となります。

5mmの場合、心拍数は1500÷5＝300/分
10mmの場合、心拍数は1500÷10＝150/分
15mmの場合、心拍数は1500÷15＝100/分
25mmの場合、心拍数は1500÷25＝60/分

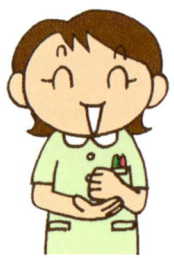

●QRSが不規則な場合は、25mm×6×10

QRSが不規則な場合は、6秒間にQRSの周期がいくつあるかを数えます。1秒が25mmなので、25mm×6（150mm＝6秒）となり、その結果を10倍するとおおよその心拍数が求められます。

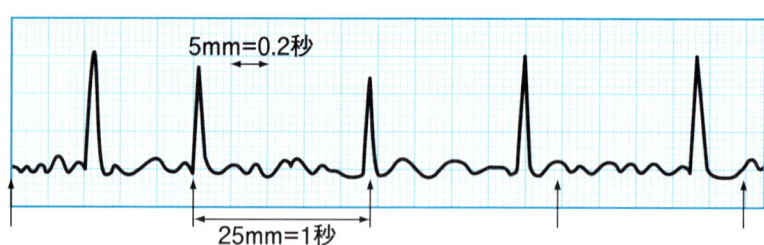

第2章

波形の見方のポイント

- P波をみる……28

- PQ時間の変化……34

- RR間隔を確認……38

- QRS波の変化……42

- QT時間延長……48

- ST部分の上昇・下降……50

- T波の異常……54

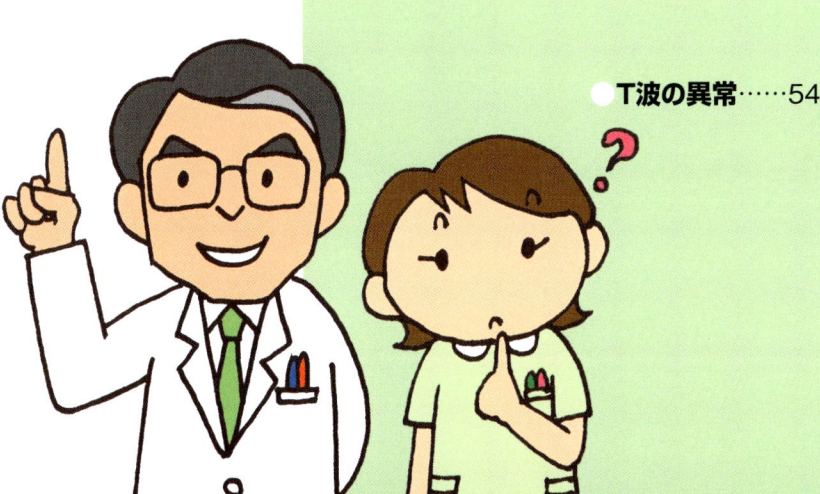

P波をみる

代表的な不整脈の心電図を見分けられるようになるためには、
心電図波形をみるポイントを知っておくことが大切です。
まずは、正洞調律のはじめに出てくる小さな波「P波」について、
波形のもつ意味を理解しましょう。

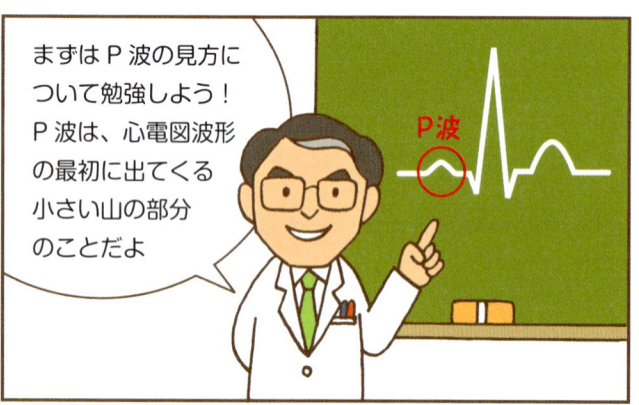
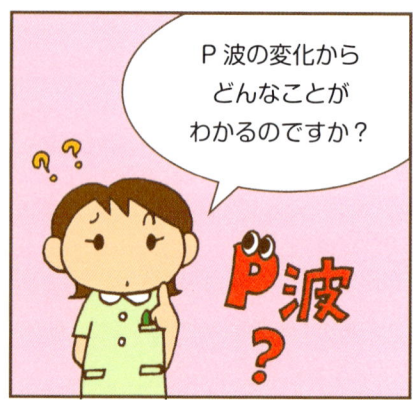
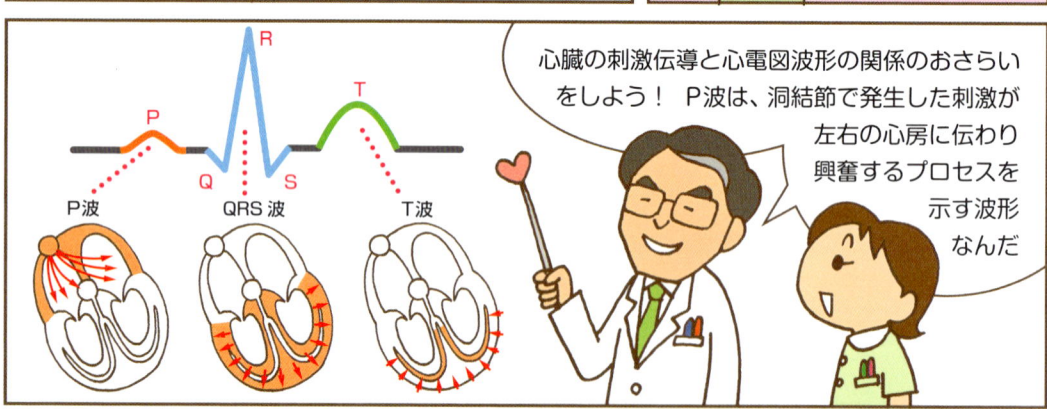
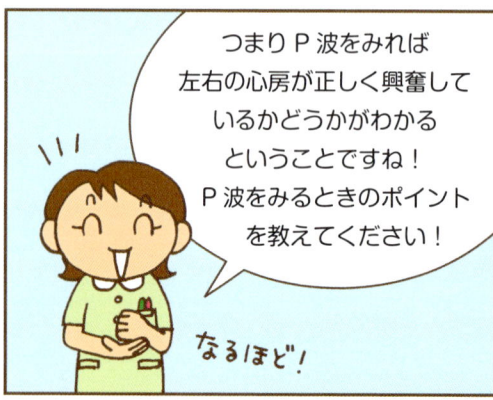
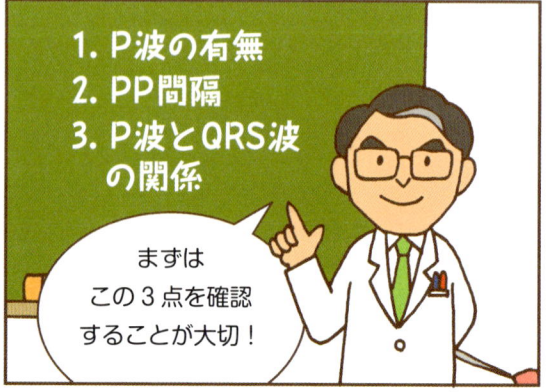

波形の見方のポイント

第2章 P波をみる

| 波形をみるポイント | P波がない！ |

QRS波の前に出現するP波が、規則正しくあらわれているかどうかを確認することで、心房の働きの状態が推測できます。

●P波がなく、鋸歯状のF波がある

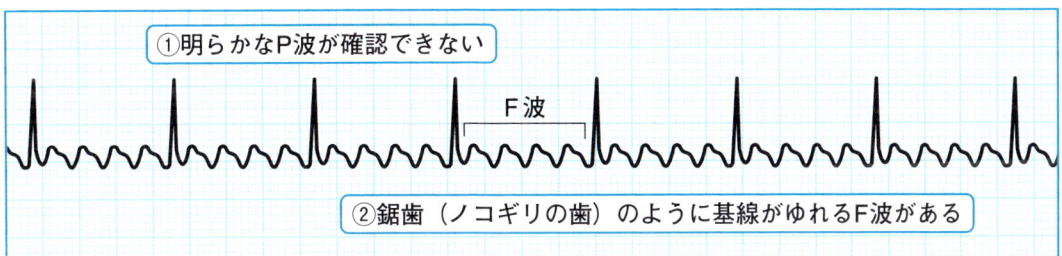

①明らかなP波が確認できない
F波
②鋸歯（ノコギリの歯）のように基線がゆれるF波がある

➡「**心房粗動（AFL）**」です。

P波がなく、規則的な鋸歯状のF波があらわれた場合は、**心房粗動**です。QRS波とF波の割合により1：1伝導、2：1伝導と区別します。

1：1の**心房粗動**は緊急に対処しなければなりませんが、4：1の**心房粗動**は緊急度が低いので、あわてず、対応します。

●心房粗動（91ページ）
心房の異常な興奮により、心拍が乱れている状態です。頻脈になることもありますが、心房細動よりも緊急性が低い場合がほとんどです。

●粗動波と細動波
鋸の歯のような波形を粗動波と呼び、F波と記します。一方、細かい揺れを細動波といい、f波と記して、区別します。

●P波がなく、RR間隔が不規則

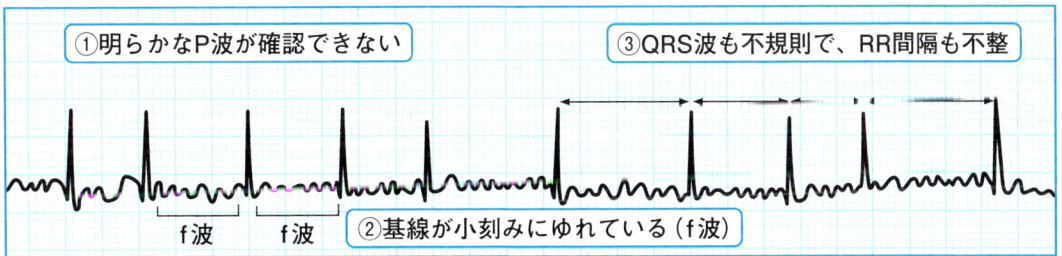

①明らかなP波が確認できない
③QRS波も不規則で、RR間隔も不整
f波　f波　②基線が小刻みにゆれている（f波）

➡「**心房細動（AF）**」です。

P波がなく、不規則で細かいf波があらわれる場合は、**心房細動**です。QRS波も不規則にあらわれるので、RR間隔も不規則になります（絶対性不整脈）。

心房は痙攣しているだけで、本来の役割を果たしていません。放置すると、脳梗塞や心不全の原因になる可能性がある危険な不整脈です。

●心房細動（86ページ）
心房が痙攣し、本来の働きができなくなっている状態です。心房の中に溜まった血液が血栓をつくり、脳梗塞の原因になる可能性も考えられます。

●P波が突然に消えた！

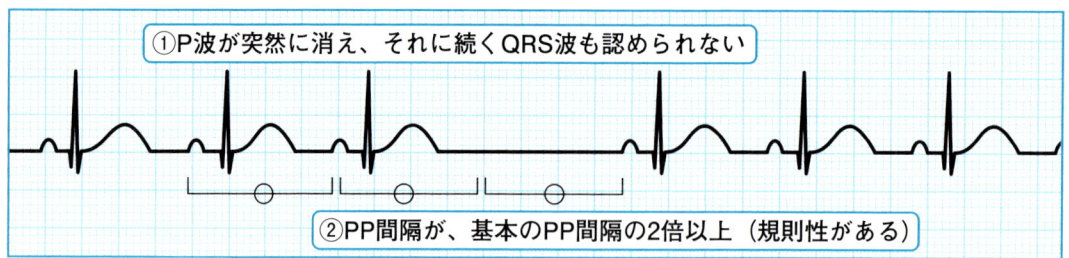

●洞房ブロック（68ページ）
　洞房ブロックとは、「洞不全症候群」の一種です。洞結節の機能は正常なのに、心房に刺激が伝わっていない＝ブロックされている状態をいいます。

●洞停止（68ページ）
　洞停止も洞房ブロック同様、「洞不全症候群」のⅡ型に分類されています。
　洞結節からの刺激が途絶え、心房が収縮しない状態です。

➡「洞房ブロック」です。
　P波が突然に消え、それに続くQRS波も消失。PP間隔が、基本のPP間隔の2倍以上に延長しているとき、**洞房ブロック**が疑われます。
　2～3秒の洞房ブロックで、ほとんど自覚症状もない場合は、とくに治療の必要はありませんが、頻繁に**洞房ブロック**があらわれる場合やめまい、失神などの症状をともなう場合には、ペーシングなどで治療します。

●P波とQRS波が突然に消えた！

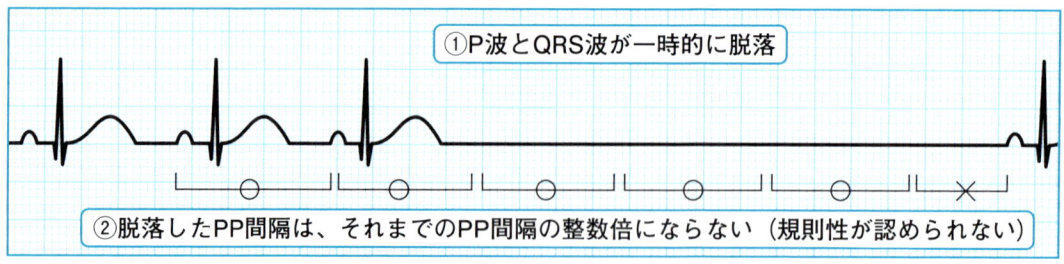

●アダムス・ストークス症候群
　急に発生した極端な不整脈により、心臓から脳への血液の供給が大きく低下し、脳貧血を起こします。めまい・失神・痙攣があらわれて死に至ることもある危険な状態です。

➡「洞停止」です。
　P波とQRS波が突然に消失し、PP間隔が、これまでのリズムの整数倍になっていない場合は、**洞停止**が考えられます。洞房ブロックの場合は、PP間隔が2倍や3倍に延長しますが、**洞停止**の場合は規則性が認められません。
　洞結節から刺激が発生していない可能性が高く、洞結節の機能が回復すれば問題ないのですが、数秒以上の停止状態が続くと、アダムス・ストークス発作などを起こす危険があるので注意が必要です。

波形の見方のポイント

第2章 P波をみる

| 波形をみるポイント | PP間隔 |

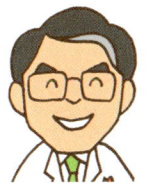

PP間隔とRR間隔は通常等しく、心拍のサイクルを表しています。ですから、毎分の心拍数はRR間隔にマス目がいくつあるかを数えることにより算出できます（25ページ）。

●PP間隔が短い

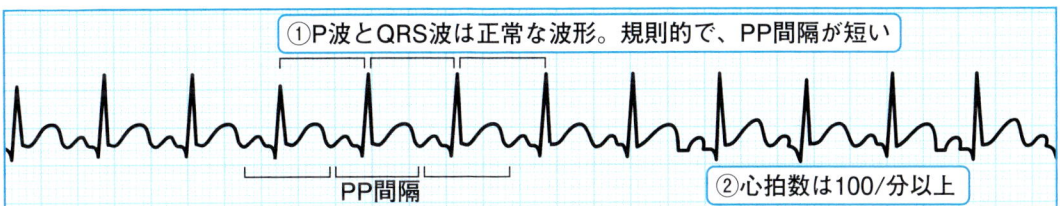

①P波とQRS波は正常な波形。規則的で、PP間隔が短い
PP間隔
②心拍数は100/分以上

➡「**洞性頻脈**」です。

波形は正常なのに、PP間隔だけが短縮している場合は、**洞性頻脈**が考えられます。多くは生理的な現象ですが、安静時にも頻脈が持続する場合は、感染症、甲状腺機能亢進症、発熱、貧血など、病的な原因が背景にある可能性があるので、チェックが必要です。

●洞性頻脈（62ページ）
交感神経の緊張状態から、洞結節からの興奮発生が変化し、脈拍が正常より早くなる不整脈です。

●PP間隔が長い

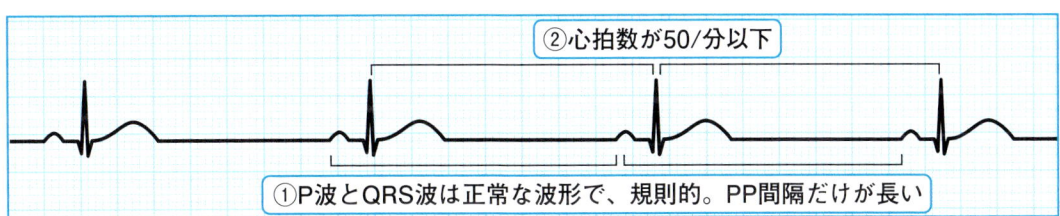

②心拍数が50/分以下
①P波とQRS波は正常な波形で、規則的。PP間隔だけが長い

➡「**高度な洞性徐脈（SSS）**」です。

波形は規則的なのに、PP間隔だけが長く、心拍数が50/分以下のものは、洞不全症候群のⅠ型の**高度な洞性徐脈**です。心拍数が極端に低下したときには、洞結節以外の場所から補充収縮があらわれることがあります。

自覚症状のない徐脈の場合は、経過をみるだけで済む場合が多いので、まず、自覚症状の有無を確認しましょう。

●高度な洞性徐脈
洞性徐脈（64ページ）のうち、心拍数が50/分以下のものを「洞不全症候群（高度な洞性徐脈）」と分類します。

●頻脈のあと、PP間隔とRR間隔が著しく延長する

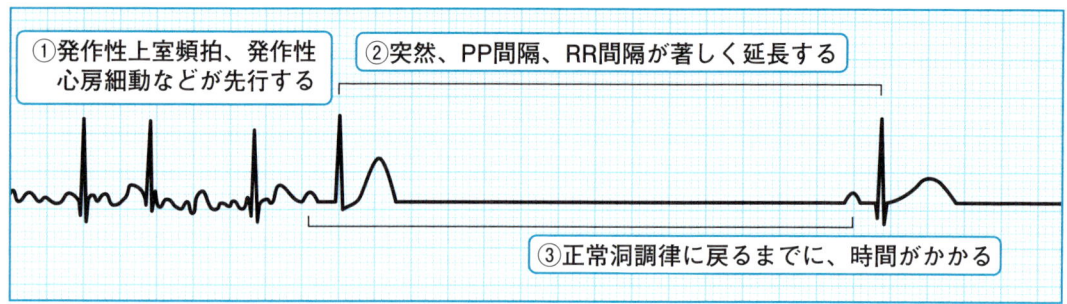

●徐脈頻脈症候群
（69ページ）
　発作性心房細動などの頻脈と洞結節の機能不全による徐脈が合併したものが「徐脈頻脈症候群」です。頻脈が続く時間は数分から数時間までさまざまですが、頻脈が止まったあとに、2〜10秒の心拍停止になることが特徴です。

➡**「徐脈頻脈症候群」です。**

　発作性上室頻拍などの頻脈が停止した直後に、洞停止や洞性徐脈になるのが、洞不全症候群Ⅲ型の**徐脈頻脈症候群**です。

　頻脈のあと、徐脈になるので、PP間隔、RR間隔が著しく変化します。合併する上室頻拍の90％以上が、心房細動です。

　洞停止が長引けばアダムス・ストークス症候群に至り、失神することもあるので、迅速な対応が必要です。

●PP間隔のリズムが不規則

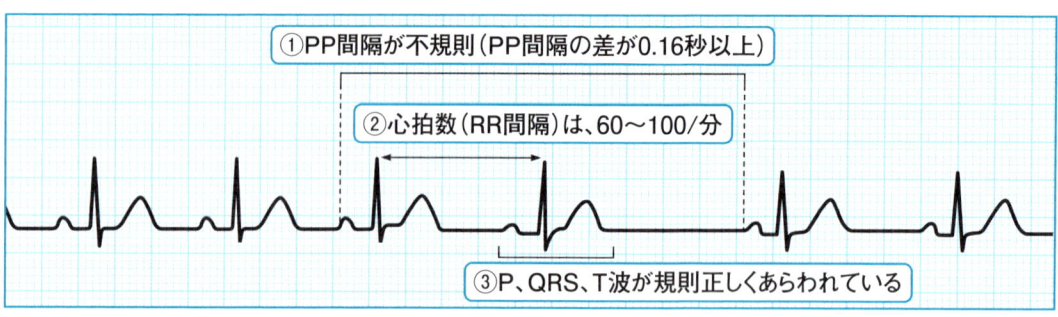

●呼吸性洞性不整脈
（61ページ）
　息を吸ったときにPP間隔は狭くなり、息を吐いたときに広くなります。子どもや若い活発な人によくみられる現象で、病的なものではありません。

➡**「洞性不整脈」です。**

　正常洞調律と同じ波形で、PP間隔（RR間隔）のリズムだけが不規則な場合は、**洞性不整脈**と考えます。厳密には、最も長いPP間隔と最も短いPP間隔との差が0.16秒以上のものが、**洞性不整脈**です。

　洞性不整脈の多くは呼吸によるもので、これを呼吸性洞性不整脈といいます。病的な原因がみつからない場合がほとんどです。

●P波が通常より早くあらわれる

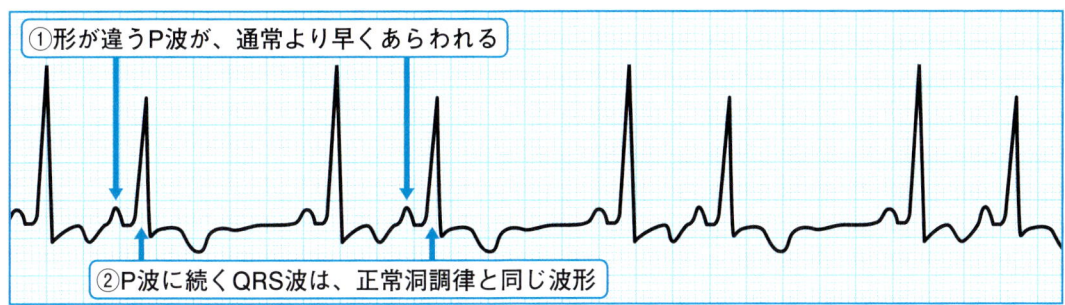

➡「PAC二段脈」です。

　正常洞調律のリズムより早く、形が違うP波があらわれ、そのあとのQRS波の形に異常がなければ、**心房期外収縮（PAC）**です。この心電図のように、正常洞調律と期外収縮が交互に出現するものを**二段脈**といいます。心室への伝導が長くなるため、PQ時間も延長します。

　なお、本書では右の注にもあるように、**心房期外収縮**と房室接合部期外収縮をまとめた言い方である「上室期外収縮」を用います。

●**上室期外収縮**
（78ページ）
　通常よりも早いタイミングで心拍が発生する不整脈の中で、心房の異常興奮が原因となっているものを、心房期外収縮といいます。房室接合部の異常によるものと区別がつきにくいため、心房期外収縮と、房室接合部期外収縮をまとめて、上室期外収縮といいます。

●P波が早くあらわれ、QRS波が幅広い

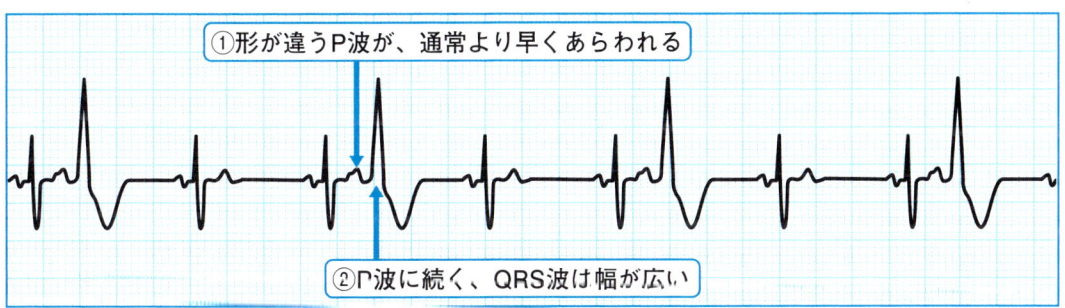

➡「心室内変行伝導をともなう上室期外収縮」です。

　上室期外収縮でも、心室内の変行伝導をともなう場合などは、QRS波が変化します。QRS波が延長するという点では心室期外収縮と同じですが、心室期外収縮の場合はP波が消失します。形が変形していても、先行するP波が認められれば、心房性であると考えます。P波のチェックが鑑別のポイントです。

　対処法は普通の上室期外収縮と変わらず、心室期外収縮よりは緊急度が低いので、落ち着いて判断しましょう。

PQ時間の変化

P波をみるときに大切なポイントのひとつが、
P波とQRS波の関係を確認することです。
とくにPQ時間の変化をみれば、
心房から心室に正しく刺激が伝わっているのかを知ることができます。

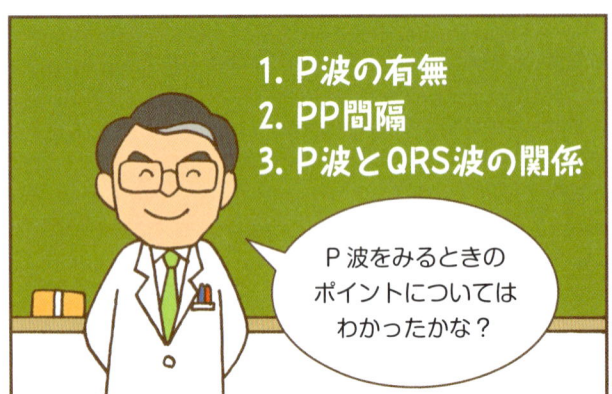

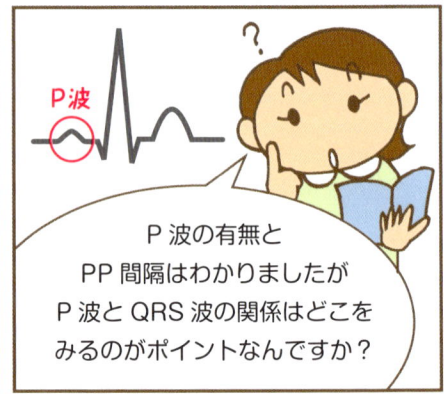

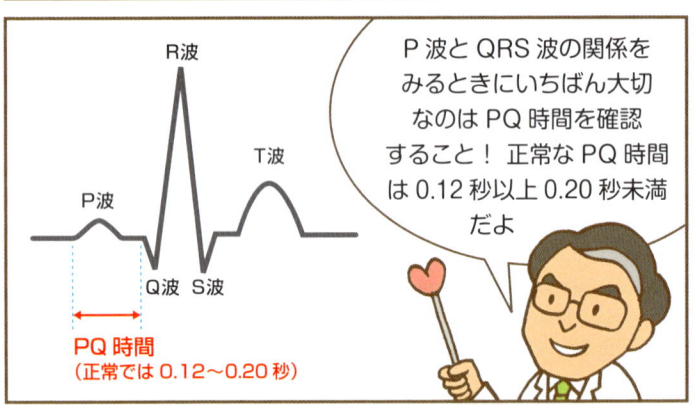

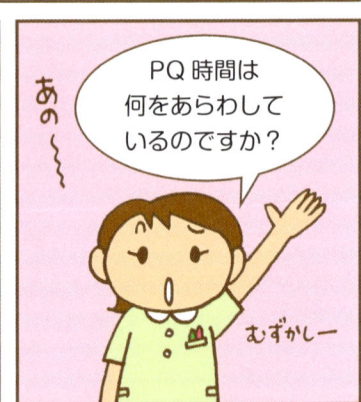

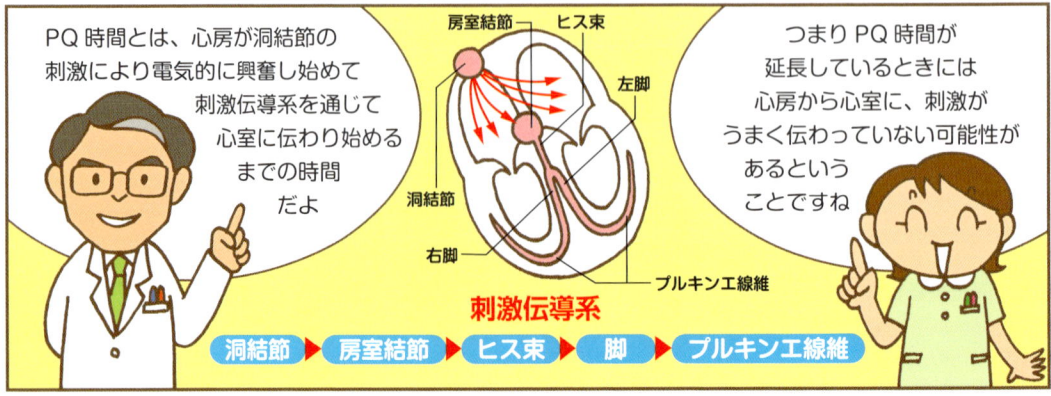

波形をみるポイント　PQ時間の延長

PQ時間が延長している場合、房室ブロックが疑われます。何らかの理由で、心房からの刺激が、心室に伝わるのが遅れたり、伝わらなかったりする不整脈です。

●PQ時間が延長

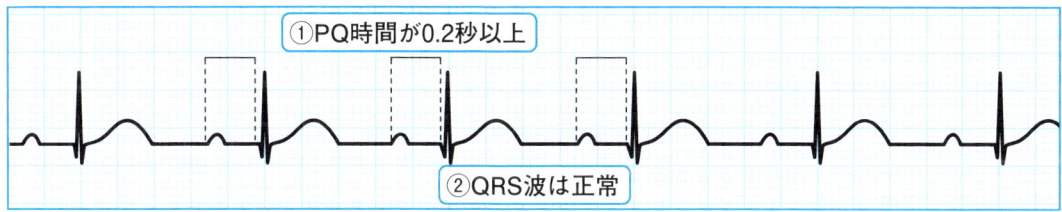

①PQ時間が0.2秒以上
②QRS波は正常

➡「Ⅰ度房室ブロック（AVブロック）」です。

P波とQRS波の関係は正常なのに、PQ時間だけが延長している場合は、**Ⅰ度房室ブロック**が考えられます。PQ時間は0.2秒以上に延長します。心房と心室内の伝導に時間がかかりますが、ちゃんと伝わっているので、P波とQRS波の関係は1：1で正常です。

ほとんどの**Ⅰ度房室ブロック**は、加齢やストレスなどが原因で、自覚症状もないことが多く、治療の必要はありません。

●房室ブロック（71ページ）
何らかの刺激伝導系の障害によって、心房から心室への伝導がブロックされる不整脈のことです。
ブロックの状態により、いくつかのタイプに分類されています。

●PQ時間が変化

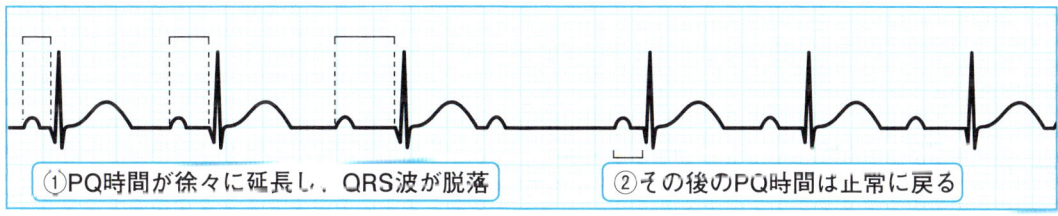

①PQ時間が徐々に延長し、QRS波が脱落
②その後のPQ時間は正常に戻る

➡「Ⅱ度房室ブロック（ウェンケバッハ型）」です。

PQ時間が徐々に延長し、ついには心室に刺激が伝わらなくなり、QRS波がなくなります。その後の心拍により、QRS波は再び現れますが、また徐々に延長して認められなくなってしまいます。この周期を**ウェンケバッハ周期**といいます。機能的な問題なので、症状がなければ治療の必要はありません。

●Ⅱ度房室ブロック（74ページ）
心房から心室への伝導が、しばしば途切れている状態。ウェンケバッハ型はほとんどの場合が経過観察になりますが、モビッツⅡ型房室ブロックや高度房室ブロックは、心疾患を合併していることが多く、危険な状態です。PQ間隔の変化で鑑別します。

●P波とQRS波の関係が2：1

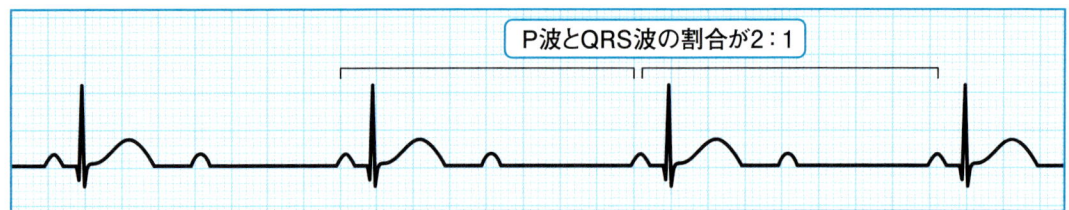

➡**「2：1房室ブロック」です。**

　心房からの興奮が一定のリズムをもって、心室に伝わったり、伝わらなかったりしている状態です。P波とQRS波の割合が2：1のものを、**2：1房室ブロック**といいます。つまり、1つおきに心室伝導がなくなっている状態です。

●PQ間隔が不規則

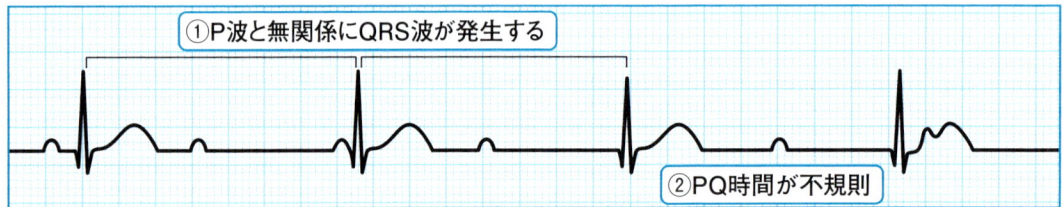

➡**「Ⅲ度房室ブロック」です。**

　心房から心室に刺激がまったく伝わっていない状態です。**完全房室ブロック**ともいいます。心房とは無関係に心室は収縮（補充収縮）し、心室独自のリズムを刻んでいます（補充調律）。そのため、P波とQRS波がそれぞれにリズムを刻み、PQ時間が不規則になります。上図のようにQRS波が正常な場合と、幅の広いQRS波（wide QRS）の場合があり、それによって補充調律の出る場所がちがいます。

　Ⅲ度房室ブロックの症状は、心拍数によってさまざまです。心拍数が40/分を超えていれば急激な症状はなく、めまい、起立性低血圧、息切れなどの症状としてあらわれることが多いようです。

　急性心筋梗塞が原因の完全房室ブロックや、心拍数が40/分以下の場合は、アダムス・ストークス発作を起こす危険があるので、緊急に対処しなければなりません。

●Ⅲ度房室ブロック（76ページ）
　心房から心室に刺激がまったく伝わらない状態。伝導が完全に途絶えるため、完全房室ブロックともいいます。

●補充収縮と補充調律
　洞結節からの興奮が伝わってこない場合や、興奮の発生が遅れる場合には、心臓が停止しないように、房室結節や心室が興奮を発生する働きを担うため、補充収縮があらわれます。補充収縮が連続して出現し、独自のリズムを刻むことを補充調律といいます。

波形の見方のポイント

波形をみるポイント　PQ時間の短縮

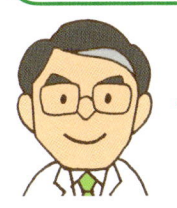

> PQ時間は延長することがほとんどですが、短縮する場合もあります。PQ時間が短縮している場合は、WPW症候群が疑われます。

● PQ時間の短縮

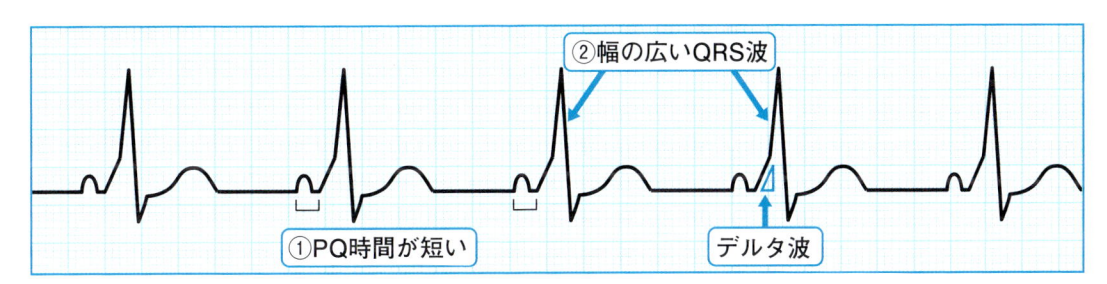

②幅の広いQRS波
①PQ時間が短い
デルタ波

➡ 「WPW症候群」です

WPW症候群は、心臓に刺激伝導系以外の副伝導路（ケント束）をもつ、生まれつきの異常です。房結節で発生した刺激は正常のルートである刺激伝導系とケント束の両方を通って、心房に伝わります。このため、PQ間隔が短くなり、QRS波が延長します。また、**デルタ波**という特有の波形があらわれることでQRS波が変形します。

WPW症候群は通常は問題ないのですが、発作性上室頻拍を起こしやすいことに、留意しておきましょう。

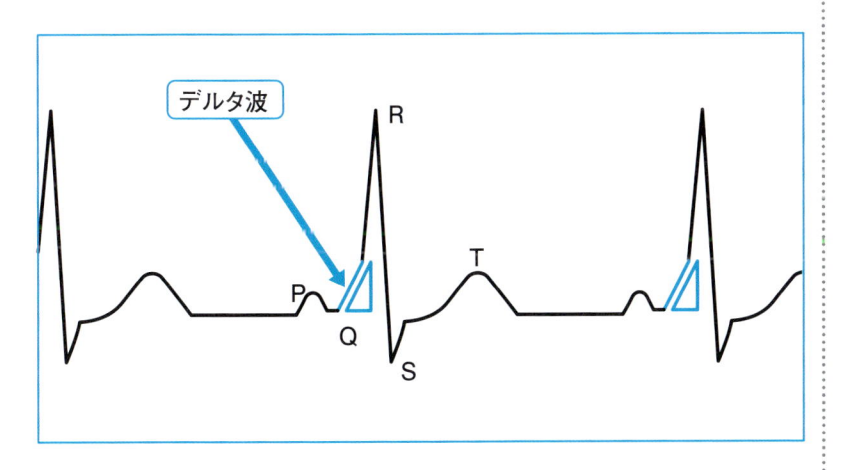

●ＷＰＷ症候群
（126ページ）
正規の刺激伝導系（房室→ヒス束→脚枝）のほかに、「ケント束」という別のルート（副伝導路）をもつ先天的な異常です。

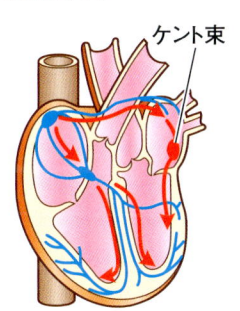

ケント束
刺激伝導系

デルタ波
R
P
Q
S
T

RR間隔を確認！

RR間隔が狭くなると頻脈で、広くなると徐脈です。
また、RR間隔の乱れは、心拍が規則性を失っていることを意味します。
P波との関係やQRS波の波形とあわせて確認します。

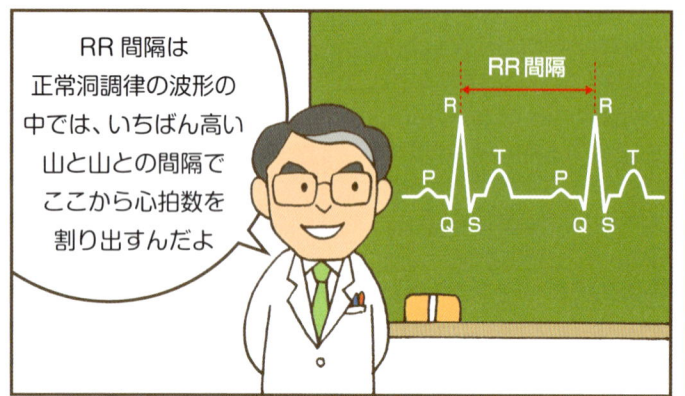

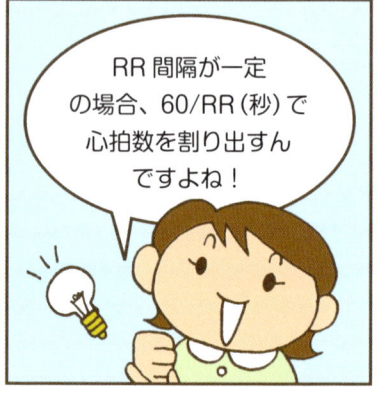

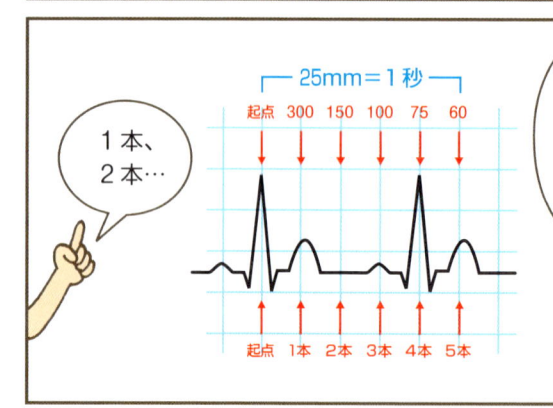

RR間隔は正常洞調律の波形の中では、いちばん高い山と山との間隔でここから心拍数を割り出すんだよ

RR間隔が一定の場合、60/RR（秒）で心拍数を割り出すんですよね！

1本、2本…

そのとおり！ 簡単なのはRR間隔に太線が何本あるかを数える方法。心電図の横軸で1秒は25mm＝太線5本にあたるんだ。左の例では太線が4本だから心拍数は75になるね

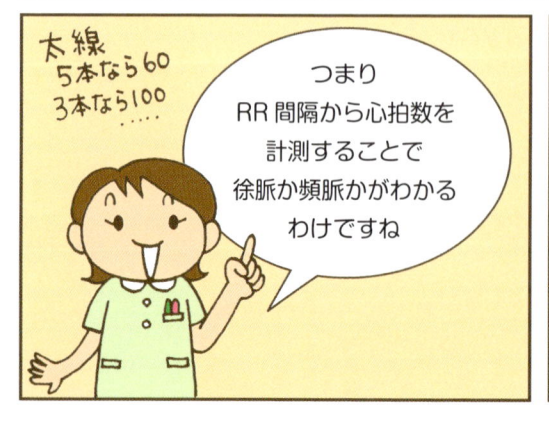

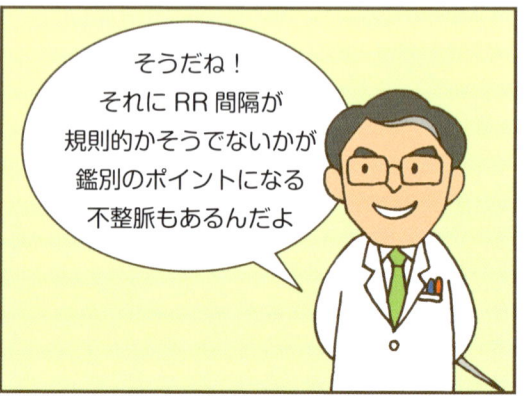

太線
5本なら60
3本なら100……

つまりRR間隔から心拍数を計測することで徐脈か頻脈かがわかるわけですね

そうだね！
それにRR間隔が規則的かそうでないかが鑑別のポイントになる不整脈もあるんだよ

波形の見方のポイント

| 波形をみるポイント | RR間隔が短縮 |

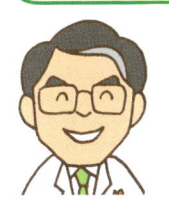

> RR間隔が短縮する場合は、頻脈です。緊急性を要する頻脈かどうかは、P波の有無、波形の規則性などからあわせて判断します。

●波形は規則的で、RR間隔のみ短縮

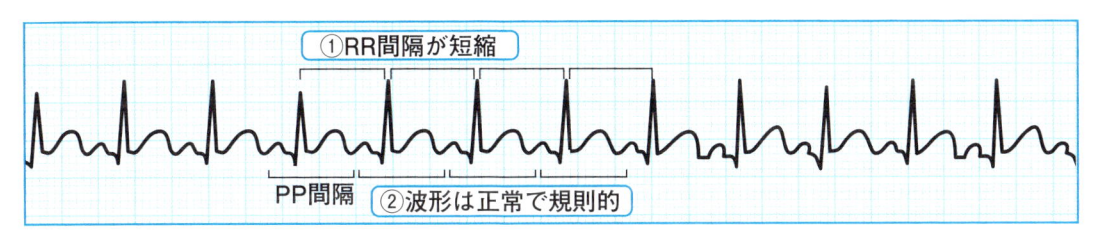

①RR間隔が短縮
PP間隔　②波形は正常で規則的

➡ **「洞性頻脈」**です。

1分間に100回以上の心拍数がある場合は、**洞性頻脈**と診断されます。ほとんどの場合、心疾患の可能性は低く、緊張、不安、ストレス、興奮のほか運動時や飲酒時などに、生理的な反応として起こります。

●洞性頻脈（62ページ）
交感神経の緊張状態から、洞結節からの興奮発生が変化し、脈拍が正常より早くなる不整脈です。
正常洞調律と同じ波形ですが、PP間隔とRR間隔が短縮します。

●P波が欠落し、RR間隔が短縮

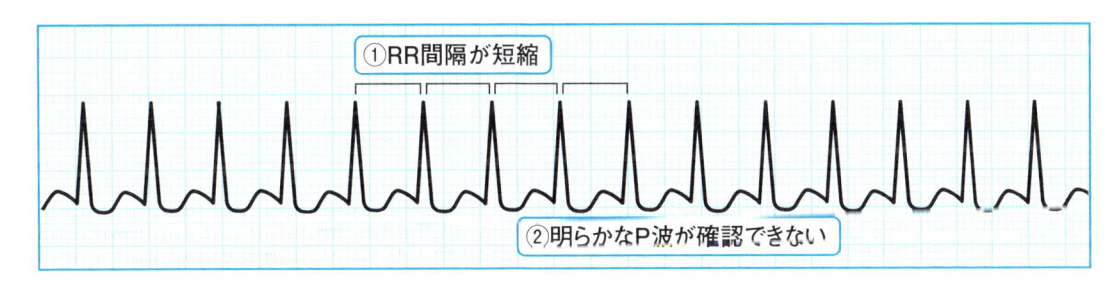

①RR間隔が短縮
②明らかなP波が確認できない

➡ **「発作性上室頻拍（PSVT）」**です。

RR間隔が短縮し、P波が認められない場合は、**発作性上室頻拍**が考えられます。**発作性上室頻拍**は、リエントリーのルートによって、いくつかに分類できますが、モニター心電図だけで鑑別することは困難です。また、**発作性上室頻拍**の波形は、発作的に始まる心房細動や心房粗動などとも間違えやすいので、12誘導心電図での記録が大切な手がかりになります。頻脈が長時間続くと、心機能が低下するリスクが考えられますが、緊急性が高い状態ではありません。

●発作性上室頻拍（95ページ）
発作性上室頻拍とは、心房、房室接合部等の上室部分に発生したリエントリー（興奮旋回）により、突然に心拍数が高くなり、しばらく続いたあとに、急に止まる頻脈のことです。発作的に起こり、突然、停止するところが、洞性頻脈と異なります。

| 波形をみるポイント | RR間隔が延長 |

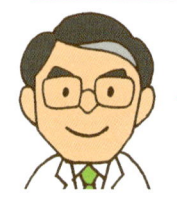

RR間隔が延長している場合は、徐脈となります。著しい徐脈の場合などは、補充収縮があらわれることもあるので注意しましょう。

●RR間隔の延長

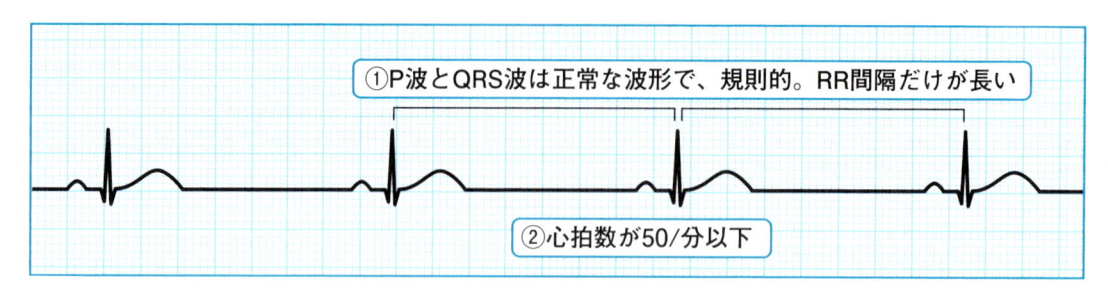

①P波とQRS波は正常な波形で、規則的。RR間隔だけが長い
②心拍数が50/分以下

●高度な洞性徐脈（こうど どうせいじょみゃく）
（31ページ）
洞結節の不調により、不整脈をきたす洞不全症候群の一種で、心拍数が50/分以下の徐脈を「高度な洞性徐脈」と分類します。

➡ **「高度な洞性徐脈（SSS）」です。**

波形は規則的なのに心拍数が50/分以下の場合は、洞不全症候群Ⅰ型の**高度な洞性徐脈**です。心拍数が極端に低下したときには、洞結節以外の場所から補充収縮があらわれることがあります。

自覚症状のない徐脈の場合は、経過をみるだけで済む場合が多いので、まず、自覚症状の有無を確認しましょう。

●頻脈のあと、PP間隔とRR間隔が著しく延長する

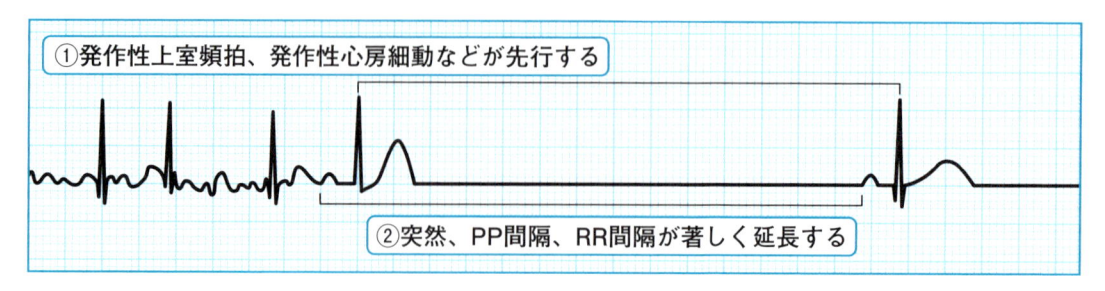

①発作性上室頻拍、発作性心房細動などが先行する
②突然、PP間隔、RR間隔が著しく延長する

●徐脈頻脈症候群（じょみゃくひんみゃくしょうこうぐん）
（69ページ）
洞不全症候群の中でも、発作性心房細動などの頻脈と洞結節の機能不全による徐脈が合併したものが「徐脈頻脈症候群」です。

➡ **「徐脈頻脈症候群」です。**

発作性上室頻拍などの頻脈が停止した直後に、洞停止や洞性徐脈があらわれるタイプが、**徐脈頻脈症候群**です。頻脈のあと、徐脈になるので、PP間隔、RR間隔が著しく変化します。合併する上室性頻脈の90%以上が、心房細動です。洞停止が長引けばアダムス・ストークス症候群に至り、失神することもあるので、迅速な対応が必要です。

波形の見方のポイント

第2章 RR間隔を確認！

| 波形をみるポイント | RR間隔が不規則 |

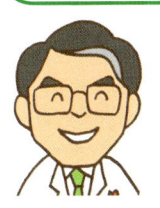

不規則なRR間隔は生理的な現象という場合もありますが、危険な不整脈である可能性もあります。慎重な鑑別が大事です。

●RR間隔が広くなったり、狭くなったりする

①RR間隔が広くなったり、狭くなったりする
②P波、QRS波、T波のパターンはそろっている

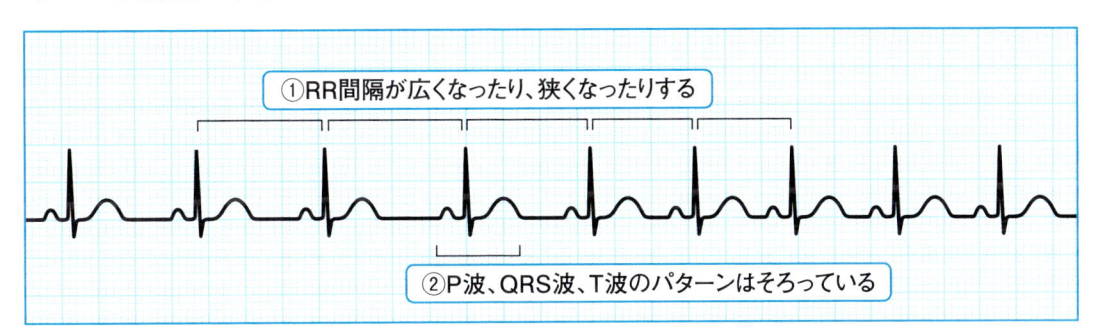

➡「**呼吸性洞性不整脈**」です。

P波、QRS波、T波のパターンはそろっているのに、RR間隔がだんだん広くなったり狭くなっている場合、**呼吸性洞性不整脈**であることが推察できます。

●洞性不整脈（60ページ）
　正常洞調律と同じ波形で、リズムだけ不規則な場合、洞性不整脈と診断します。
　ほとんどの場合、生理現象としてみられるもので、治療の必要がない、ごく一般的な不整脈です。

●P波がなく、RR間隔が不規則

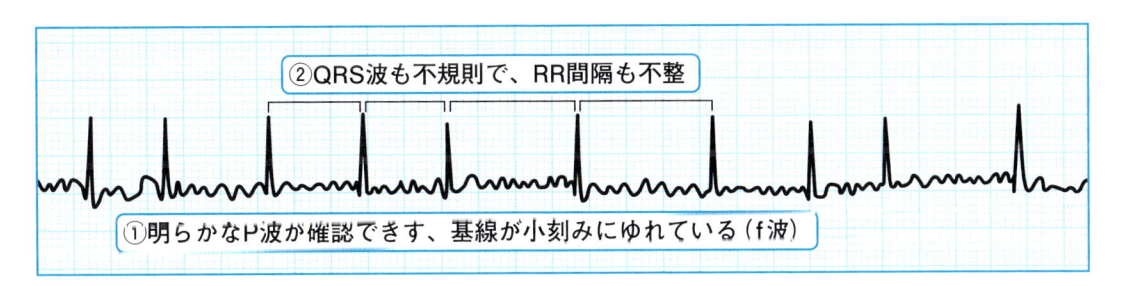

②QRS波も不規則で、RR間隔も不整
①明らかなP波が確認できず、基線が小刻みにゆれている（f波）

➡「**心房細動（AF）**」です。

P波がなく、不規則で細かいf波があらわれる場合は、**心房細動**です。QRS波も不規則にあらわれるので、RR間隔も不規則になります（絶対性不整脈）。

心房は痙攣しているだけで、本来の役割を果たしていません。**心房細動自体**は、直接、生命を脅かす不整脈ではなく、緊急性はありません。ただし、脳塞栓症や心不全を引き起こす可能性があるため、じゅうぶん注意が必要です。

●心房細動（86ページ）
　心房の異常な興奮により、心室への伝導に異常が起きている状態です。
　慢性・発作性のほか、徐脈型・頻脈型のものがあります。

QRS波の変化

QRS波は、心室の興奮をあらわしています。
QRS波の形の変化により、
心室に正しく興奮が伝わっているかどうかを
確認することができるので、大変重要です。

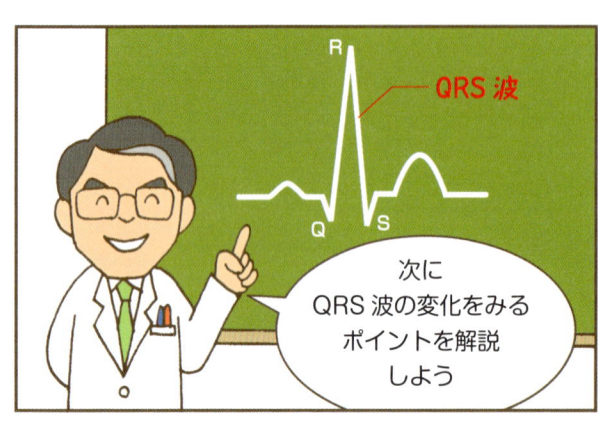

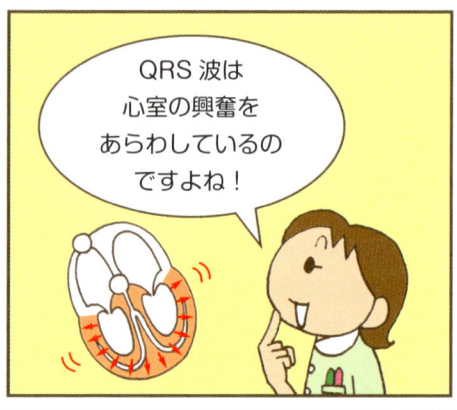

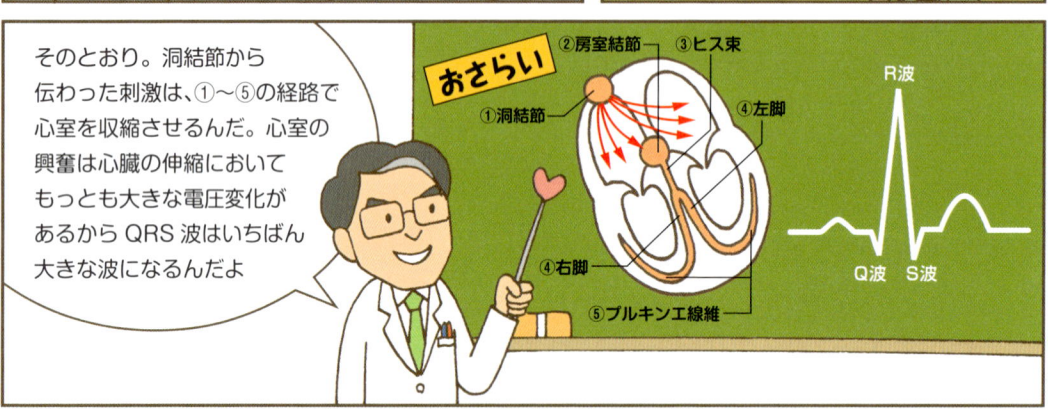

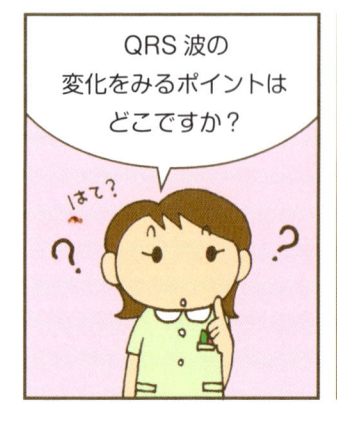

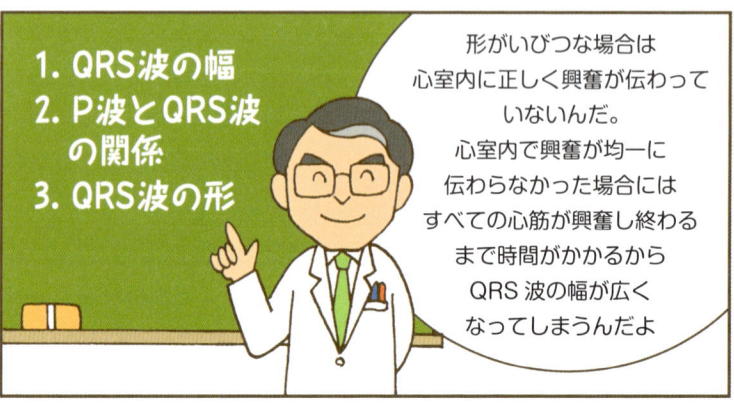

コマ1：
次に
QRS波の変化をみる
ポイントを解説
しよう

（図：QRS波 — R、Q、S）

コマ2：
QRS波は
心室の興奮を
あらわしているの
ですよね！

コマ3：
そのとおり。洞結節から伝わった刺激は、①〜⑤の経路で心室を収縮させるんだ。心室の興奮は心臓の伸縮においてもっとも大きな電圧変化があるからQRS波はいちばん大きな波になるんだよ

おさらい
①洞結節
②房室結節
③ヒス束
④左脚
④右脚
⑤プルキンエ線維

（図：R波、Q波、S波）

コマ4：
QRS波の
変化をみるポイントは
どこですか？

コマ5：
1. QRS波の幅
2. P波とQRS波の関係
3. QRS波の形

形がいびつな場合は心室内に正しく興奮が伝わっていないんだ。心室内で興奮が均一に伝わらなかった場合にはすべての心筋が興奮し終わるまで時間がかかるからQRS波の幅が広くなってしまうんだよ

波形の見方のポイント

第2章 QRS波の変化

| 波形をみるポイント | QRS波が広い！ |

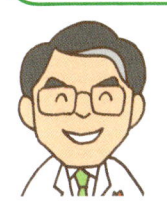

正常なQRS波の幅は0.05〜0.10秒（2.5mm）です。0.12秒を超える場合は完全脚ブロックと診断されます。

●QRSの幅が広くP波が認められない

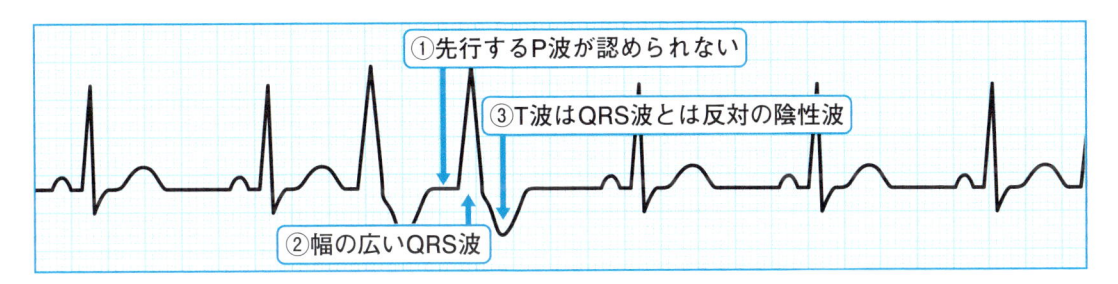

①先行するP波が認められない
③T波はQRS波とは反対の陰性波
②幅の広いQRS波

➡「**心室期外収縮（PVC）**」です。

　心室が心房からの伝導を待たずに勝手に収縮するので、P波を待たずにQRS波があらわれます。また、ふだんと違うルートで心室に興奮が伝わるため、QRS波は幅広くなります（0.2秒以上）。**心室期外収縮**はよくある不整脈ですが、背景に心疾患がある場合は注意が必要です。

●心室期外収縮（しんしつきがいしゅうしゅく）（82ページ）

　心室期外収縮は、心室が心房からの伝導を待たずに勝手に収縮してしまう状態です。自覚症状がなくても、重症度が高い場合もあります。背景にある基礎疾患を確認し、モニターを解析しましょう。

●QRSの幅が広く、頻拍

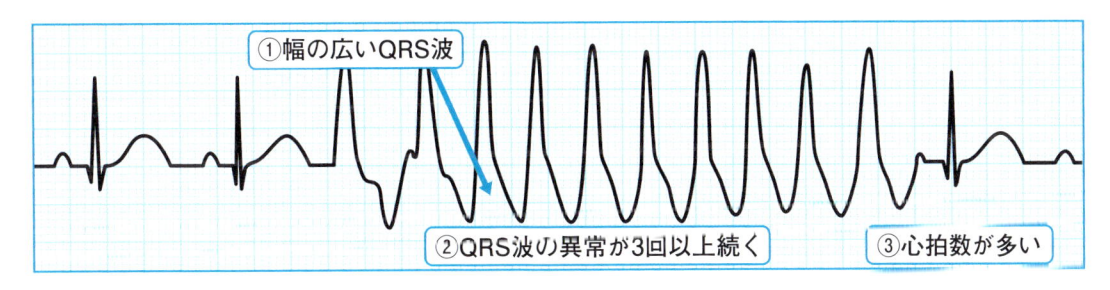

①幅の広いQRS波
②QRS波の異常が3回以上続く
③心拍数が多い

➡「**心室頻拍（VT）**」です。

　心室期外収縮が3回以上続き、心拍数が100〜250/分になります。頻拍中のRR間隔は規則的な場合と、不規則な場合があります。また、QRS波の波形も一定している場合と、変化する場合があります。

　心室頻拍があらわれたら、とにかくバイタルサインを確認したうえで、緊急に対処しなければなりません。

●心室頻拍（しんしつひんぱく）（99ページ）

　心室期外収縮が3回以上続き、心拍数が100〜250/分になる頻拍が心室頻拍です。心室頻拍と見分けなければならない不整脈には、心房細動、心房粗動、上室頻拍などがあります。意識が保たれていれば、12誘導心電図で記録します。

●QRSの波形が幅広く、RR間隔が不規則

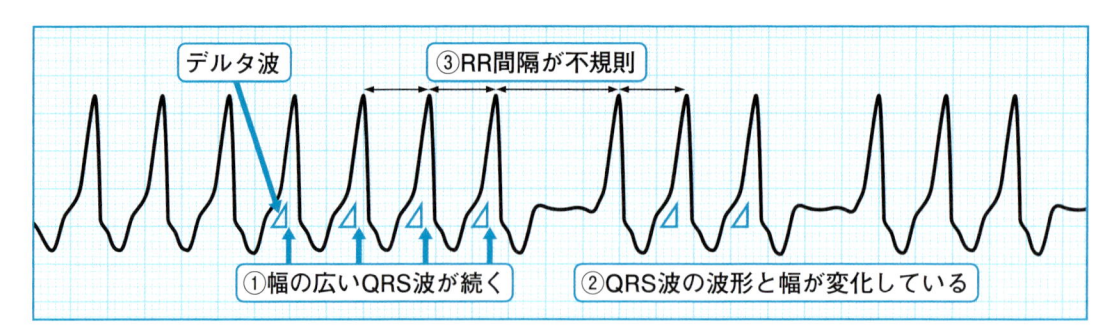

デルタ波　③RR間隔が不規則
①幅の広いQRS波が続く　②QRS波の波形と幅が変化している

●偽性心室頻拍
（102ページ）
　WPW症候群と心房細動が合併したときに、心房の頻繁な興奮が心室に伝わることにより、心室頻拍のような状態になるものです。心室頻拍との鑑別は、モニター心電図だけでは困難なことがあります。ただし、偽性心室頻拍は心室細動に移行する可能性もあり突然死の原因となりうるため、緊急性においては心室頻拍と変わりません。

➡**「偽性心室頻拍」です。**
　WPW症候群が心房細動と合併した状態が考えられます。QRS波の幅が広くみえるのは、WPW症候群の特徴であるデルタ波があるためです。QRS波の幅が変化していくのも特徴のひとつです。心室頻拍のRR間隔は一定ですが、**偽性心室頻拍**は心房細動なのでRR間隔が不規則です。
　心室細動に移行する可能性もあり、突然死の原因にもなるので、早急な対処が必要です。

●QRSの幅が広く、PQ間隔が長い

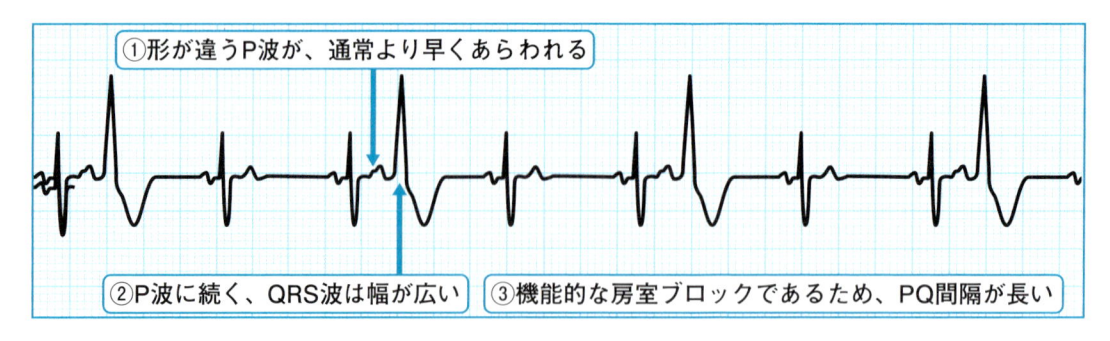

①形が違うP波が、通常より早くあらわれる
②P波に続く、QRS波は幅が広い　③機能的な房室ブロックであるため、PQ間隔が長い

●心室内変行伝導を
ともなう上室期外収縮
（80ページ）
　心室内変行伝導とは、刺激が伝わるルートが変更されることをいいます。
　多くの変行伝導は、右脚の不応期（80ページ）の方が長いため、右脚ブロックの波形を示します。

➡**「心室内変行伝導をともなう上室期外収縮」です。**
　QRS波の幅が広く、先行するP波が早いタイミングであらわれている場合は、**心室内変行伝導をともなう上室期外収縮**です。
　P波の有無が心室期外収縮と鑑別するポイントです。先行するP波が認められれば、心房性であると考えます。
　基礎疾患がある場合は治療が必要ですが、心室性とは違って緊急性は低いので、落ち着いて対処しましょう。

波形の見方のポイント

第2章 QRS波の変化

●QRSの幅が広く、陰性T波をともなう場合もある

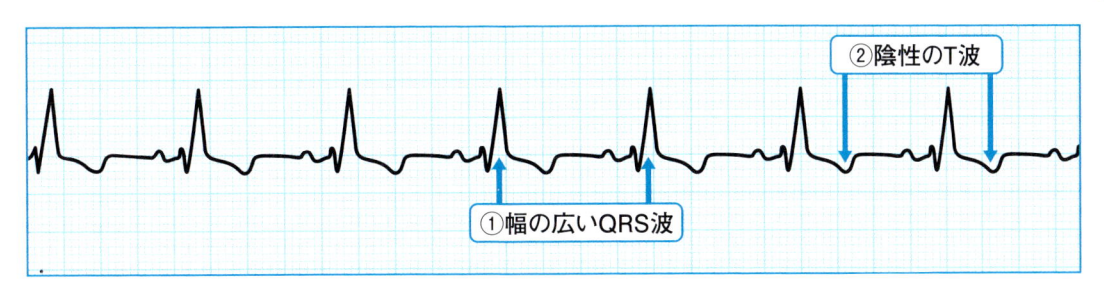

①幅の広いQRS波
②陰性のT波

➡「右脚ブロック」です。

左室の興奮が先に起こり、その後、左室（心室中隔）を介して右室に興奮が伝えられた状態です。心室全体の伝導に時間がかかるため、QRS波は幅広く変形してしまいます。

脚ブロックはP波をともなうので、P波の有無により心室期外収縮と鑑別します。

右脚ブロックは、健康な人にでもよく起きるもので、多くは治療を必要としない生理的な現象です。また、**右脚ブロック**だけでは、心機能にも大きな影響はありません。

●脚ブロック（106ページ）
　心室全体に刺激を伝える脚に障害が生まれ、心室への伝導がうまくいかない状態です。右脚ブロックと、左脚ブロックがあります。
　また、QRS波の幅が0.12秒以上のものを「完全脚ブロック」、0.12秒未満のものを「不完全脚ブロック」と区別します。

●QRSの幅が広く、Rが2つ

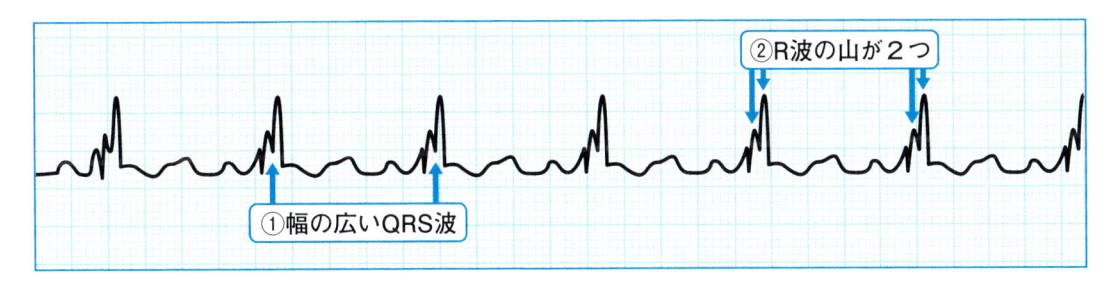

①幅の広いQRS波
②R波の山が2つ

➡「左脚ブロック」です。

幅の広いQRS波の中でも、とくにRが延長し、2つの山をもっている波形は、典型的な**左脚ブロック**です。左脚の障害により、左室に向かう興奮が伝導されない状態です。

脚ブロックの中でも、**左脚ブロック**は心疾患と関係していることが多いので、正確な診断と治療が必要です。

●右脚ブロックと左脚ブロック（107ページ）
　右脚ブロックの多くは生理的な現象ですが、左脚ブロックの背景には、心疾患が隠れていることが多いので、脚ブロックの波形が認められた場合は、12誘導心電図での確認が必須です。

| 波形をみるポイント | QRS波が狭い！ |

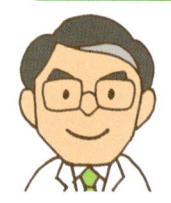

幅が狭いQRS波があらわれた場合は、上室の異常が考えられます。発作性上室頻拍や、上室期外収縮が疑われます。

●QRS波の幅が狭いが、RR間隔は規則的

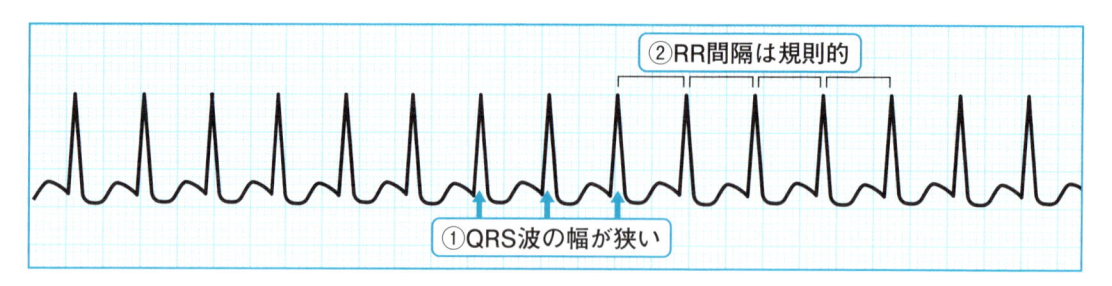

②RR間隔は規則的
①QRS波の幅が狭い

●発作性上室頻拍（はっさせいじょうしつひんぱく）
（95ページ）
　心房と房室接合部などの上室部分に、異常な興奮が発生し、突然に心拍数が高くなり、しばらく続いたあとに止まる頻脈です。
　WPW症候群が原因になることが多いと言われています。

➡「**発作性上室頻拍（PSVT）**」です。
　突然に始まり、突然に終わる代表的な頻拍です。心拍は100〜250/分の頻拍になりますが、RR間隔は規則的です。P波は認められる場合と、認められない場合があります。心房粗動や心房細動との鑑別が必要です。規則的なRR間隔が**発作性上室頻拍**の特徴ですが、正確な診断を行うためには12誘導心電図で検査します。

●QRS波の幅が狭く、P波が早くに出現

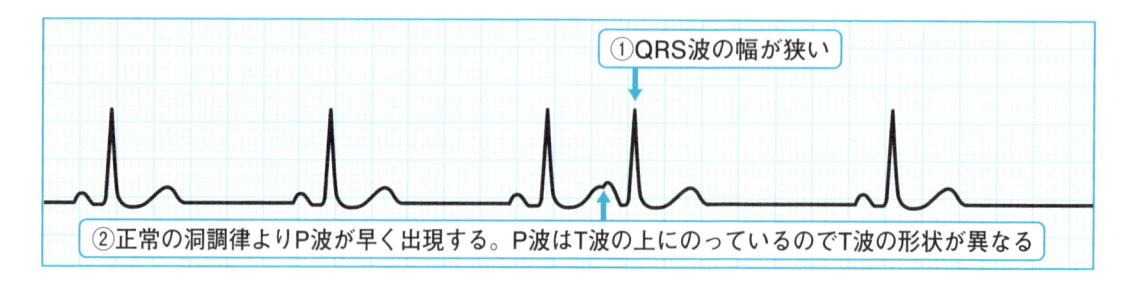

①QRS波の幅が狭い
②正常の洞調律よりP波が早く出現する。P波はT波の上にのっているのでT波の形状が異なる

●上室期外収縮（じょうしつきがいしゅうしゅく）
（78ページ）
　通常よりも早いタイミングで心拍が発生する不整脈を期外収縮と呼びますが、そのうちの心房と房室接合部の異常興奮が原因となっているものを、上室期外収縮と分類します。

➡「**上室期外収縮（SVPC）**」です。
　上室内に異常興奮が発生し、本来の洞調律で予想される心房興奮より、早いタイミングで心房が収縮する不整脈を**上室期外収縮**といいます。通常より早いタイミングでP波が出現し、P波がT波の上にのっています。そのためT波の形がほかと異なるのが特徴です。モニター上では、しばしば確認できないことがあります。その場合、幅の狭いQRS波が鑑別のポイントになります。

波形の見方のポイント

第2章 QRS波の変化

| 波形をみるポイント | QRS波が確認できない！ |

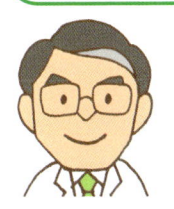

QRS波が確認できないのは、心室にきちんと興奮が伝わっていないことをあらわします。中でも心室細動はもっとも危険な不整脈です。

●QRS波とT波が確認できず、RR間隔が不規則

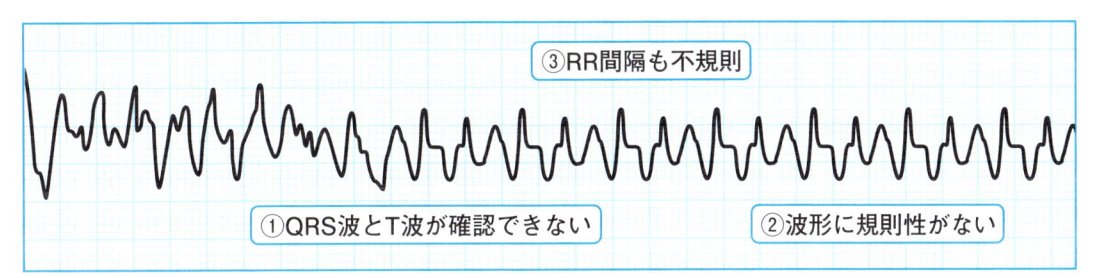

③RR間隔も不規則
①QRS波とT波が確認できない
②波形に規則性がない

➡「心室細動（VF）」です。

波形に規則性がなく、QRS波やT波が確認できない場合は、**心室細動**です。無秩序な波形を示すため、モニター心電図上でも比較的、簡単に鑑別できますが、電極のトラブルや筋電図の混入で波形が荒れるアーチファクトと間違えることがあります。

●心室細動（103ページ）
心室が無秩序に興奮していて、本来の役目を果たしていない状態です。心室細動がみつかったら、大至急、心臓マッサージなどの処置が必要です。

心房細動と房室ブロックの合併

心房細動の特徴は絶対性不整脈ですが、房室ブロックを合併すると、心房の興奮が心室には伝わらないため、補充収縮があらわれます。心拍は遅くなりますが、RR間隔が規則的で絶対性不整脈は認められなくなります。

高度な徐脈の場合は、ペースメーカーの植え込みを検討します。

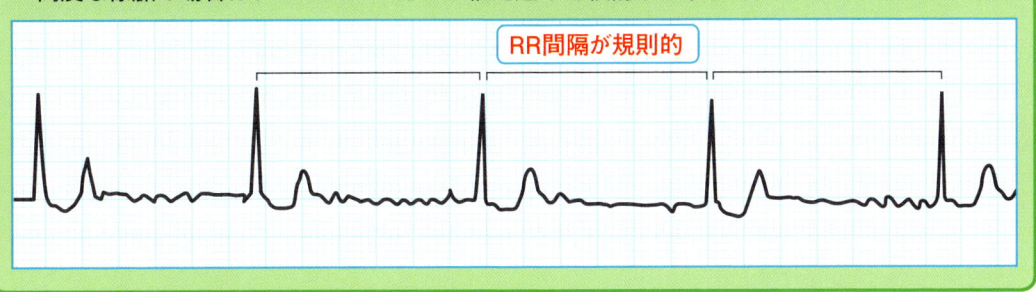

RR間隔が規則的

QT時間延長

QT時間は、心室が興奮して、その後、
興奮からさめるまでのプロセスをあらわします。
QT時間の異常は危険な不整脈と
関係が深いので、注意が必要です。

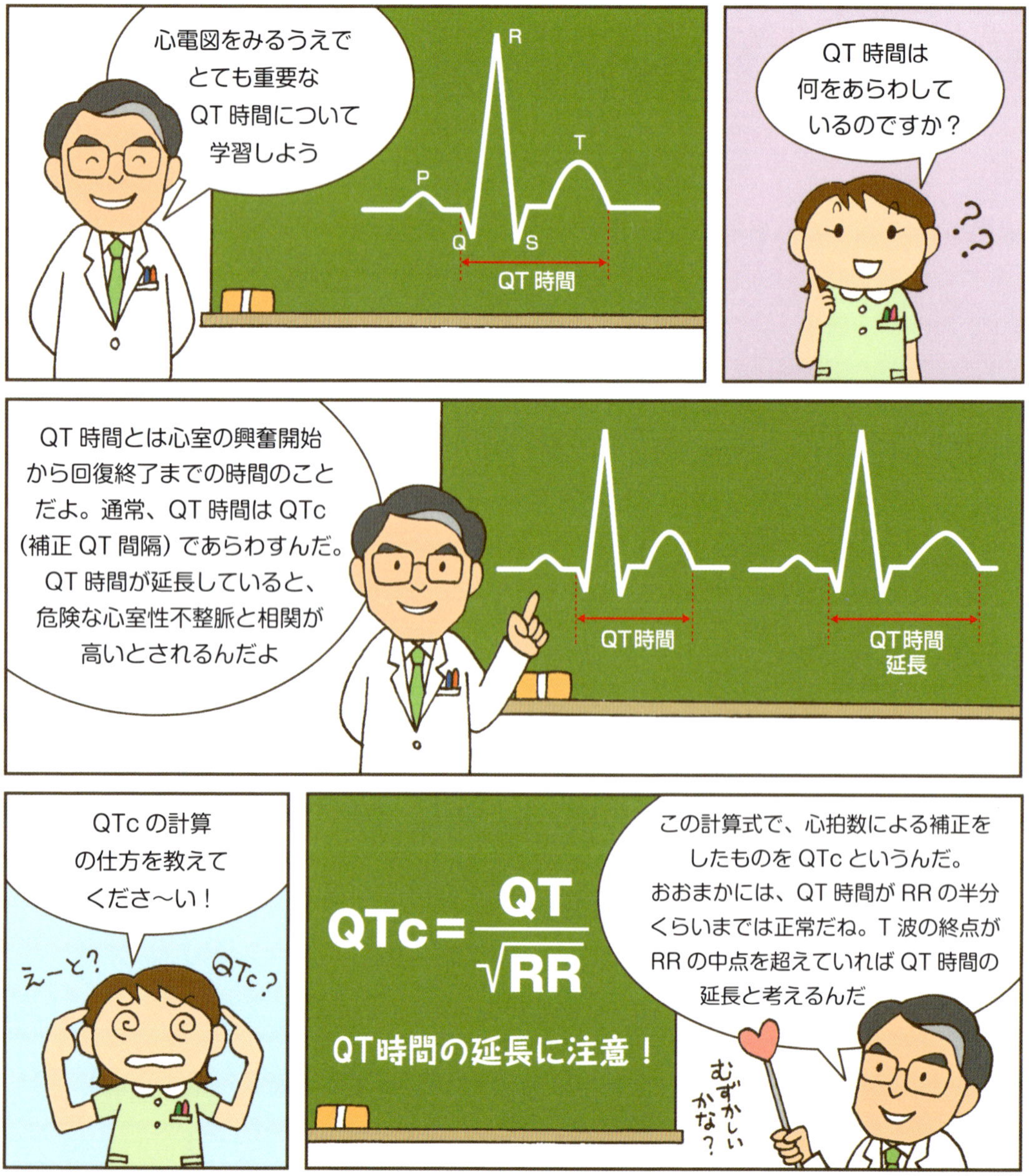

心電図をみるうえでとても重要なQT時間について学習しよう

QT時間は何をあらわしているのですか？

QT時間とは心室の興奮開始から回復終了までの時間のことだよ。通常、QT時間はQTc（補正QT間隔）であらわすんだ。QT時間が延長していると、危険な心室性不整脈と相関が高いとされるんだよ

QT時間 / QT時間延長

QTcの計算の仕方を教えてくださ〜い！

えーと？ QTc？

$$QTc = \frac{QT}{\sqrt{RR}}$$

QT時間の延長に注意！

この計算式で、心拍数による補正をしたものをQTcというんだ。おおまかには、QT時間がRRの半分くらいまでは正常だね。T波の終点がRRの中点を超えていればQT時間の延長と考えるんだ

むずかしいかな？

波形の見方のポイント

第2章 QT時間延長

| 波形をみるポイント | QT間隔が長い！ |

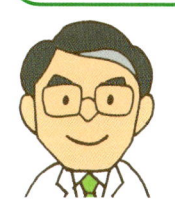

QT時間が延長している場合は、QT延長症候群の可能性が考えられます。失神発作や突然死に至る危険もあるので、すぐに医師に報告しましょう。

●QT間隔が長い！

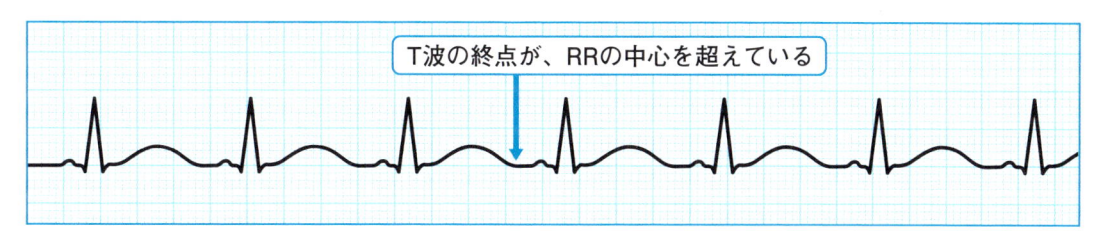

T波の終点が、RRの中心を超えている

➡「QT延長症候群」です。

QT延長症候群には、先天性のものと後天性のものが考えられます。遺伝的な**QT延長症候群**は子どもや若者の突然死の原因になることがあります。後天性の**QT延長症候群**はある種の薬剤（とくに不整脈の治療薬など）の影響や電解質異常などで起こります。とくに、薬剤性のものも多いので、内服薬が変更になった際には、注意して観察することも大切です。

多形性心室頻拍や心室細動に移行する可能性があるので、みつけた場合は、すぐに医師に報告します。

●QT延長症候群
QT延長症候群（long QT syndrome：LQTS）は、心臓に器質的疾患をもたないにもかかわらず、心電図上でQT時間の延長を認める病態です。QT時間が0.46秒以上、またはQTCが0.44秒以上の場合、QT延長症候群と診断します。遺伝による先天性QT延長症候群と、薬などによる後天性QT延長症候群が考えられます。

【QT延長症候群の分類】

先天性QT延長症候群	
家族性（遺伝性）QT延長症候群	Romano-Ward症候群（常染色体優性遺伝） Jervell and Lange-Nielsen症候群
散発性（特発性）QT延長症候群（はっきりした遺伝性が示されない）	
後天性QT延長症候群	
薬物誘発性	抗不整脈薬・心不全治療薬・向精神薬・抗生物質・高脂血症治療薬など
電解質異常	低K血症・低Mg血症・低Ca血症
徐脈性不整脈	房室ブロック・洞不全症候群
各種心疾患	心筋梗塞・急性心筋炎・重症心不全
中枢神経疾患	クモ膜下出血・頭部外傷・脳血管症・脳外科手術など
代謝異常	甲状腺機能低下症

ST部分の上昇・下降

ST部分と基線との関係は、
波形をみる重要なポイントです。
ST部分の下降は心筋虚血をあらわし、
ST部分の上昇は心筋梗塞の可能性があります。

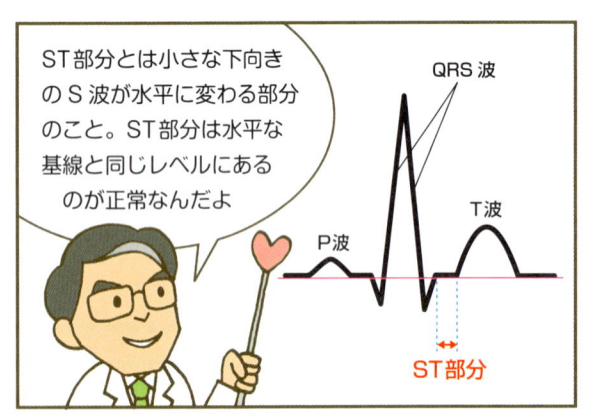

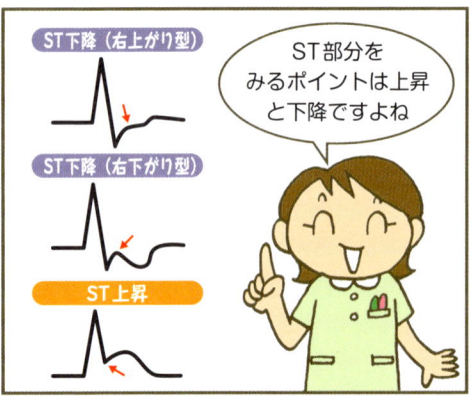

ST部分とは小さな下向きのS波が水平に変わる部分のこと。ST部分は水平な基線と同じレベルにあるのが正常なんだよ

ST部分をみるポイントは上昇と下降ですよね

- ST下降（右上がり型）
- ST下降（右下がり型）
- ST上昇

そのとおり。ST部分が基線よりも下がると心筋虚血を疑う。心筋虚血や狭心症ではSTは水平か右下がりになるのがポイント。心拍数が増加したときにみられる、右上がりのST下降は正常だよ

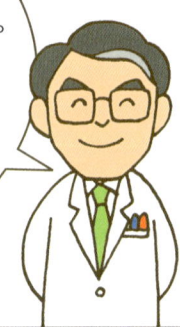

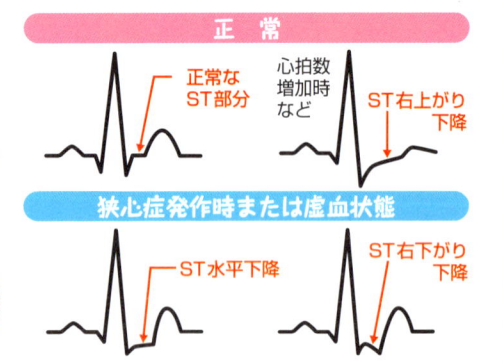

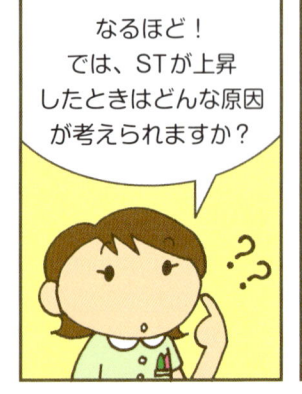

正常
- 正常なST部分
- 心拍数増加時など　ST右上がり下降

狭心症発作時または虚血状態
- ST水平下降
- ST右下がり下降

なるほど！
では、STが上昇したときはどんな原因が考えられますか？

まず疑わなくてはならないのは心筋梗塞。狭心症の中でも冠攣縮性狭心症や、そのほか心膜炎のときもST上昇が認められる。モニター上での鑑別は困難なので、12誘導心電図が必要なんだ

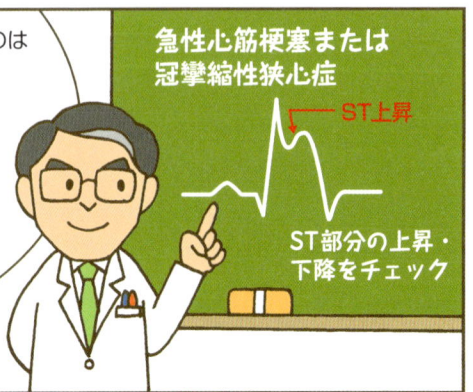

急性心筋梗塞または冠攣縮性狭心症
ST上昇

ST部分の上昇・下降をチェック

波形の見方のポイント

波形をみるポイント　STが下降

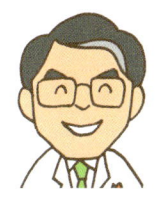

ST下降は、薬物服用時、低カリウム血症、左室肥大、心筋症でもみられますが、中でも重要なのは虚血性変化によって起こるST下降です。

●STが水平に下降

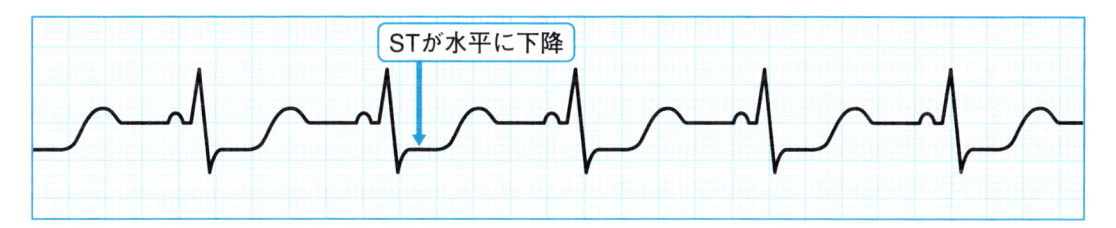

STが水平に下降

➡ 心筋虚血による「狭心症」の可能性があります。

　STが水平か右下がりに下がる場合は**心筋虚血**の状態であることが疑われます。中でも、冠動脈硬化が原因の**狭心症**による**一過性の心筋虚血発作**が代表的です。狭心症の発作では、胸痛とともにST部分が下降しますが、発作がおさまれば基線の近くに戻ります。

●心筋虚血と冠動脈硬化症
　心筋虚血をきたす代表的な疾患に冠動脈硬化症があります。典型的な冠動脈硬化症では、症状がなくても、常に心電図で虚血性のST変化がみられることもあります。これは冠動脈硬化により心筋が慢性的な血流不足の状態にあることを示しています。

●STが右上がり型に下降

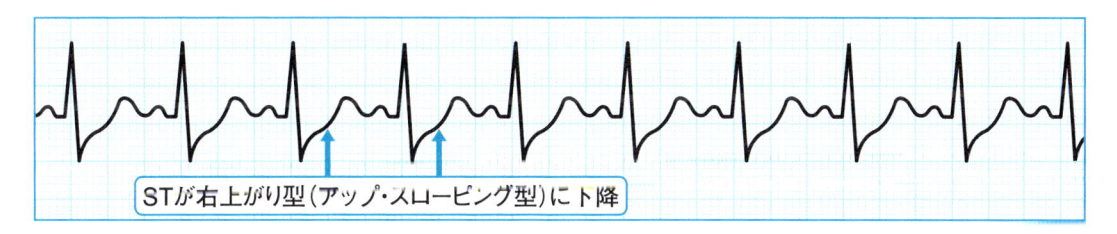

STが右上がり型（アップ・スローピング型）に下降

➡ 心拍数増加によるものです。

　健康な人でも運動などにより**心拍数が増加**するとST下降を生じることがあります。STが右上がり型（アップ・スローピング型）に下降している場合は、冠動脈硬化症などの病変とは無関係で、運動により相対的な血流不足を起こしたことが原因と考えられます。

●狭心症（113ページ）
　狭心症は急激な心筋の血流不足による胸痛発作です。中でも代表的な労作性狭心症は、高度の冠動脈硬化症が原因で、運動時などに血流が不足するために起こる発作です。そのほか、一時的に冠動脈が痙攣を起こして細くなって起きる安静時狭心症（冠攣縮性狭心症）があります。

第2章　ST部分の上昇・下降

51

| 波形をみるポイント | **STが上昇** |

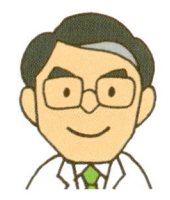

ST上昇で、まず疑わなければならないのは心筋梗塞です。ST部分に異常がみつかったら、12誘導心電図での確認が必要です。

●T波が高くなり、しだいにSTが上昇

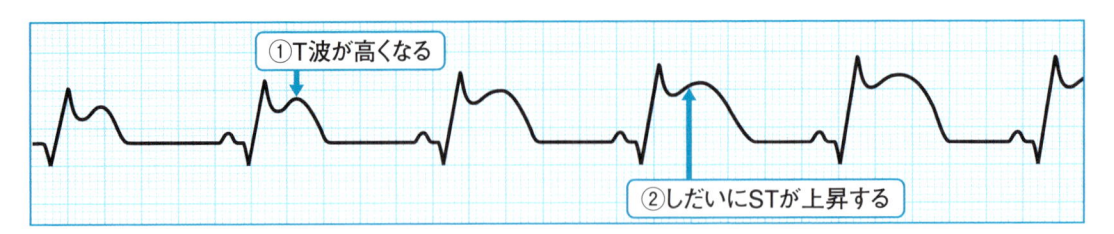

①T波が高くなる
②しだいにSTが上昇する

●心筋梗塞（116ページ）
　心筋梗塞とは、冠動脈の血流量が下がり、心筋が虚血状態になり、壊死してしまった状態です。発作から数時間で死亡する例もあるため、心臓の虚血状態の予防と早期発見が重要になります。
　心筋が虚血状態に陥っても壊死にまで至らない前段階が、狭心症です。

➡「**心筋梗塞**」の**超急性期**です。

　T波が高くなり尖鋭化するのは、**心筋梗塞の超急性期（発症後3時間以内）** の可能性があります。T波が高くなったあとには、ST部分が上昇します。**心筋梗塞**の心電図は刻々と変化し、**急性期（発症1週間まで）** には、ST上昇→異常Q波の出現→陰性T波（冠性T波）という変化をたどり、その後1〜3ヶ月でST部分は正常に戻ります。

　症状よりも先に心電図に変化があらわれることもあるので、T波の上昇がみつかったら、バイタルサインを確認し、12誘導心電図などでさらに詳しく検査します。

【心筋梗塞の心電図変化】

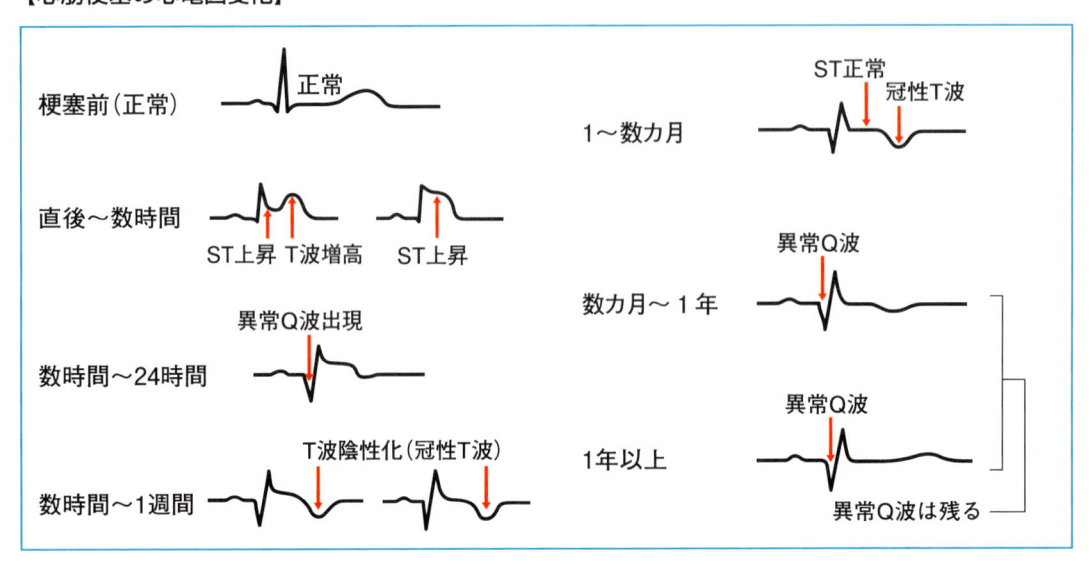

梗塞前（正常）　正常

直後〜数時間　ST上昇 T波増高　ST上昇

数時間〜24時間　異常Q波出現

数時間〜1週間　T波陰性化（冠性T波）

1〜数カ月　ST正常　冠性T波

数カ月〜1年　異常Q波

1年以上　異常Q波

異常Q波は残る

●安静時に、突然ST上昇

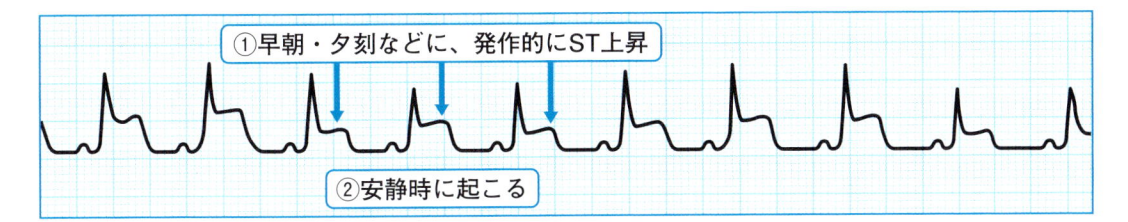

①早朝・夕刻などに、発作的にST上昇
②安静時に起こる

➡「冠攣縮性狭心症」です。

冠動脈硬化症が原因の狭心症の場合はSTは下降しますが、**冠攣縮性狭心症**（異型狭心症、安静時狭心症などとも呼ばれます）ではST上昇が認められます。**冠攣縮性狭心症**は冠動脈が痙攣し、収縮することによって起こります。早朝に起きることが多く、胸部の圧迫感が30分から1時間かそれ以上の長い時間痙攣します。

●冠攣縮性狭心症（115ページ）

狭心症の中でも、早朝や夕刻など副交感神経が優位な安静時に、発作的に冠動脈が痙攣を起こすことで起きるものを、冠攣縮性狭心症といいます。日本人には多いとされる狭心症のタイプです。労作性狭心症とは異なり、ST部分は上昇します。

●QRSの幅が広く、Rが2つ

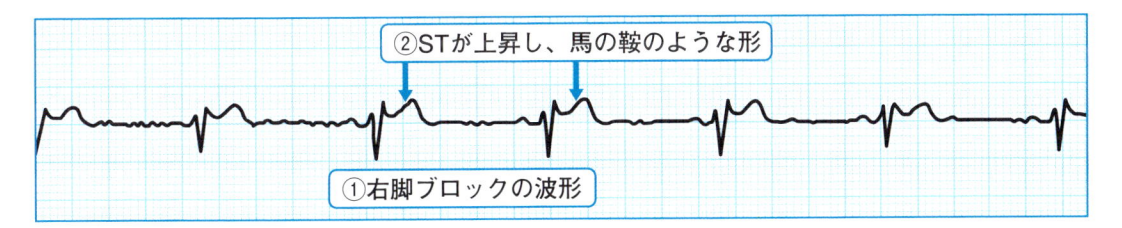

②STが上昇し、馬の鞍のような形
①右脚ブロックの波形

➡「ブルガダ症候群」が考えられます。

馬の鞍のような形でSTが上昇しているのは、典型的な**ブルガダ症候群**です。このような波形を**サドルバック型のブルガダ波形**と言うこともあります。**ブルガダ波形**には、ほかに矢のような形でST上昇する**コーブド型**もあります。

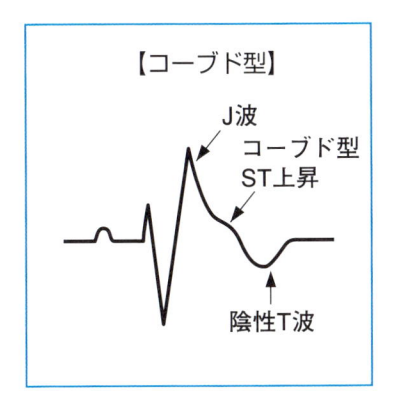

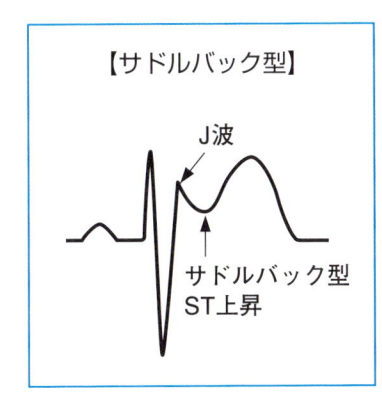

●ブルガダ症候群（128ページ）

ブルガダ症候群は、心室細動により突然死に至ることがある危険な疾患です。心電図上に、右脚ブロックに似たブルガダ波形がみられた場合、ブルガダ症候群の可能性があります。ただし、典型的な所見のない場合もあり、また、時間の経過とともに心電図上の所見が変化することもあります。失神や心臓停止を経験した人には、まずブルガダ症候群を疑ってみる必要があります。

【コーブド型】
J波
コーブド型ST上昇
陰性T波

【サドルバック型】
J波
サドルバック型ST上昇

第2章 ST部分の上昇・下降　波形の見方のポイント

T波の異常

正常なT波はゆるやかな陽性波ですが、
より高く鋭角的な波形となったり、
陰性波になってしまうことがあります。
中には危険なものもあるので、症状を確認し、みきわめることが必要です。

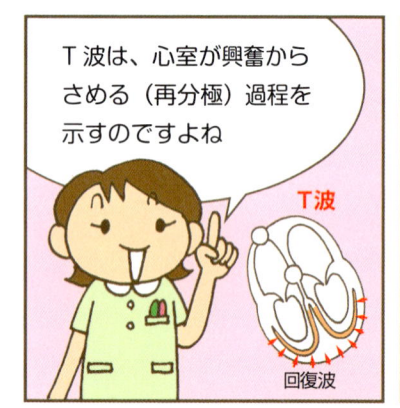

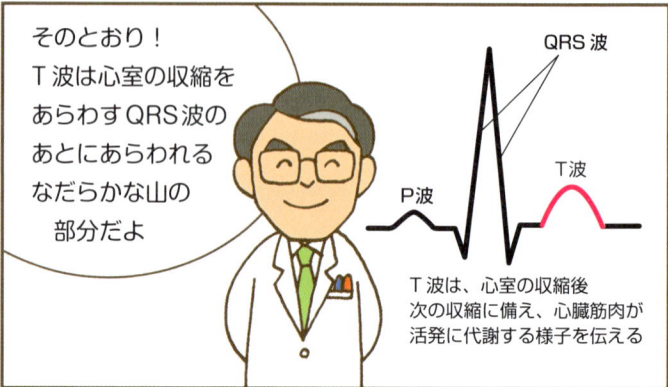

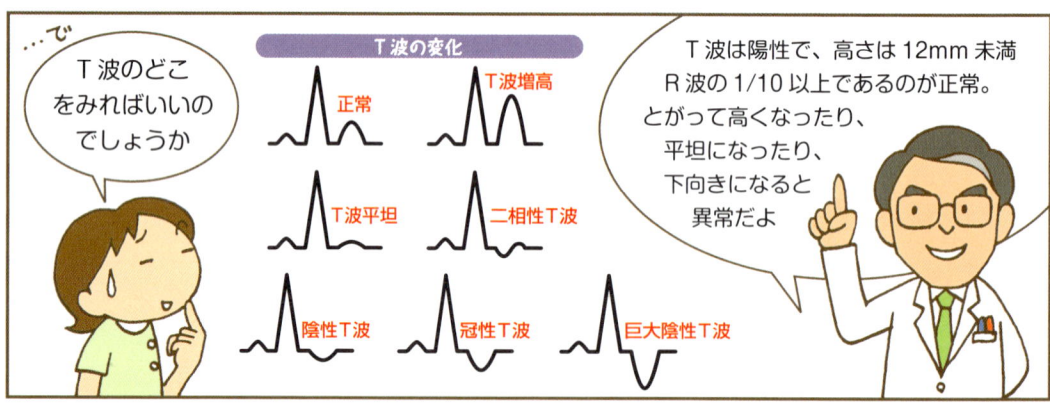

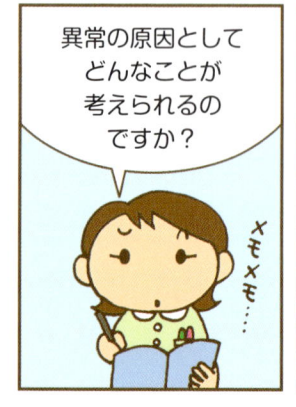

T波は、心室が興奮からさめる（再分極）過程を示すのですよね

T波
回復波

そのとおり！T波は心室の収縮をあらわすQRS波のあとにあらわれるなだらかな山の部分だよ

QRS波
P波　T波

T波は、心室の収縮後次の収縮に備え、心臓筋肉が活発に代謝する様子を伝える

…で　T波のどこをみればいいのでしょうか

T波の変化

正常　T波増高
T波平坦　二相性T波
陰性T波　冠性T波　巨大陰性T波

T波は陽性で、高さは12mm未満　R波の1/10以上であるのが正常。とがって高くなったり、平坦になったり、下向きになると異常だよ

異常の原因としてどんなことが考えられるのですか？

メモメモ…

心肥大や強い心筋障害があるとスムーズに弛緩できないため、T波に異常が出てくるんだ。虚血性心疾患における陰性T波、高カリウム血症におけるテント状T波などがあるけれど、変化しやすいのも特徴だよ

T波の尖鋭化、平坦化、陰性化をチェックしよう！

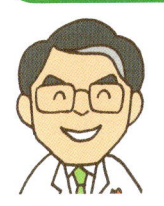

第2章 波形の見方のポイント　T波の上昇・降下

| 波形をみるポイント | 陰性T波 |

通常は山型をしているT波が谷のようにへこんだ状態を「陰性T波」といいます。多くは心臓筋肉に負荷がかかった状態や障害により起きます。

●陰性T波が出現

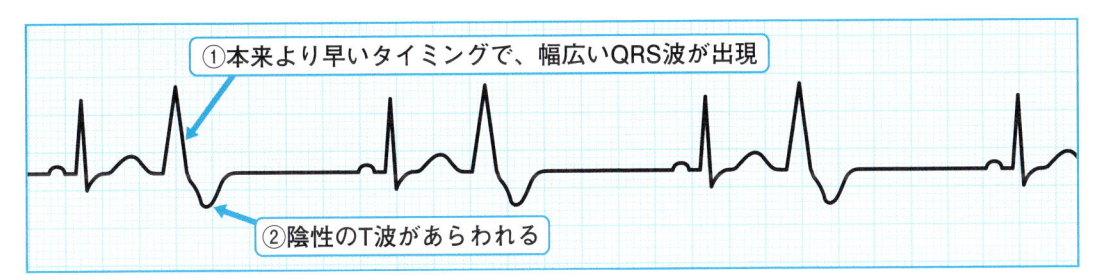

①本来より早いタイミングで、幅広いQRS波が出現
②陰性のT波があらわれる

➡「**心室期外収縮（PVC）**」です。

心房の興奮を待たずに心室が収縮するためP波は認められません。また、心室内への刺激が本来のルートから伝わらないため、心室全体に伝わるのに時間がかかってしまい、QRS波の幅が広くなり（0.12秒以上）、その後、陰性T波が出現します。

●心室期外収縮
（82ページ）
正常よりも早いタイミングで心室が収縮してしまう不整脈です。単発の期外収縮は問題ありませんが、重症の場合や心疾患を合併すると、慎重な対処が必要です。

●大きな陰性T波が出現

➡「**肥大型心筋症**」です。

肥大型心筋症では巨大陰性T波と呼ばれる、ふつうよりも先鋭で大きな下向きT波がみられます。左室肥大の程度が強くなればなるほど、「陰性T波」「R波の増高」という所見が著明にあらわれます。

陰性T波に顕著なST下降をともなう場合は、狭心症の発作や心筋虚血が疑われ、病的な意味が強くなります。

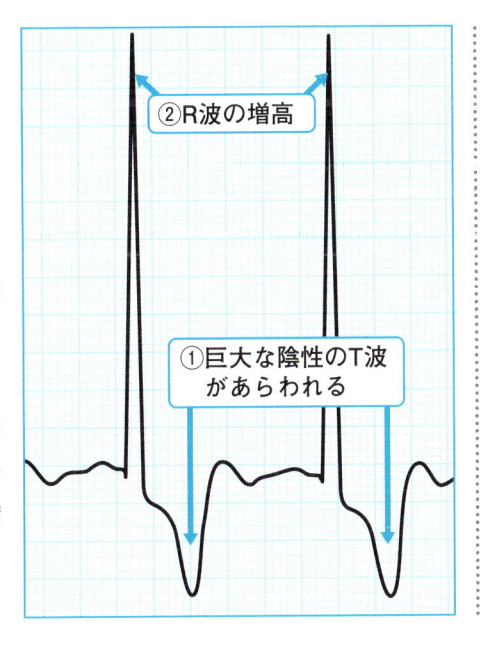

①巨大な陰性のT波があらわれる
②R波の増高

●肥大型心筋症
肥大型心筋症はおもに左室の肥大を特徴とします。肥大のために心臓の弾力性が低下し、拡張期に拡がりにくくなるため、狭心症の発作や虚血を起こしやすくなります。

波形をみるポイント　T波増高および平低

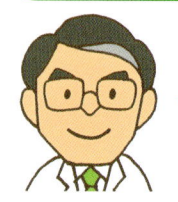

T波の高さが通常より高い場合を「増高」といい、心臓肥大、血液中のカリウム過剰などが考えられます。低い場合を「平低」といい、心筋に負担がかかった状態です。

●T波が増高

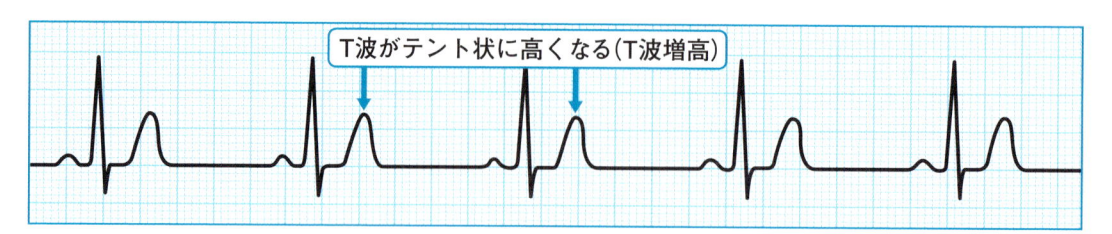

T波がテント状に高くなる（T波増高）

●高カリウム血症
（122ページ）
　何らかの原因により血中のカリウムの濃度があがってしまう電解質代謝異常症のひとつです。多くの場合、腎不全が原因になります。そのまま放置しておくと致死性不整脈から心停止に至る可能性がある危険な状態なので、早めに精密検査と治療を行う必要があります。

➡「**高カリウム血症**」です。

　12mV以上の鋭く尖ったT波が認められる場合、**高カリウム血症**を疑います。多くの場合、悪心、嘔吐などの胃腸症状、しびれ感、知覚過敏、脱力感などの筋肉・神経症状などをともないます。

　そのほか、大動脈弁や僧帽弁の閉鎖不全症でも、T波が上向きに先鋭になることがあります。

●T波平低

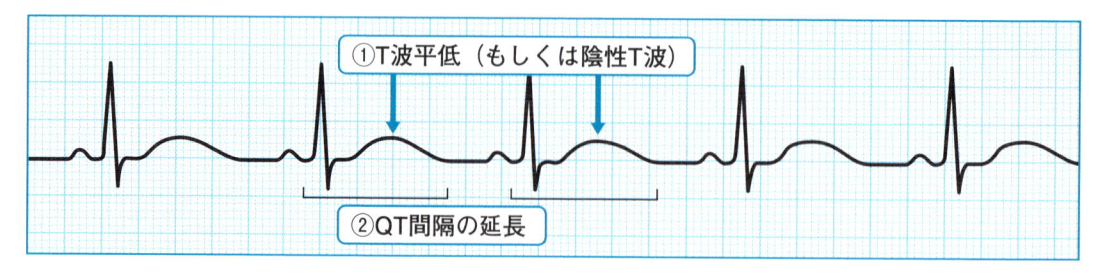

①T波平低（もしくは陰性T波）
②QT間隔の延長

●低カリウム血症
（122ページ）
　血中のカリウムが低下した状態を低カリウム血症といいます。摂食障害、下痢や嘔吐、甲状腺機能亢進症などが原因になります。高カリウム血症に比較すると、緊急性は低い不整脈なので、原因をつきとめカリウム値をコントロールすることで対処します。

➡「**低カリウム血症**」です。

　T波の平低化あるいは陰性T波、QT間隔の延長、1mm以上のU波が見られる場合は、**低カリウム血症**が疑われます。

　ただし、T波平定は、健康な中年以上の女性にしばしば認められることがあります。

第3章

不整脈の心電図

- 心電図解析のフローチャート……58
- 洞性不整脈……60
- 洞性頻脈……62
- 洞性徐脈……64
- 洞不全症候群……66
- 房室ブロック……71
- 上室期外収縮……78
- 心室期外収縮……82
- 心房細動……86
- 心房粗動……91
- 発作性上室頻拍……95
- 心室頻拍……99
- 心室細動……103
- 脚ブロック……106

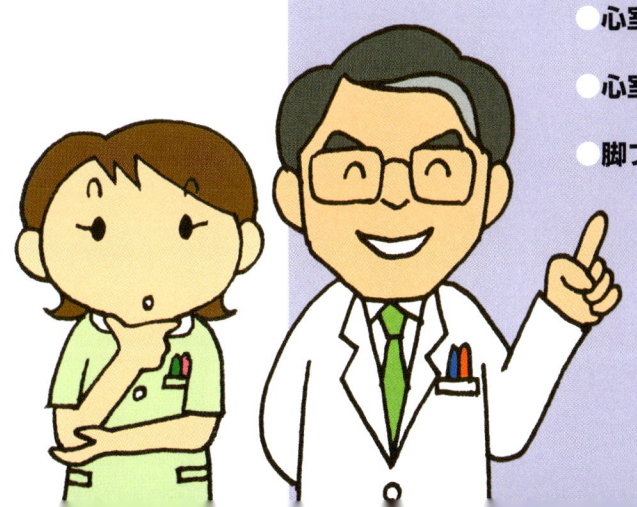

心電図解析のフローチャート

このチャートから、波形の特徴を順番に見ていくことで、
不整脈の判別の目安とすることができます

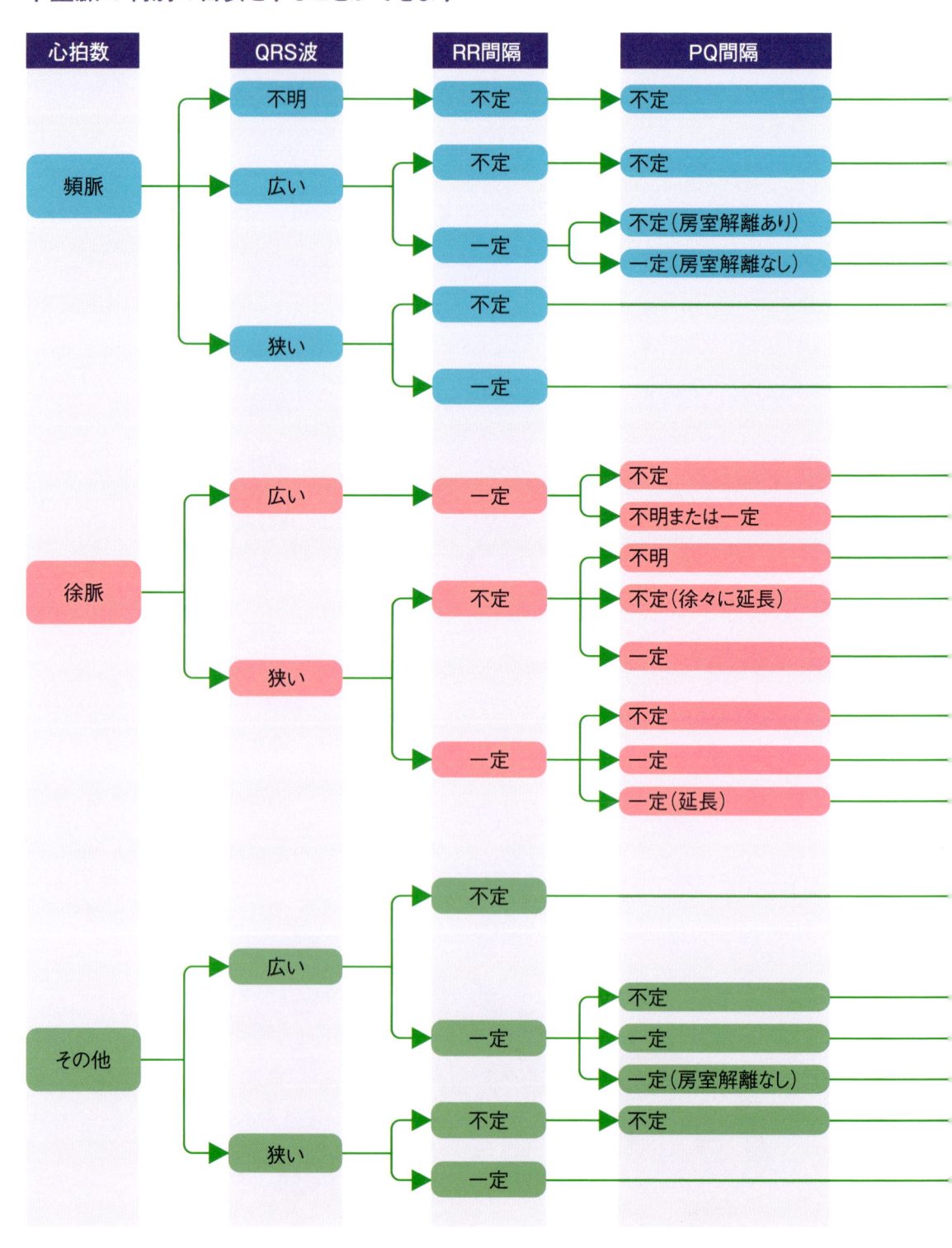

心拍数	QRS波	RR間隔	PQ間隔
頻脈	不明	不定	不定
頻脈	広い	不定	不定
頻脈	広い	一定	不定（房室解離あり）
頻脈	広い	一定	一定（房室解離なし）
頻脈	狭い	不定	
頻脈	狭い	一定	
徐脈	広い	一定	不定
徐脈	広い	一定	不明または一定
徐脈	狭い	不定	不明
徐脈	狭い	不定	不定（徐々に延長）
徐脈	狭い	不定	一定
徐脈	狭い	一定	不定
徐脈	狭い	一定	一定
徐脈	狭い	一定	一定（延長）
その他	広い	不定	
その他	広い	一定	不定
その他	広い	一定	一定
その他	広い	一定	一定（房室解離なし）
その他	狭い	不定	不定
その他	狭い	一定	

第3章 心電図解析のフローチャート

不整脈の心電図

■ 緊急度:高
■ 緊急度:中
■ 緊急度:低

P波ほか		疾患
P波識別不能	→	心室細動
P波識別不能	→	多形性心室頻拍、偽性心室頻拍
P波は識別不能の場合が多い	→	トルサード・ド・ポアンツ
P波は識別不能の場合が多い	→	単形性心室頻拍
PP間隔正常	→	完全脚ブロック
P波欠如・f波	→	頻脈性心房細動
陰性P波や、識別不能の場合が多い	→	発作性上室頻拍
P波あり/P:QRS=1:1	→	洞性頻脈
P波欠如・f波	→	心房粗動
	→	心室調律、Ⅲ度房室ブロック
	→	進行した高カリウム血症
P波欠如・f波	→	徐脈性心房細動
P波あり	→	Ⅱ度房室ブロック ウェンケバッハ型
P波あり、QRS波の突然の脱落	→	Ⅱ度房室ブロック モビッツⅡ型
PP間隔の延長、P波の脱落またはP波とQRS波の脱落	→	洞不全症候群
P波あり/P:QRS=不定	→	Ⅲ度房室ブロック
P波あり/P:QRS=1:1	→	洞性徐脈
PP間隔正常	→	Ⅰ度房室ブロック
P波欠如	→	心室期外収縮
P波欠如　2回以上続く	→	頻発性心室期外収縮
P波欠如　2つ以上のQRS波の異なる波形	→	多源性心室期外収縮
P波欠如　VPCが先行T波の頂上付近に出現	→	RonT型心室期外収縮
P波が先行する、P波の波形の変化	→	心室内変行伝導をともなう上室期外収縮
PQ時間が短縮・デルタ波	→	WPW症候群
PP間隔正常	→	不完全脚ブロック
波形変動	→	上室期外収縮
T波平低、U波増高	→	低カリウム血症
V₁、V₂のST上昇	→	ブルガダ症候群

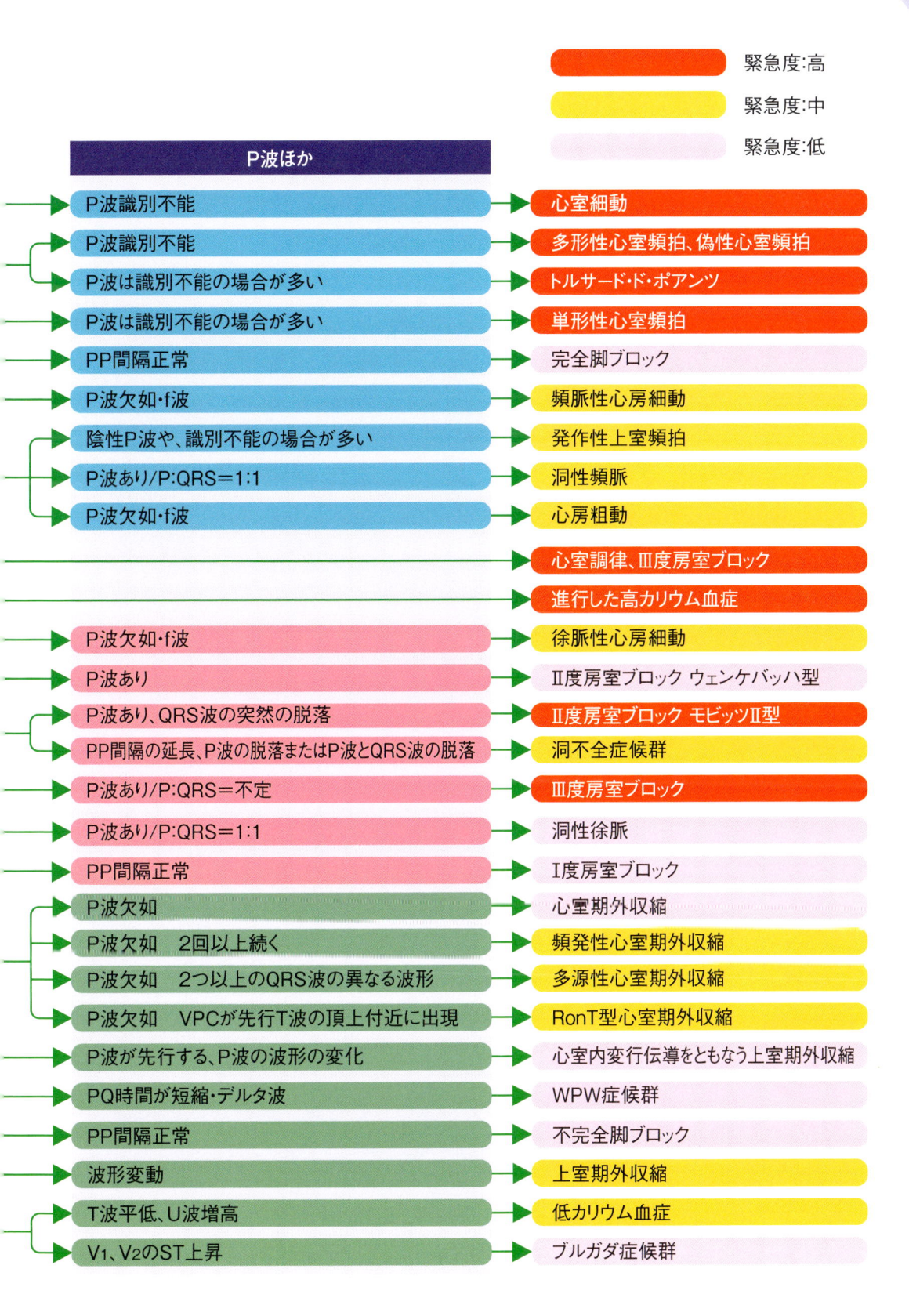

洞性不整脈
(sinus arrhythmia)

正常洞調律と同じ波形で、リズムだけ不規則なものを洞性不整脈といいます。
ほとんどの場合、生理現象としてみられるもので、
治療の必要がない、ごく一般的な不整脈です。

波形の特徴&ここに注意　　PP間隔をチェック！

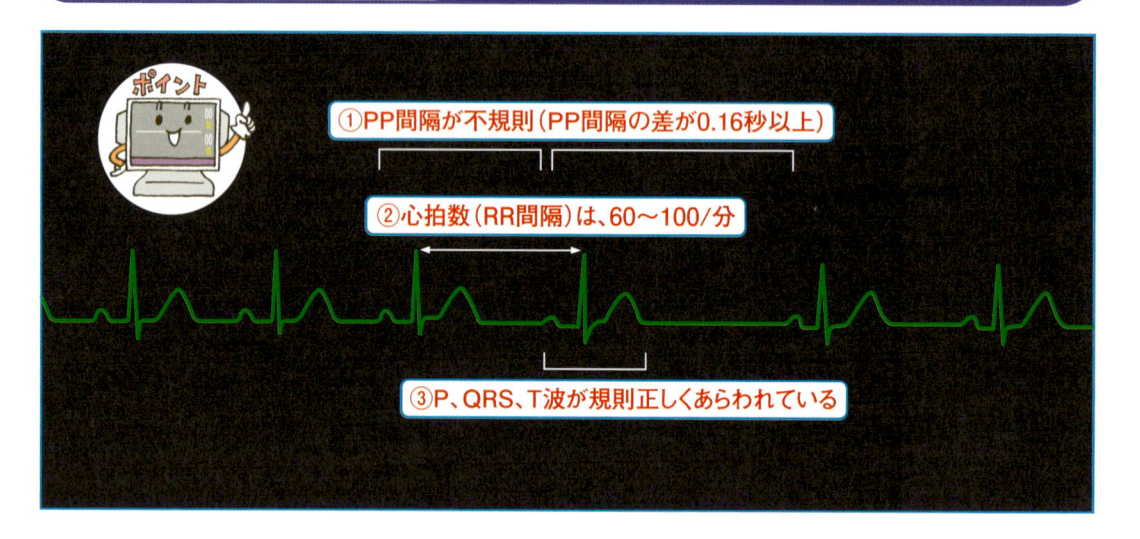

①PP間隔が不規則（PP間隔の差が0.16秒以上）
②心拍数（RR間隔）は、60～100/分
③P、QRS、T波が規則正しくあらわれている

どんな不整脈？　　●●● 波形は正常で、リズムだけが不規則

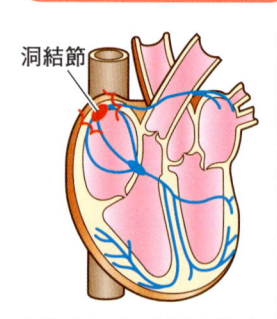

洞結節

心臓のリズムを司る洞結節の働きが、自律神経の影響を受けて、乱れることで洞性不整脈があらわれる。

　心電図のP、QRS、T波が一定のリズムで、規則正しくあらわれるのが**正常洞調律**です。洞結節で発生した興奮が、規則正しく心房、房室結節、心室の各部位に伝わっていることを示します。

　一方、波形は正常なのに、**リズムだけが不規則**な場合を洞性不整脈といいます。医学的には、もっとも長いPP間隔と、もっとも短いPP間隔の差が**0.16秒以上**の場合に、洞性不整脈と診断します。

　ほとんどの場合、ストレス、不安、興奮、運動、飲酒などによる生理現象であり、健康な人にも洞性不整脈はみつかります。

　また、息を吸ったときに心拍数が速くなり、吐いたときに遅くなるタイプを**呼吸性洞性不整脈**といいます。子どもや若い人に多くみつかる正常の反応であり、異常ではありません。

不整脈の心電図 — 第3章 洞性不整脈

> 知っておきたい　●●● さまざまな洞性不整脈のパターン

▶呼吸性洞性不整脈

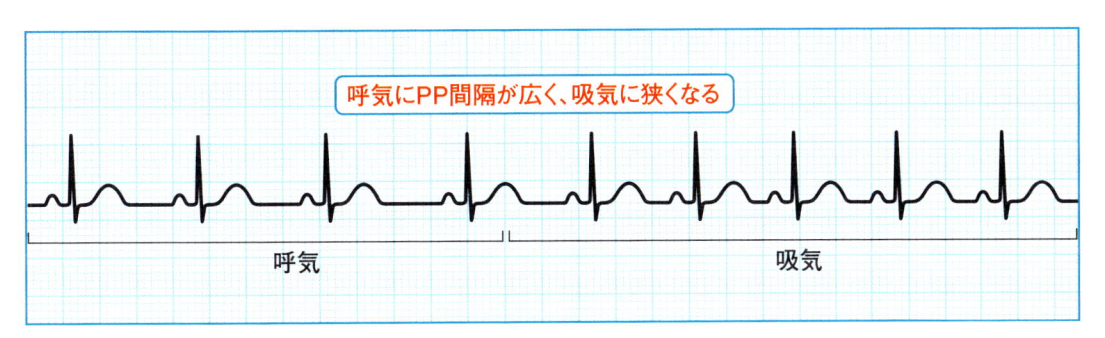

【心電図：呼気にPP間隔が広く、吸気に狭くなる　呼気／吸気】

この心電図では、**PP間隔が一定ではありません**が、P波、QRS波、T波のパターンはそろっているので洞性不整脈と診断することができます。さらに、この心電図では**PP間隔がだんだん広くなったり、狭くなったりしている**ことに注目してください。つまり、息を吸ったときに心拍数が早くなり、吐いたときに遅くなる呼吸性洞性不整脈であることが推察できます。

●呼気・吸気
息を吐くときを「呼気」、息を吸うときを「吸気」と呼びます。

> 洞性不整脈をみつけたら　●●● とくに治療の必要はない

まぎらわしいほかの不整脈との鑑別は大切ですが、ほとんどの場合、自覚症状もなく、安全な不整脈です。しかし、中には緊張したときや、不眠が続いたときに、**動悸**や**息切れ**を感じる人もいます。不安を感じている人には丁寧に説明し、心配ないことを伝えましょう。

間違いやすい心電図はコレ！

【上室期外収縮】

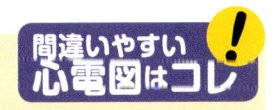

PP間隔が不規則で、QRS波、T波のパターンはそろっているので、洞性不整脈と似ています。ただし、上室期外収縮の場合、形が異なるP波が早期に出現します。

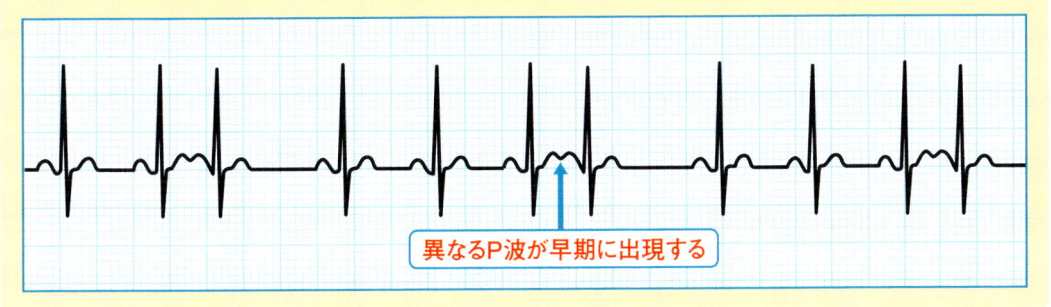

【心電図：異なるP波が早期に出現する】

洞性頻脈
(sinus tachycardia)

交感神経の緊張状態から、洞結節からの興奮発生が変化し、
脈拍が正常より早くなる不整脈です。
正常洞調律と同じ波形ですが、PP間隔とRR間隔が短縮します。

波形の特徴&ここに注意　　PP間隔とRR間隔をチェック！

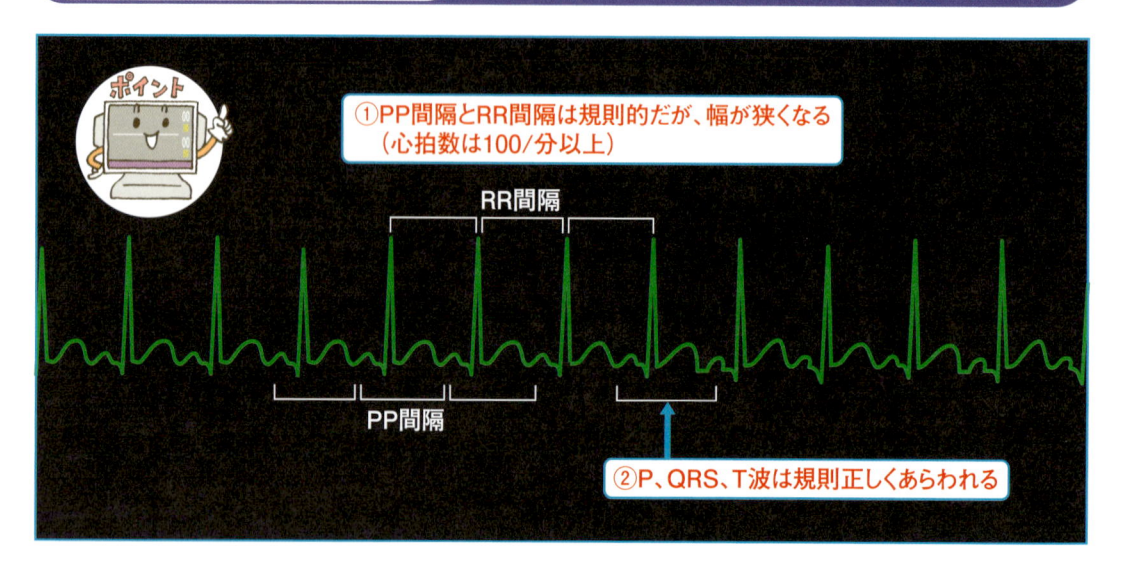

① PP間隔とRR間隔は規則的だが、幅が狭くなる（心拍数は100/分以上）

RR間隔

PP間隔

② P、QRS、T波は規則正しくあらわれる

どんな不整脈？

脈拍が早く（1分間に100回以上）なる

洞性頻脈とは、**心拍数が正常より多い**状態のこと。正常な成人の安静時の心拍数は1分間に**70前後**ですが、交感神経の緊張により、洞結節で興奮が発生する回数が増えると、心拍数が上がります。1分間に**100回以上**の心拍数がある場合は、洞性頻脈と診断されます。病棟や検診で、もっともよくみられる不整脈のひとつです。

洞性頻脈の原因は生理的なものと、病的なものに分けられます。ほとんどの場合、心疾患の可能性は低く、緊張、不安、ストレス、興奮のほか、運動時や飲酒時などに、生理的な反応として頻脈になることが多いようです。また、発熱、疼痛などにともなうこともあります。

● 交感神経と副交感神経
交感神経は、心拍数を上げ、人間が活動するのに必要な身体の条件を作るように働きます。一方、副交感神経は心拍数を下げ、人間が休息するのに適切な身体状況を作る働きをしています。一般的にはストレスにさらされると、交感神経が高まり、心拍数が上がることが知られています。

不整脈の心電図

洞性頻脈をみつけたら　●●● 基礎疾患や原因をみきわめる

　持続が短い洞性頻脈で、病的な原因がなく、重篤な症状がみられない場合は、とくに治療の必要はありません。

　ほとんどの場合、自覚症状はありませんが、中には**動悸**や**息切れ**を感じる人もいるようです。**150/分以上**になると、**動悸**、**血圧低下**、**冷汗**、**胸部不快**などの自覚症状をともないます。安静時にも頻脈が持続する場合は、**感染症**、**甲状腺機能亢進症**、**発熱**、**貧血**など、病的な原因が背景にあるケースも考えられるので、これら疾患のチェックも必要です。また、**急性心筋梗塞**における洞性頻脈は心不全状態がひそんでいたり、心不全に移行したりする危険があるので、早急な処置が必要になります。

　基礎疾患や原因をみきわめることが大切です。

● 洞性頻脈を引き起こす可能性のある薬剤
　塩酸イソプレナリン、硫酸オルシプレナリン、硫酸アトロピンなど、自律神経系に作用する薬剤は、洞性頻脈をきたす可能性があるので、注意が必要です。

間違いやすい心電図はコレ！

【発作性上室頻拍】

　洞性頻脈と似ていますが、徐々に脈が速くなることが多い洞性頻脈に比較すると、発作性上室頻拍は突然に発生し、突然に停止します。P波が変形し、判別できないこともあります。

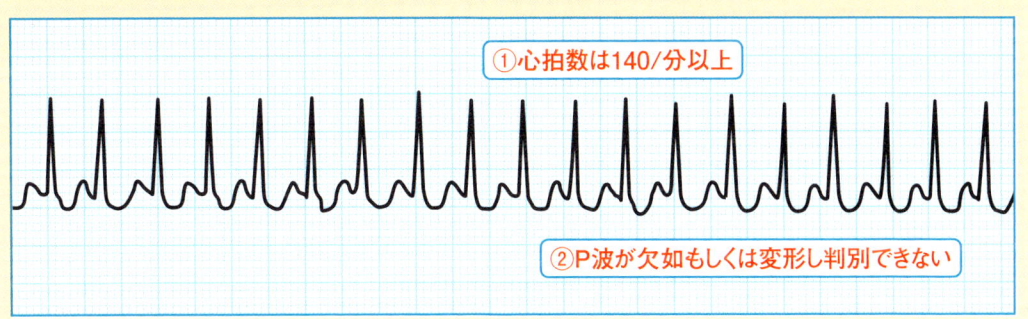

①心拍数は140/分以上
②P波が欠如もしくは変形し判別できない

【心室頻拍】

　心室頻拍は、心室内から発生する興奮（心室期外収縮）が3発以上持続するもので、心拍数が100～250/分程度のものをいいます。洞性頻脈や発作性上室頻拍に比較すると、P波とQRS波が無関係に出現（房室解離）し、QRS波の幅が広くなることが特徴です。

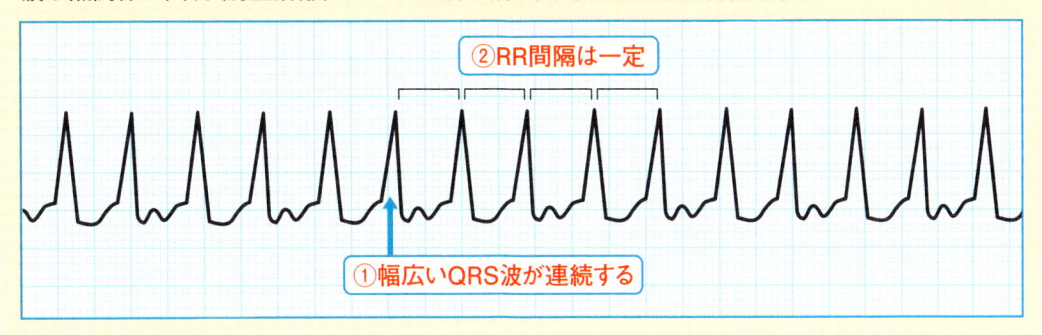

②RR間隔は一定
①幅広いQRS波が連続する

洞性徐脈
(sinus bradycardia)

洞結節からの興奮発生が減少し、心臓がゆっくりと活動している状態が洞性徐脈です。
正常洞調律と同じ波形ですが、PP間隔とRR間隔が延長し、
脈拍が遅くなるのが特徴です。

波形の特徴&ここに注意　　PP間隔とRR間隔をチェック！

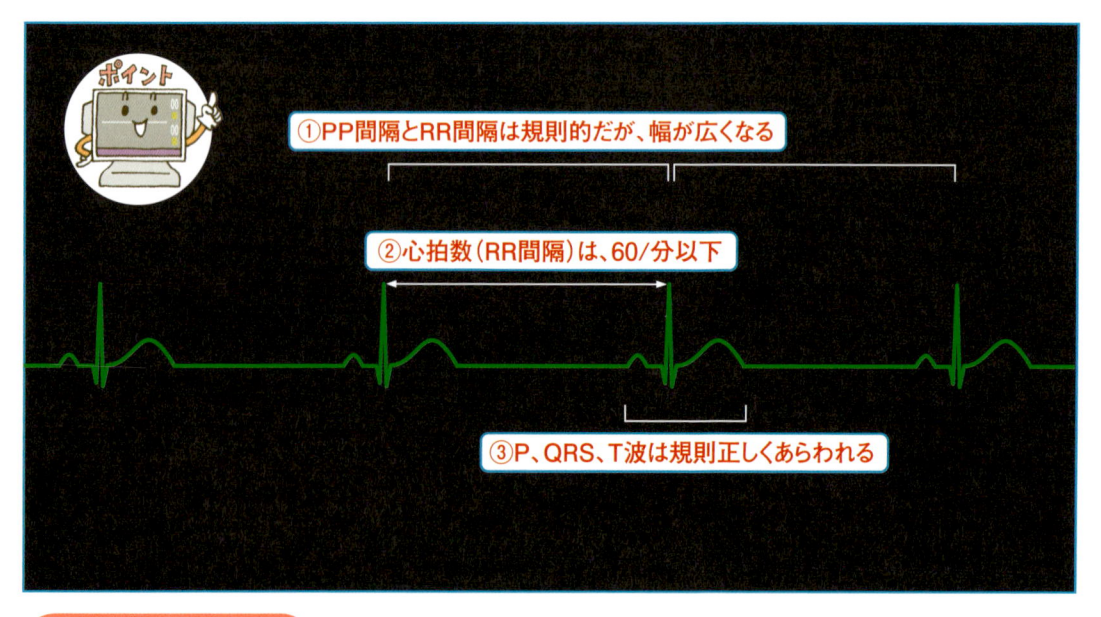

① PP間隔とRR間隔は規則的だが、幅が広くなる

② 心拍数（RR間隔）は、60/分以下

③ P、QRS、T波は規則正しくあらわれる

どんな不整脈？　　脈拍が遅く（1分間に60回以下）なる

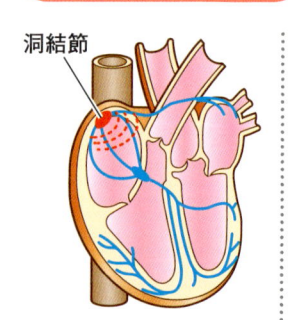

洞結節

洞結節の刺激発生頻度が60/分以下。

正常より脈拍が遅くなる状態を、洞性徐脈といいます。洞結節からの興奮発生が減少することで起こります。洞調律の状態は変わっていないので、P波からQRS、T波へと続く波形は正常と同じです。**夜間就寝中**に多くみられます。

自律神経に影響をおよぼす薬（**ジギタリス剤**、**β遮断薬**、**カルシウム拮抗薬**）の服用や**甲状腺**の働きの低下などが原因になります。

また、生まれつき徐脈というケースや、**スポーツ心臓**（激しいスポーツを持続して行うことで、心臓が鍛えられ大きくなった状態のこと）など、病気が原因ではないことも多く、ほとんどの場合は治療を必要としません。

第3章 不整脈の心電図 — 洞性徐脈

知っておきたい　さまざまな洞性徐脈のパターン

▶補充収縮をともなう洞性徐脈

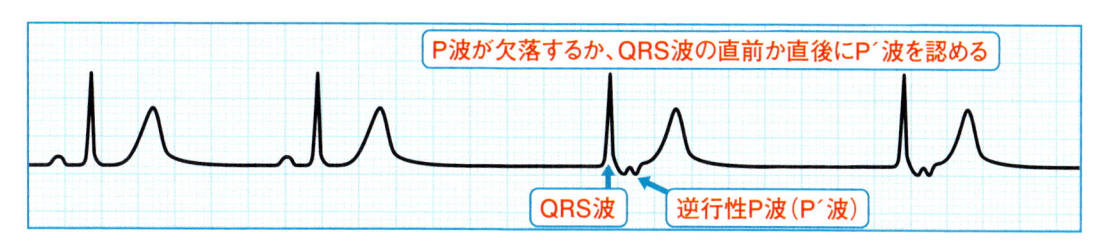

P波が欠落するか、QRS波の直前か直後にP´波を認める
QRS波　逆行性P波（P´波）

　著しい洞性徐脈では、**補充収縮**や**補充調律**をともなうことがあります。その場合、**P波が欠落**するか、QRS波の直前か直後に**陰性（逆行性）のP波（P´波）**を認めます。

●房室接合部補充収縮
　洞結節の働きが滞ると、洞結節に次ぐ中枢である房室接合部がペースメーカーとなり、心臓を収縮させます。これを補充収縮といいます。

洞性徐脈をみつけたら　著しい症状がない場合は、経過観察でOK

　無症状の洞性徐脈はとくに急を要さず、経過観察で問題ありません。ただし、脈が遅くなることで、**血圧が低下**し、**めまい**・**失神**などの症状があらわれることもあります。薬剤が原因で症状が強い場合は、服薬の減量・中止を検討します。また、**急性心筋梗塞**の初期症状として、**血圧低下**をともなう洞性徐脈が出現することもあるので、注意しましょう。個人差があるので、病的な状態を発見するためには、毎日のモニターの確認、波形記録が大切です。

間違いやすい心電図はコレ！

【Ⅲ度房室ブロック】

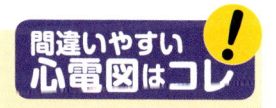

　RR間隔が延長しているため、一見、洞性徐脈と間違えることがあります。しかし、洞性徐脈の心電図では、P波のあとにQRS波が規則正しくあらわれますが、Ⅲ度房室ブロック（完全房室ブロック）の場合は、QRS波は、P波のリズムとは無関係に出現します。

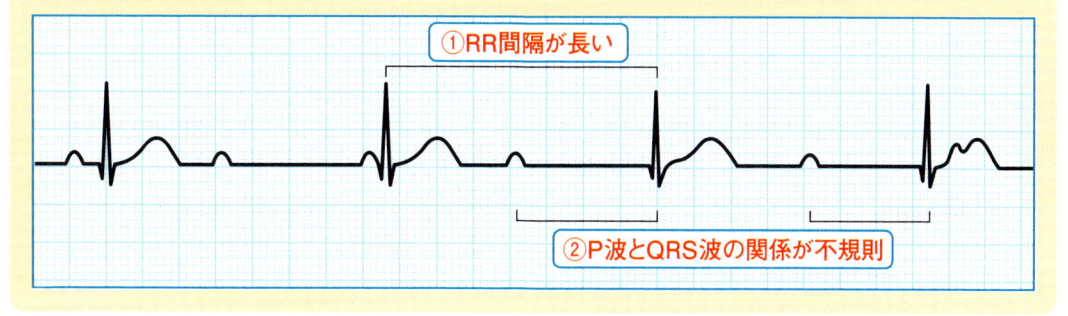

①RR間隔が長い
②P波とQRS波の関係が不規則

洞不全症候群
(sick sinus syndrome：SSS)

洞不全症候群とは、何らかの洞結節の不調により、
心拍数が低下する不整脈のことです。
大きく分けて3つのタイプがあり、タイプにより対応も異なります。

波形の特徴&ここに注意　　PP間隔をチェック！

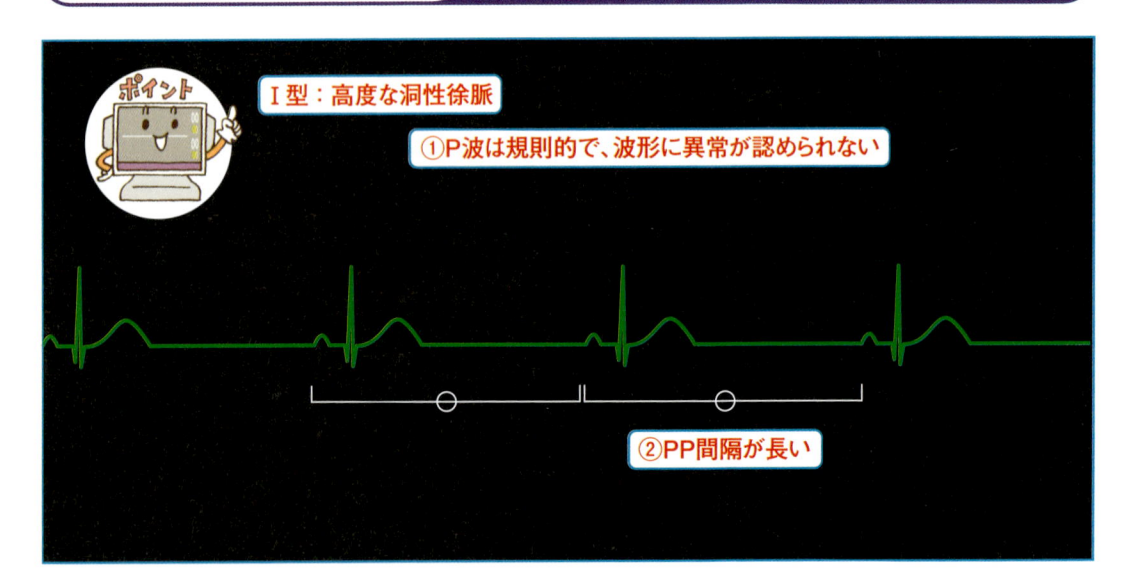

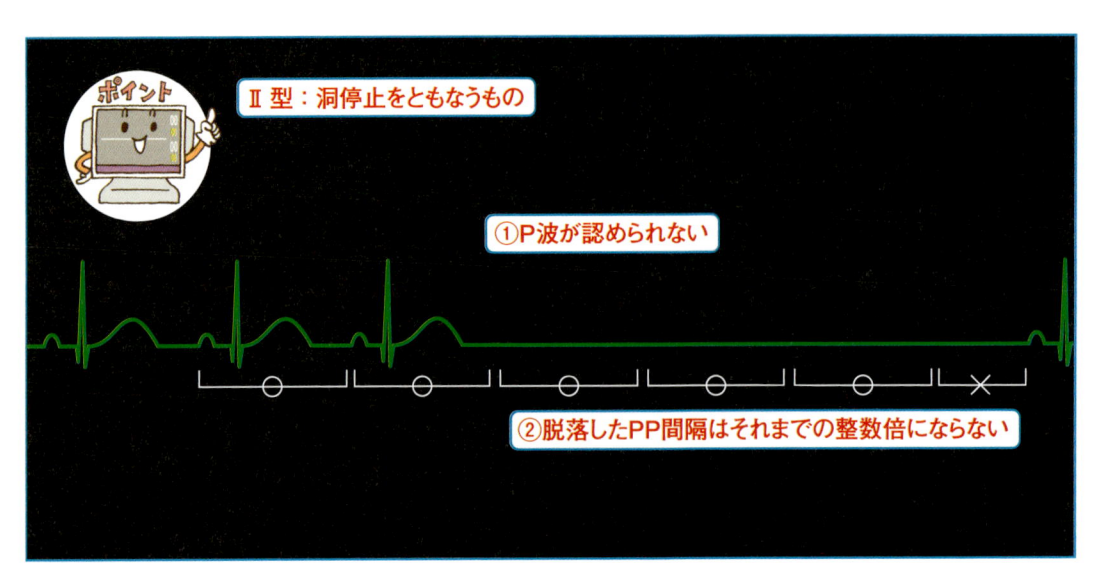

ポイント

Ⅰ型：高度な洞性徐脈

①P波は規則的で、波形に異常が認められない

②PP間隔が長い

ポイント

Ⅱ型：洞停止をともなうもの

①P波が認められない

②脱落したPP間隔はそれまでの整数倍にならない

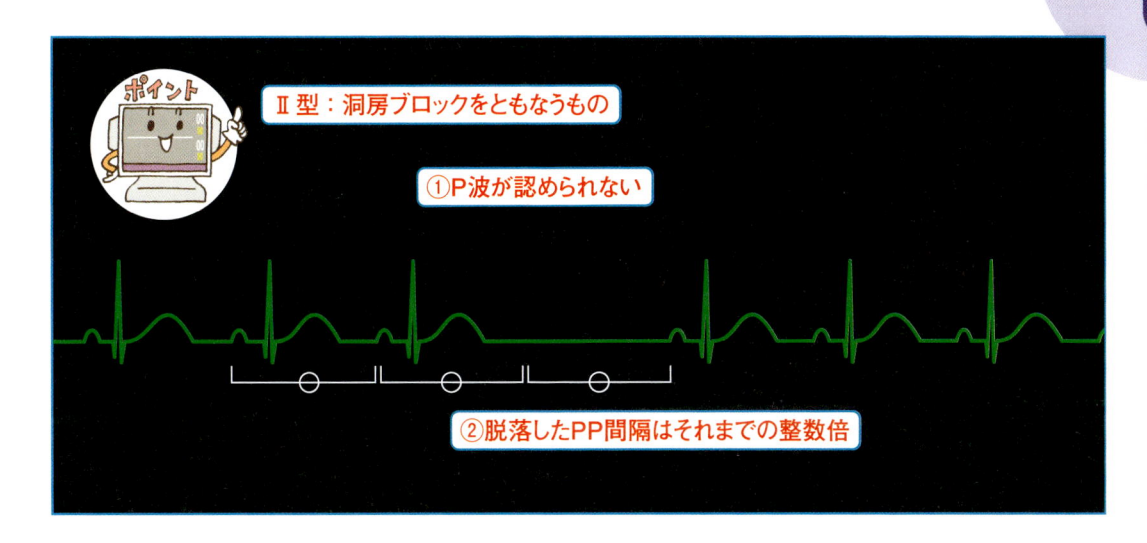

第3章 不整脈の心電図 洞不全症候群

ポイント Ⅱ型：洞房ブロックをともなうもの
① P波が認められない
② 脱落したPP間隔はそれまでの整数倍

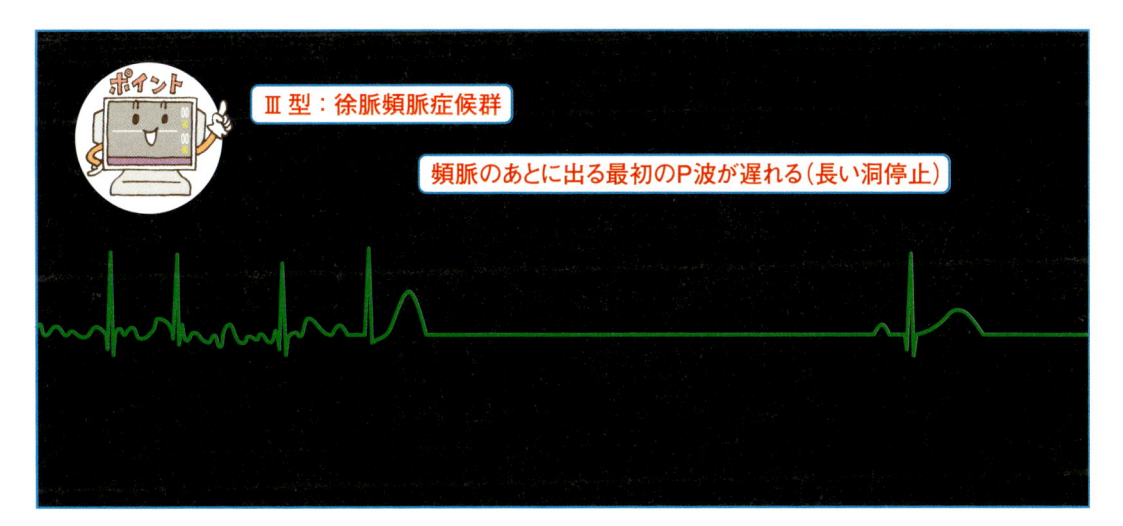

ポイント Ⅲ型：徐脈頻脈症候群
頻脈のあとに出る最初のP波が遅れる（長い洞停止）

どんな不整脈？　●●● 脈拍が遅く（1分間に50回以下）なる

　洞結節の機能に何らかの障害があることで、**心拍数が下がる不整脈**を総称して洞不全症候群といいます。心拍数の低下には、いくつかのパターンがあり、医療現場では**ルーベンシュタイン（Rubenstein）分類**が、よく使われています。
- Ⅰ群：原因が明らかでない心拍数**50/分以下**の**持続性洞性徐脈**
- Ⅱ群：**洞停止**（sinus arrest）または**洞房ブロック**（sinoatrial block）
- Ⅲ群：**徐脈頻脈症候群**（bradycardia-tachycardia syndrome）

　虚血性心疾患、心筋症、心筋炎、膠原病などの疾病による**洞結節の機能の低下**、または**心房への伝導障害**のほか、**薬の服用**が原因となる場合もあります。

●洞不全症候群の原因となる薬剤
　血圧や不整脈、緑内障などの治療のために投与されるβ遮断薬、カルシウム拮抗薬などが洞結節に影響をおよぼし、原因となる可能性があるので、服薬内容の確認は重要です。

知っておきたい さまざまな洞不全症候群のパターン

▶Ⅰ型：高度な洞性徐脈

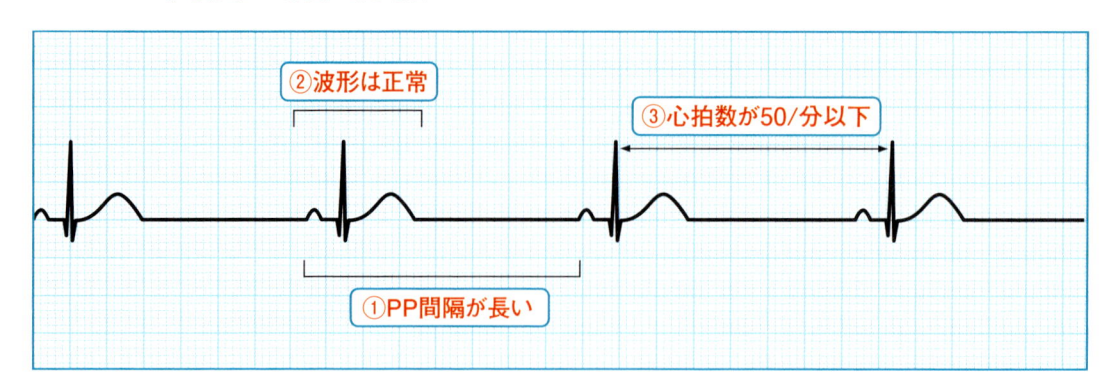

②波形は正常
③心拍数が50/分以下
①PP間隔が長い

● アダムス・ストークス症候群
洞不全症候群などの不整脈により、脳への血流が低下することで起きる、失神、痙攣などの発作を「アダムス・ストークス症候群」といいます。適切な処置を行わなければ、重い後遺症が残る可能性もあるので、注意しましょう。

洞性徐脈（64ページ）のうち、心拍数が **50/分以下** のものを洞不全症候群Ⅰ型（**高度な洞性徐脈**）と分類します。著しい徐脈の場合は、**補充収縮** が確認されることもあります。就寝中の高齢者やスポーツマンなど健康な人にもあらわれることがあり、ほとんど自覚症状はないのですが、心拍数の低下により、**めまい・失神** などの症状があらわれる **アダムス・ストークス症候群** に至ることもあります

▶Ⅱ型：洞停止をともなうもの

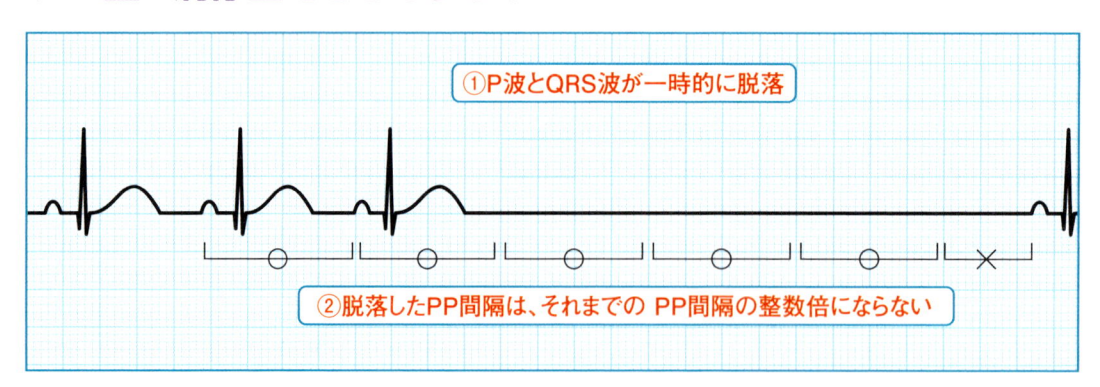

①P波とQRS波が一時的に脱落
②脱落したPP間隔は、それまでのPP間隔の整数倍にならない

洞停止とは、**洞結節の機能が停止した状態** のこと。心電図上では、突然P波が認められなくなり、それに続く **QRS波も消滅** し、**PP間隔が通常の2倍以上に延長** します。RR間隔が極端に延長した場合には、**補充収縮** があらわれることもあります。

▶Ⅱ型：洞房ブロックをともなうもの

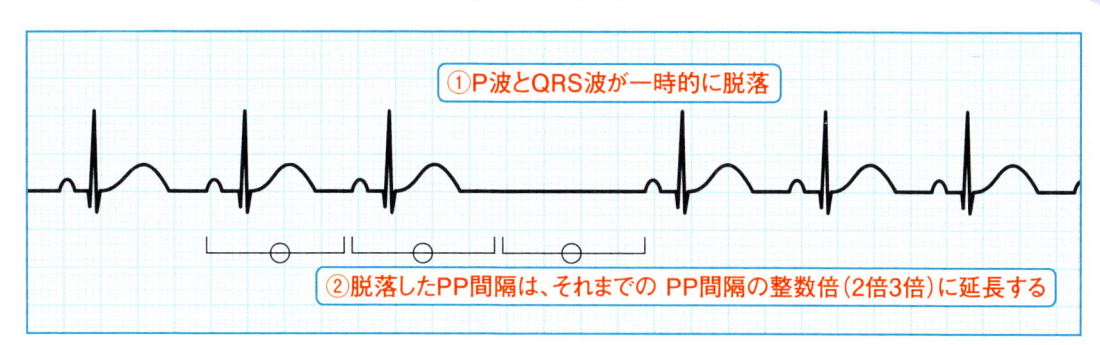

①P波とQRS波が一時的に脱落

②脱落したPP間隔は、それまでの PP間隔の整数倍（2倍3倍）に延長する

　一方、洞房ブロックとは、洞結節の機能は正常なのに、心房に刺激が伝わらない＝**ブロックされている状態**をいいます。**洞停止**は洞結節の機能が一時停止するのに対し、洞房ブロックは洞結節からの刺激が心房でブロックされることにより、**心房収縮**が起きなくなっている状態です。障害のため刺激は伝わりませんが、洞結節そのものは規則的に動いているため、**PP間隔は正常の整数倍**になります。

　2～3秒の洞房ブロック（または洞停止）が単発であらわれ、自覚症状もない場合は、とくに治療の必要はありませんが、頻繁にあらわれる場合は、**ペーシング**の準備を行います。

●洞停止と洞房ブロックの鑑別
　洞停止、洞房ブロックの際には、しばしば補充収縮が出現するため、両者を鑑別する事は困難な場合もあります。ホルター心電図による確認が必要です。

▶Ⅲ型：徐脈頻脈症候群

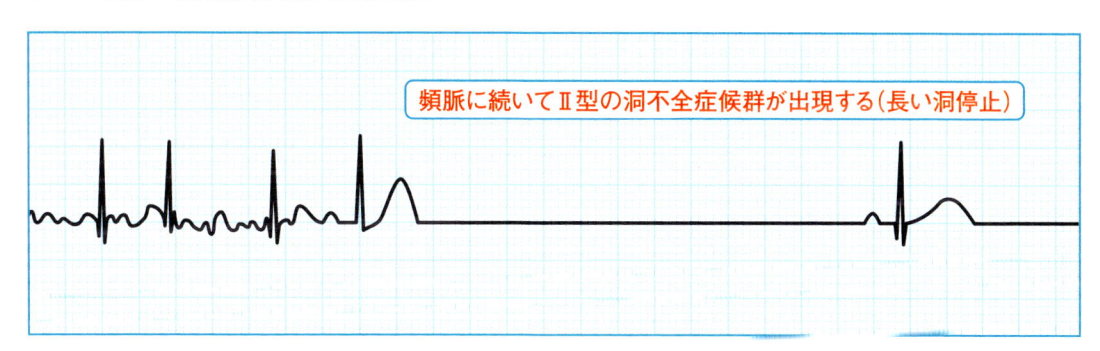

頻脈に続いてⅡ型の洞不全症候群が出現する（長い洞停止）

　発作性心房細動などの頻脈と洞結節の機能不全による徐脈が合併したものが徐脈頻脈症候群です。頻脈が続く時間は数分から数時間までさまざまですが、頻脈が止まったあとに、2～10秒の**心拍停止**になることが特徴です。

　心電図上では、**心房細動**などの頻脈があらわれたあとに、**PP間隔**、**RR間隔が著しく長く**なります。心拍数が正常に戻るまでに、時間がかかることが多く、その際に**失神発作**を起こすことがあります。**ペースメーカーの適応**です。緊急な対応が必要となります。

●徐脈頻脈症候群に合併する頻脈
　合併に多く見られる頻脈は心房細動ですが、心房粗動や発作性上室頻拍などがあらわれることもあります。いずれにしろ、心房が速く興奮して、その刺激が洞結節に進入することで、洞結節の自発的興奮を一時的に強く抑えてしまうため、頻脈のあとに洞停止が続いてしまいます。

洞不全症候群をみつけたら　●●● 自覚症状とバイタルサインを確認!

　短時間の心拍停止や軽い徐脈では、自覚症状がない場合もありますが、**めまい**、**立ちくらみ**、**ろれつが回らない**などの症状がでることもあります。心拍停止の時間が長くなると、**目の前が真っ白になる、または真っ暗になる**、**失神**、**痙攣**などの強い症状があらわれます。また、徐脈を放置することで**心不全**に至るケースもあります。

　治療が必要な洞不全症候群なのかどうかを決定するためには、自覚症状の有無と、バイタルサインのチェックが大切です。また、正確な診断のために、**P波の出現の有無**とその動きをしっかり確認しましょう。

　徐脈頻脈症候群は、**心房細動**などのあとにあらわれることがあるので、心電図を記録し、モニター上で監視を行います。

　自覚症状が強い場合は、**β遮断薬**などを投与する場合もあります。心停止が長く続いたり、心拍数が著しく低下している場合では、**ペースメーカーの植え込み**も検討されます。

間違いやすい心電図はコレ！

【Ⅱ度房室ブロック】

　QRS波が脱落するので、洞房ブロックや洞停止と似ていますが、Ⅱ度房室ブロック(ウェンケバッハ型)は、RR間隔が徐々に延長したのちに、QRS波が脱落します。また、モビッツⅡ型の房室ブロックでは、QRS波が欠落してもP波は欠落せず、PP間隔はほぼ一定のままです。

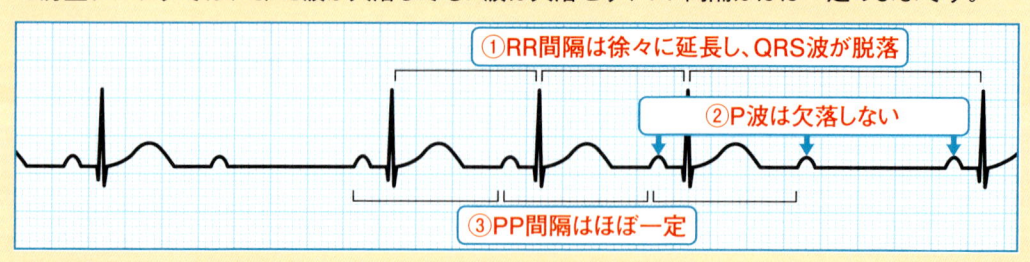

①RR間隔は徐々に延長し、QRS波が脱落
②P波は欠落しない
③PP間隔はほぼ一定

【上室期外収縮】

　早期に変形したP波が出現するのが特徴です。変形したP波に続くQRS波は正常です。QRS波が脱落することもあります。

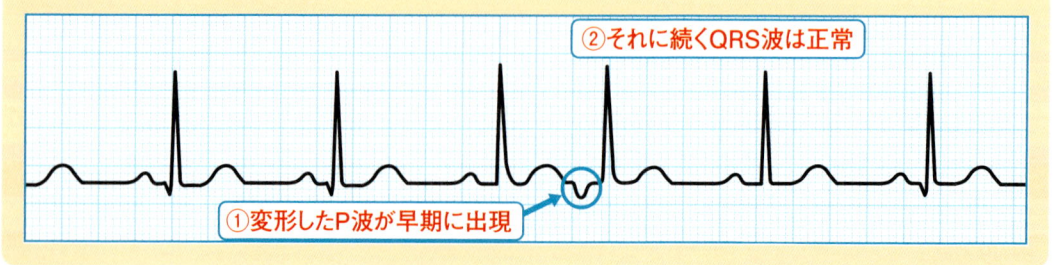

①変形したP波が早期に出現
②それに続くQRS波は正常

不整脈の心電図

第3章 房室ブロック

房室ブロック
(atrioventricular block：AV block)

何らかの刺激伝導系の障害によって、
心房から心室への伝導がブロックされる不整脈のことです。
ブロックの状態により、いくつかのタイプに分類されています。

波形の特徴＆ここに注意　　P波とQ波の関係をチェック！

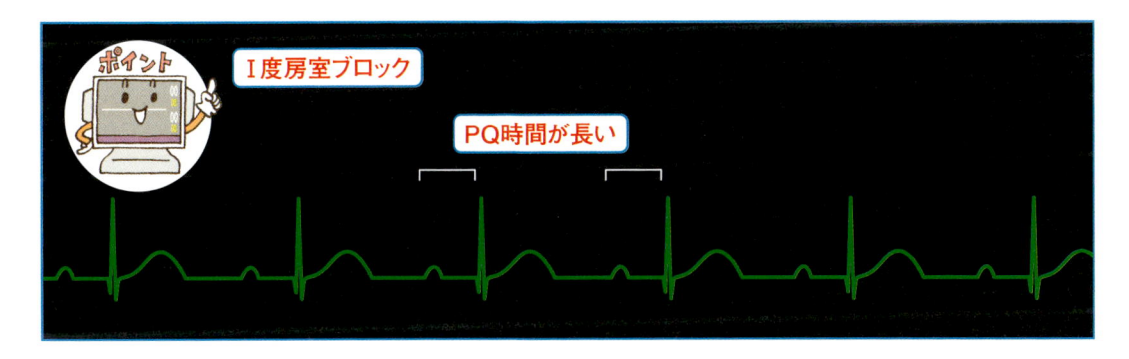

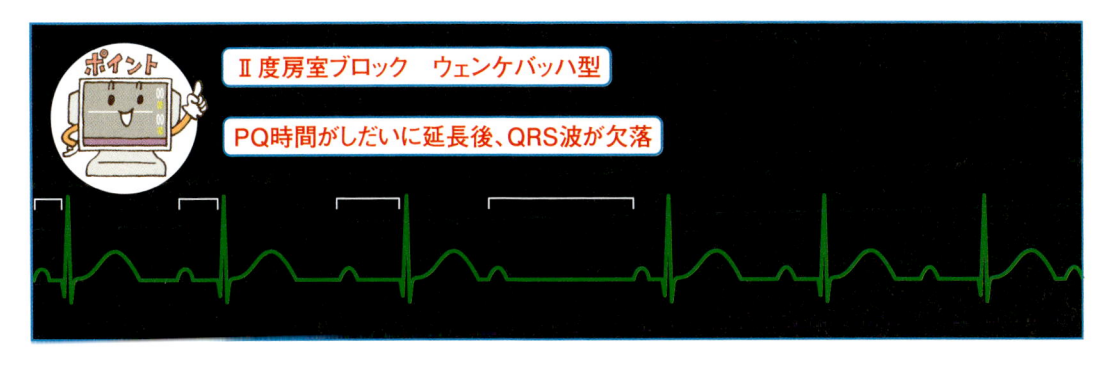

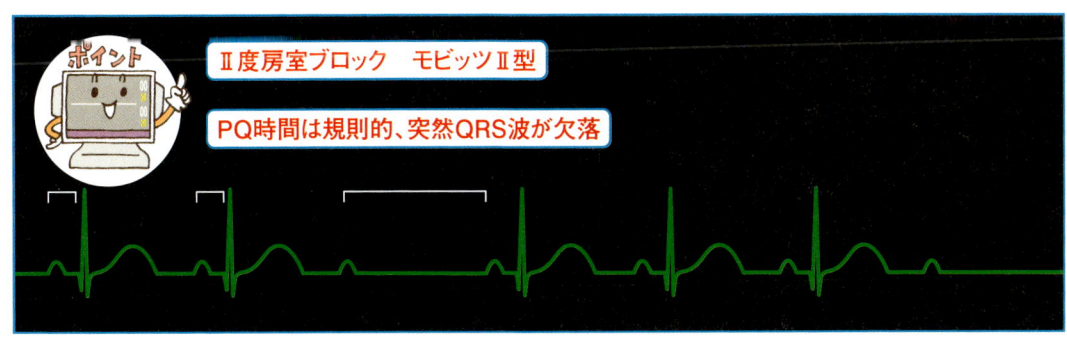

ポイント
Ⅰ度房室ブロック

PQ時間が長い

ポイント
Ⅱ度房室ブロック　ウェンケバッハ型

PQ時間がしだいに延長後、QRS波が欠落

ポイント
Ⅱ度房室ブロック　モビッツⅡ型

PQ時間は規則的、突然QRS波が欠落

71

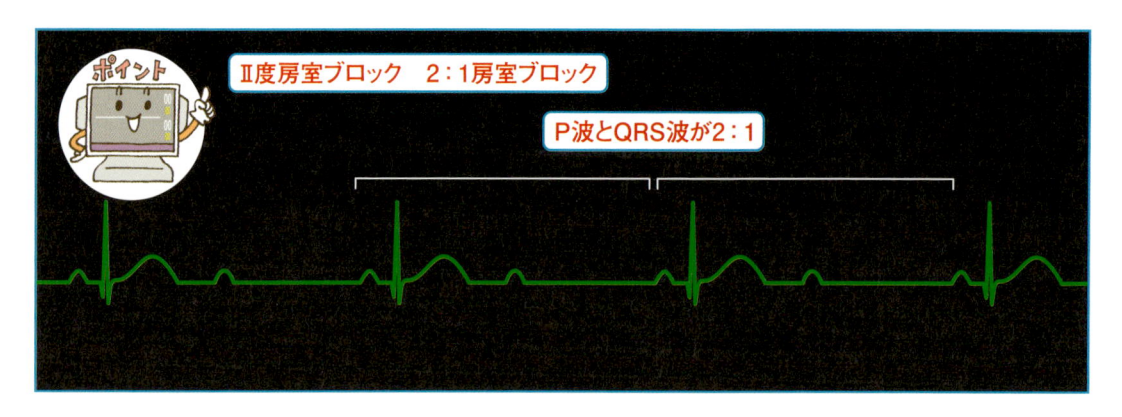

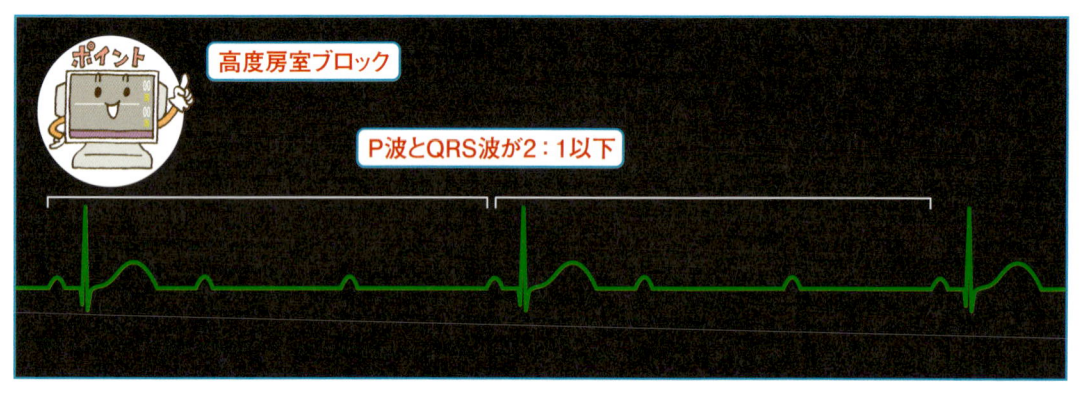

ポイント Ⅱ度房室ブロック　2：1房室ブロック

P波とQRS波が2：1

ポイント 高度房室ブロック

P波とQRS波が2：1以下

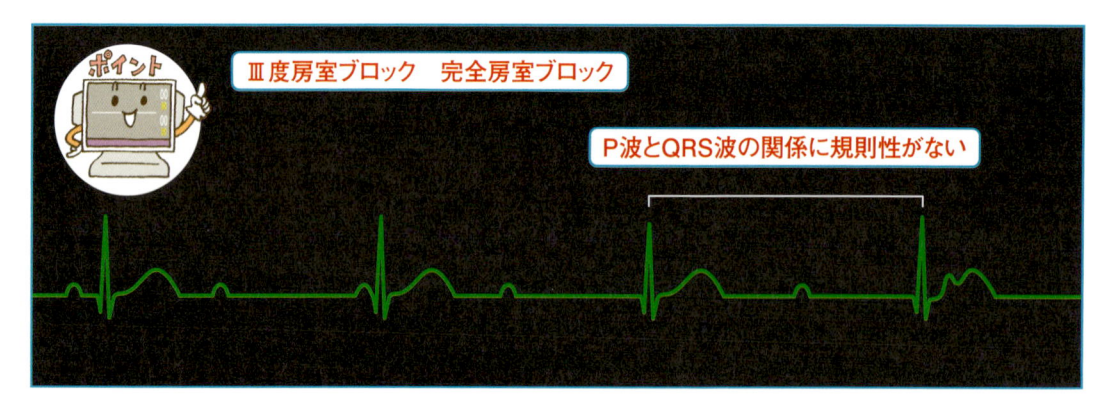

ポイント Ⅲ度房室ブロック　完全房室ブロック

P波とQRS波の関係に規則性がない

どんな不整脈？

心房から心室への伝導が悪くなる

●刺激伝導系
洞結節に生じた電気的な興奮を、房室結節→ヒス束→脚→プルキンエ線維の順に伝える特殊心筋の経路。

　刺激伝導系の障害のため、心房から心室に電気刺激がうまく伝わらなくなる状態を、房室ブロックといいます。
　房室ブロックは障害の重症度により、Ⅰ度、Ⅱ度、Ⅲ度の3つに分類されます。さらにⅡ度房室ブロックは、**ウェンケバッハ（Wenckebach）型**、**モビッツ（Mobitz）Ⅱ型**、**高度房室ブロック**に分けられています。

- Ⅰ度房室ブロック：心房から心室への**伝導時間が長い**
- Ⅱ度房室ブロック（**ウェンケバッハ型**または**モビッツⅡ型**）：心房から心室への伝導が、**しばしば途切れる**
- Ⅲ度房室ブロック：心房から心室への伝導が、**まったく伝わらない**

　また、その持続により、一過性ブロックと慢性ブロックに分類することもあります。

　心筋梗塞、**狭心症**、**心筋炎**などの心疾患が原因であることが多いのですが、ほかにも薬剤（**β遮断薬**など）など、さまざまな原因が考えられます。高齢者の場合、心疾患がなくても、老化現象で房室ブロックを起こしやすくなるといわれています。

　そのほか、房室結節は自律神経系の影響を受けやすいので、**夜間にウェンケバッハ型が出現**するなど、生理的な原因で軽度な房室ブロックがあらわれることもあります。

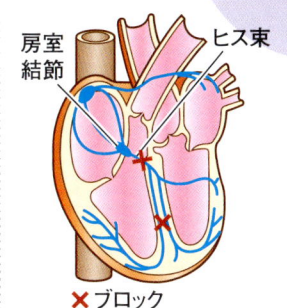

房室結節、ヒス束などの障害により、心房から心室への伝導がブロックされた状態

知っておきたい　さまざまな房室ブロックのパターン

▶Ⅰ度房室ブロック

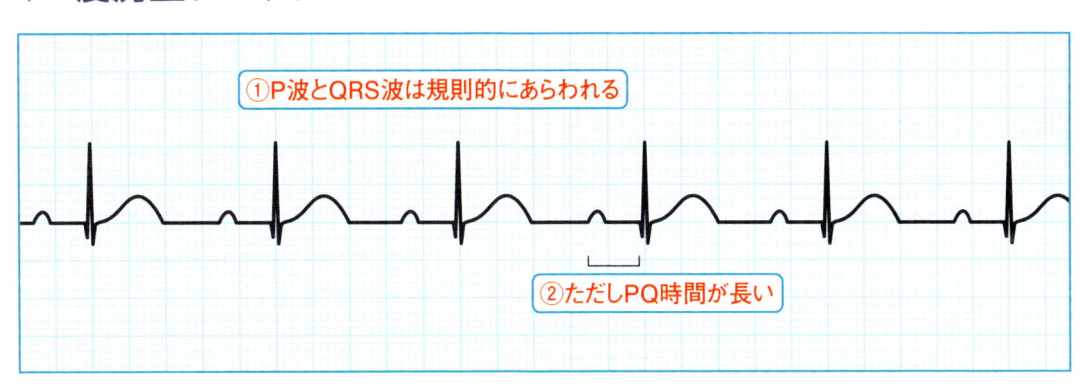

①P波とQRS波は規則的にあらわれる
②ただしPQ時間が長い

　心房から心室への伝導が**遅くなる状態**。心電図では、P波もQRS波も欠けることがなく波形も規則的なのに、PQ時間が**0.20秒以上**になります。トレーニングを積んだ運動選手、10代の若者など迷走神経が活発な人によくみられ、とくに治療の必要はありません。

　自覚症状をともなわないことがほとんどですが、強い自覚症状がある場合は、Ⅱ度以上の房室ブロックも起きている可能性があるので、引き続き心電図を観察するとともに、詳しい診察が必要です。

●モビッツⅠ型
ウェンケバッハ型の房室ブロックを、モビッツⅠ型と表現する場合もあります。

▶ Ⅱ度房室ブロック　ウェンケバッハ型

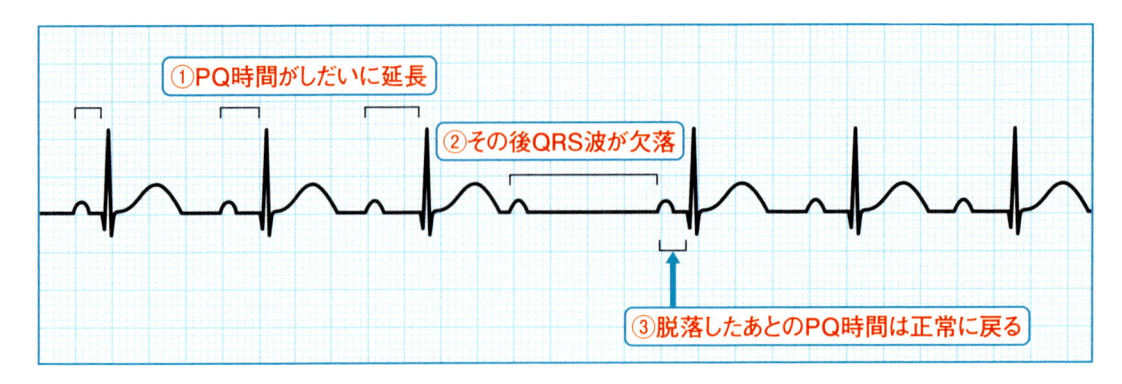

①PQ時間がしだいに延長
②その後QRS波が欠落
③脱落したあとのPQ時間は正常に戻る

● Ⅱ度房室ブロックの鑑別
ウェンケバッハ型はほとんどの場合が経過観察になりますが、モビッツⅡ型はウェンケバッハ型に比較して、予後不良なことが多く、しばしば早急な対応が必要です。

　Ⅱ度房室ブロックとは、心房から心室への伝導が、**しばしば途切れる状態**のこと。そのうち、ウェンケバッハ型は**PQ時間がだんだん延長**し、やがて心室への伝導が途切れ、**QRS波が消失**します。その後の心拍では、正常のPQ時間に戻ります。その後、徐々に**PQ時間が延長してQRS波が脱落**するというパターンを繰り返します。

　自覚症状がある場合は、**めまい**、**胸部の不快感**、**動悸**、**息切れ**、**疲労感**、**倦怠感**などの症状が一般的です。

　機能的な問題なので、強い症状がなければ治療の必要はありません。

▶ Ⅱ度房室ブロック　モビッツⅡ型

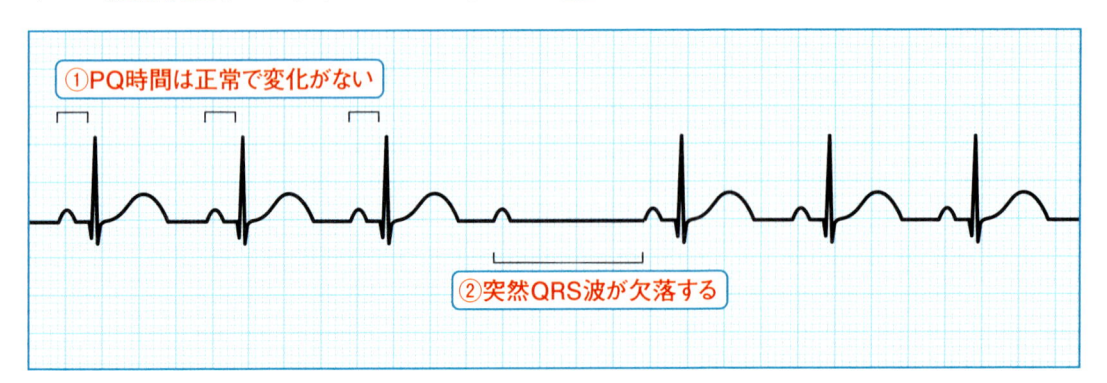

①PQ時間は正常で変化がない
②突然QRS波が欠落する

● 合併する心疾患
とくにモビッツⅡ型以上の房室ブロックがあらわれた場合は、心筋炎、心筋梗塞などの心疾患の可能性が疑われます。

　同じく心房から心室への伝導が**しばしば途切れる状態**です。PQ時間がだんだん延長するウェンケバッハ型とは異なり、**PQ時間は規則的**ですが、突然**QRS波が認められなく**なります。

　心疾患を合併していることが多く、突然、**高度の徐脈**や**心停止**に変化することもあるので、ウェンケバッハ型よりも危険です。ペースメーカーの適応です。**浮腫**や**呼吸困難**など、**心不全**と同様の症状があらわれることもあります。

▶ Ⅱ度房室ブロック　2：1房室ブロック

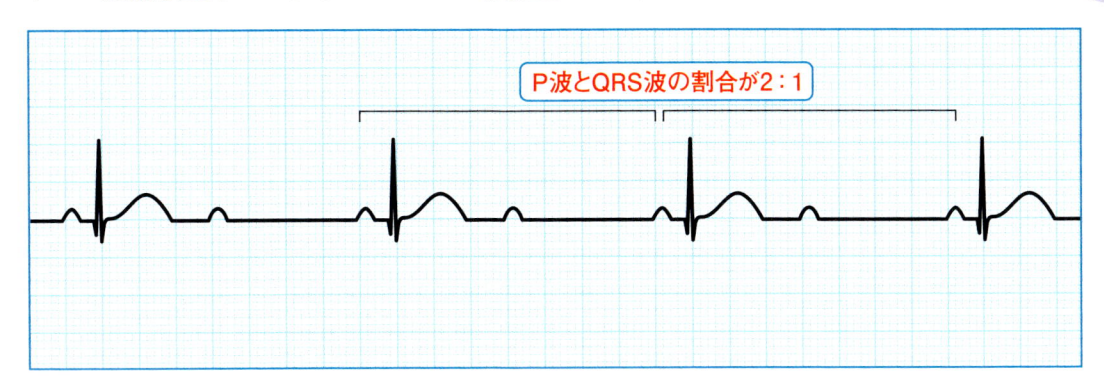

P波とQRS波の割合が2：1

心房からの興奮が一定のリズムをもって、**伝わったり、伝わらなかったりする状態**です。**P波とQRS波の割合が2：1**のものを、2：1房室ブロックといいます。つまり、1つおきに心室伝導がなくなっている状態です。

▶ 高度房室ブロック

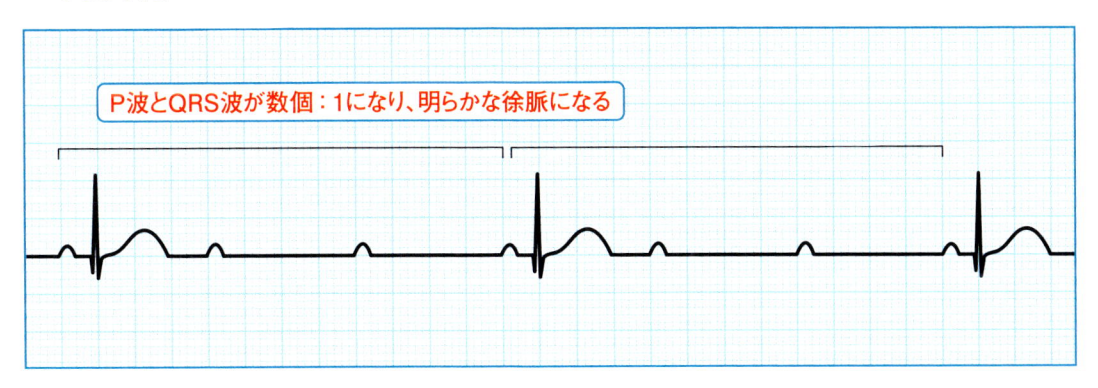

P波とQRS波が数個：1になり、明らかな徐脈になる

QRS波が欠落し、**P波とQRS波が数個：1**となると高度房室ブロックと考えます。つまり、Ⅱ度房室ブロックに比較すると重症だが、**完全房室ブロック**でない房室ブロックです。

モビッツ型と同じく、**浮腫**や**呼吸困難**など、**心不全**と同様の症状があらわれやすくなるほか、**完全房室ブロック**に移行する可能性もあり、**失神発作**や**心停止**に至ることもある危険な状態です。

●自動能
洞結節からの興奮が伝わってこない場合や、興奮の発生が遅れる場合には、心臓が停止しないように、房室結節や心室が興奮を発生する働きを担うため、補充収縮があらわれます。これを「心室の自動能」、もしくは「心室調律」などと呼びます。

▶Ⅲ度房室ブロック　完全房室ブロック

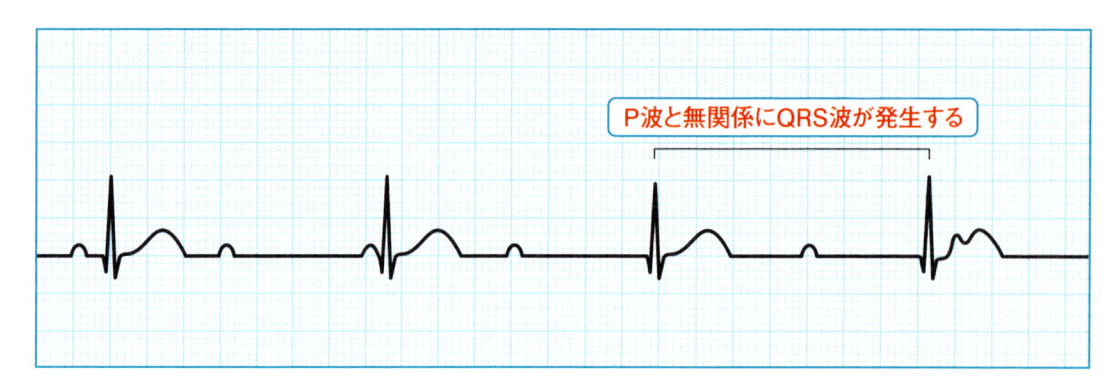

P波と無関係にQRS波が発生する

●補充収縮の確認
とくに、QRS波の幅が広く、補充収縮の出現頻度が少ない完全房室ブロックは、緊急な対処が必要です。

　心房から心室に刺激が**まったく伝わらない状態**。伝導が完全に途絶えるため、完全房室ブロックともいいます。心室は心房とは無関係に収縮するので、P波とQRS波がそれぞれ独自にリズムを刻み、**PQ時間が不規則**になります。

　Ⅲ度房室ブロックの症状は、心拍数によってさまざまです。心拍数が**40/分**を超えていれば急激な症状はなく、**めまい**、**起立性低血圧**、**息切れ**などの症状としてあらわれることが多いようです。

　急性心筋梗塞が背景にあったり、心拍数が**40/分以下**の場合は、**アダムス・ストークス発作**を起こす危険が高く、緊急事態です。

発作性房室ブロック

　正常洞調律から、突然にQRS波が連続して脱落する房室ブロックを発作性房室ブロックといいます。慢性化した完全房室ブロックよりも臨床症状は強い場合が多く、意識消失(失神)発作を起こします。

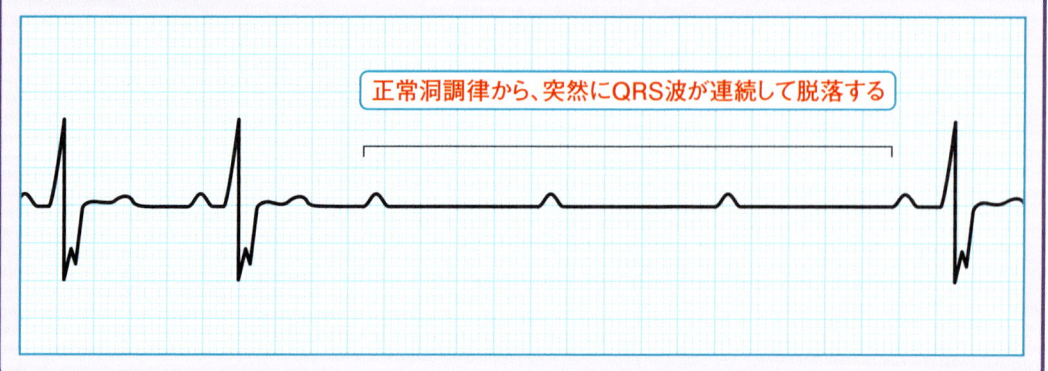

正常洞調律から、突然にQRS波が連続して脱落する

房室ブロックをみつけたら　場合によっては、緊急処置が必要！

高度の徐脈では、**トルサード・ド・ポアンツ**や**アダムス・ストークス症候群**のほか、**急性心不全**に至るものもあり、緊急を要します。房室伝導（心房から心室への伝導）が完全に途切れてしまった場合、補充収縮が起こらないと、突然死のきっかけになります。

房室ブロックの診断には、**心電図の経過観察および記録**が重要です。心電図波形に異常が認められたときには、ただちに記録しましょう。

無症状のⅠ度や、自律神経系の影響であらわれるウェンケバッハ型のⅡ度は治療の必要がありません。薬物の投与など、原因が明らかな場合は、原因の除去で治療が可能です。Ⅱ度・Ⅲ度で、自覚症状が強い場合や心拍数が遅いものは、**ペースメーカーの植え込み**が検討されます。

また、**めまい**や**失神**、**痙攣**などの症状があらわれた場合は、ただちに**ペーシング**を行います。**失神**、**痙攣**時には、**マッサージ**、**人工呼吸**などの緊急処置が必要になります。

間違いやすい心電図はコレ

【洞房ブロック】

QRS波が脱落していることから、Ⅱ度房室ブロックのモビッツⅡ型と似ています。けれども、洞房ブロックの場合はQRS波と同時にP波も脱落します。モビッツⅡ型房室ブロックでは、P波は規則正しく出現します。

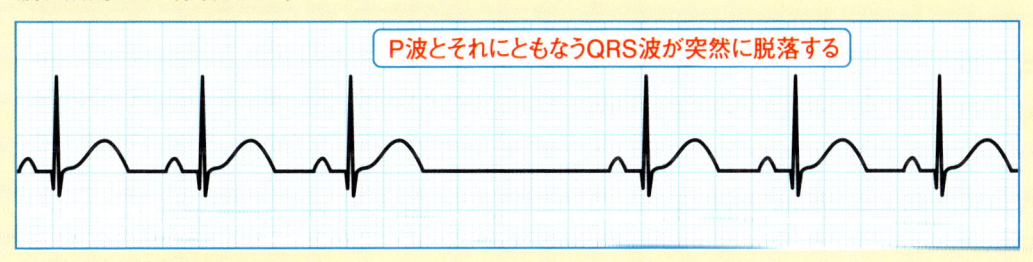

> P波とそれにともなうQRS波が突然に脱落する

【徐脈頻脈症候群】

洞不全症候群のひとつである徐脈頻脈症候群とまぎらわしい場合があります。洞房ブロックとの鑑別と同様に、P波の有無を確認することが重要です。

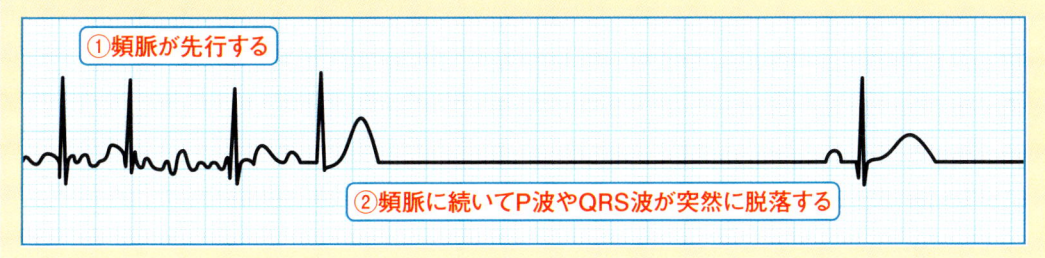

> ①頻脈が先行する
> ②頻脈に続いてP波やQRS波が突然に脱落する

上室期外収縮
(supraventricular premature contraction : SVPC)

通常よりも早いタイミングで心拍が発生する不整脈の中で、
心房と房室接合部の異常興奮が原因となっているものを、
上室期外収縮と分類します。

波形の特徴＆ここに注意　P波のタイミングをチェック！

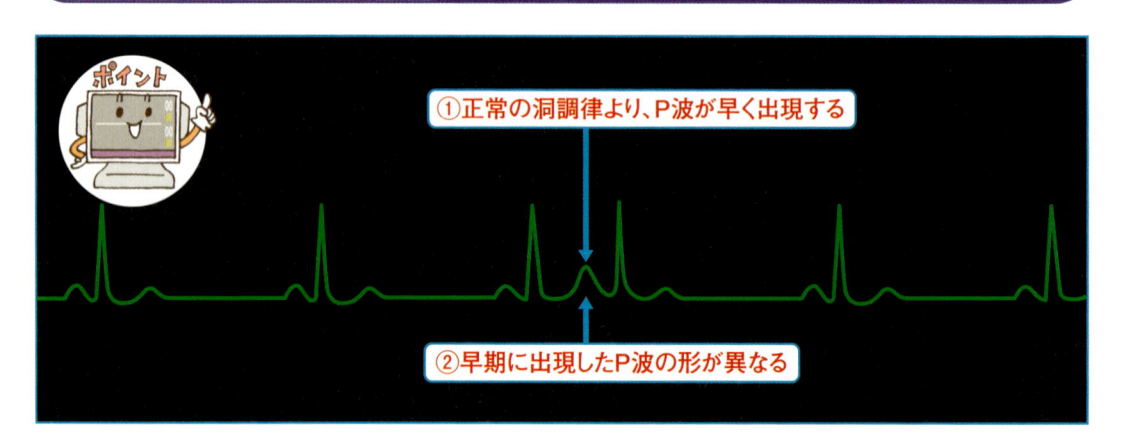

① 正常の洞調律より、P波が早く出現する

② 早期に出現したP波の形が異なる

どんな不整脈？　心房から心室への伝導が悪くなる

●期外収縮
正常洞調律よりも早いタイミングで出現する心拍を期外収縮（または早期収縮）といいます。大きく分けて、心室性と上室性の2つに分けられます。

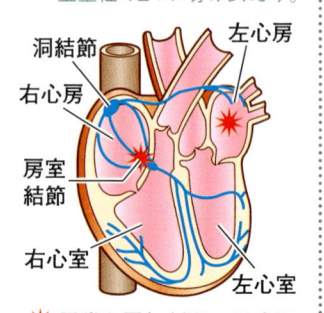

洞結節
右心房
左心房
房室結節
右心室
左心室

✹ 異常な電気刺激の発生源
心房や房室結節から異常な電気刺激が発生することにより、早いタイミングで心房が収縮する。

ふだんよりも早く心拍が出現する期外収縮は、興奮が発生する部位により**心房期外収縮**（premature atrial contraction: PAC）、**房室接合部期外収縮**（atrioventricular (AV) junctional extrasystole）、**心室期外収縮**（premature ventricular contraction: PVC）に分けられます。しかし、モニター心電図上だけで**心房期外収縮**と**房室接合部期外収縮**を判断するのは難しいため、心房性と房室接合部性をあわせて「上室期外収縮」といいます。

通常は、洞結節で発生した電気的な刺激が心房内に伝わることで、心房は興奮し、収縮します。けれども、上室期外収縮では、洞結節から刺激が伝わる前に、心房が勝手に興奮し、本来より、**早く収縮**してしまいます。

上室期外収縮はとても高い頻度でみられる不整脈ですが、心室期外収縮より危険度が低く、緊急に対応する必要がない場合がほとんどです。

知っておきたい　さまざまな上室期外収縮のパターン

▶PAC二連発

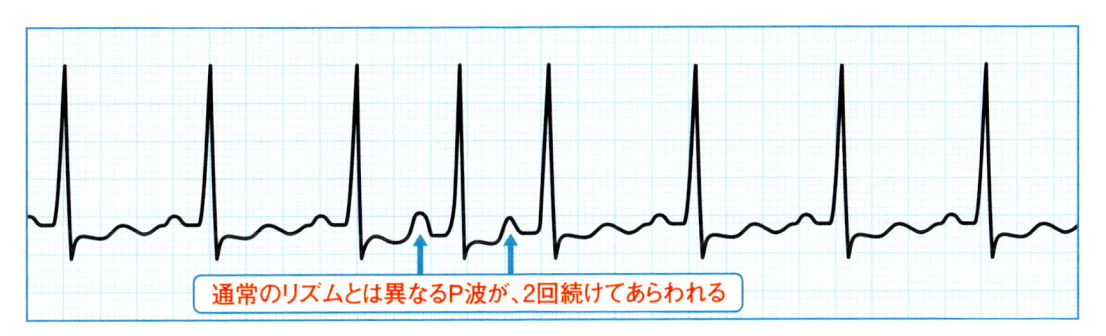

通常のリズムとは異なるP波が、2回続けてあらわれる

正常洞調律のリズムとは異なるP波が、**2回**続けてあらわれるものを「二連発」といいます。

ほとんどは生理的な不整脈ですが、二連発が多発している場合や、**ショートラン**（三連発以上）では、心房に病的負荷のかかる肺疾患・心臓弁膜症等が原因である場合があり、**心房細動**（86ページ）や**心房粗動**（91ページ）、あるいは**上室頻拍**（95ページ）に移行する可能性もあるので注意が必要です。

▶PAC二段脈

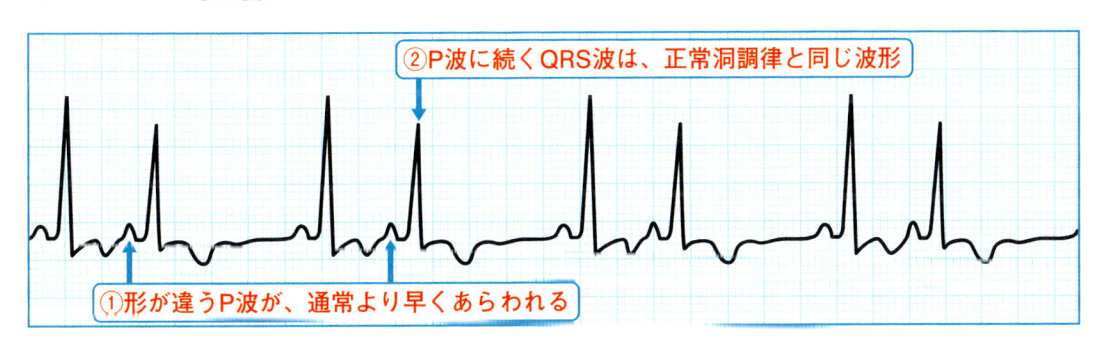

②P波に続くQRS波は、正常洞調律と同じ波形

①形が違うP波が、通常より早くあらわれる

1回の正常洞調律のあとに期外収縮があらわれ、**正常－早期－正常－早期**と交互に繰り返されるものを、「二段脈」といいます。さらに、2回の正常洞調律に対して1回の期外収縮が出現し、**正常－正常－早期－正常－正常－早期**となるものを**「三段脈」**といいます。ただし、この場合は、上室期外収縮の連発として扱われる場合もあります。

中には「ドキッ」とする感じや胸部の不快感などの自覚症状をもつ人もいますが、もともと期外収縮によく見られる現象で、とくに治療の必要のないものがほとんどです。

▶心室内変行伝導をともなう上室期外収縮

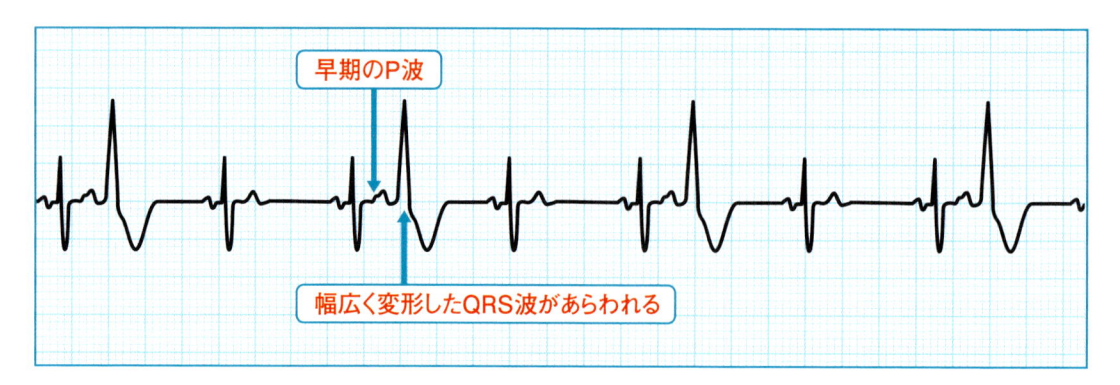

[心電図: 早期のP波 / 幅広く変形したQRS波があらわれる]

●心室内変行伝導
　心室内変行伝導とは、刺激が伝わるルートが変更されることをいいます。
　右脚と左脚では不応期の長さが違い、右脚の不応期の方が長いのがふつうです。そのため、正常な刺激に対して、不応期を脱した左脚だけが反応することになり、その結果、心電図は右脚ブロックの波形を示します。

　早期P波のあとに**幅広く変形**したQRS波があらわれる場合は、心室内変行伝導をともなっていることが考えられます。QRS波の変形をともなうため**心室期外収縮**と間違えやすく、鑑別が必要です。**心室期外収縮**とは異なり、強い自覚症状がない限り治療の必要はありません。

▶ブロックされた上室期外収縮

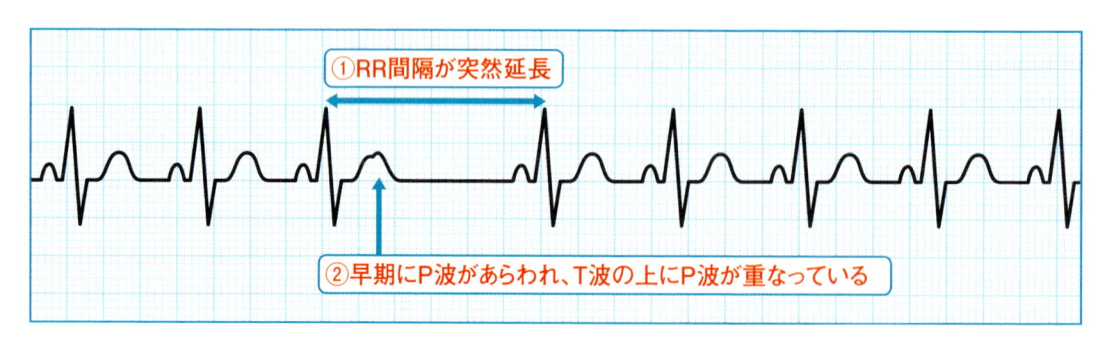

[心電図: ①RR間隔が突然延長 / ②早期にP波があらわれ、T波の上にP波が重なっている]

●不応期
　心筋細胞には、ひとつの刺激を処理している間に、ほかから刺激が伝わっても、まったく反応しない性質があり、この時期を不応期といいます。とくに房室結節は不応期が長く、高頻度の刺激が心室に伝わることを防いでいます。

　一般的な上室期外収縮の場合は、その後、通常のルートを通って刺激が伝わっていくので、QRS波は正常な波形を示します。しかし、中には、P波に続く**QRS波がまったく確認できない**期外収縮もあります。
　たとえば、上室期外収縮が非常に早期に起こると、房室結節ないしはヒス束の**不応期**にぶつかるため、刺激はブロックされてしまいます。そのため、上室期外収縮のP波は出ても、**QRS波とT波**があらわれなくなり、**RR間隔が延長**します。

上室期外収縮をみつけたら

基礎疾患の有無や病態をチェックし、経過観察！

上室期外収縮は健康な人にもみられる、とても一般的な不整脈です。カフェイン、アルコール、不眠、喫煙、ストレス、疲労など、生理的な原因によって起こります。また、**加齢**にともない、期外収縮が起きる頻度は多くなります。そのほか、肺に病気があるなどで、心臓に負荷がかかる状態や、投薬によって誘発されることもあります。

一般的には、**心室期外収縮**より危険度が低く、緊急に対応しなければならない不整脈ではありません。けれども、多発している場合は、放置すると、**心房粗動**や**上室頻拍**に移行してしまうリスクがあります。対処としては急がず、基礎疾患の有無や、病態をチェックし、誘因を確認することが大切です。

●結滞（けったい）
患者の脈をとるとき、脈が脱落して抜け落ちたように触れることがあります。これは期外収縮によることがほとんどであり、結滞といいます。

間違いやすい心電図はコレ

【心室期外収縮】

上室期外収縮が心房や房室接合部から発生する異常興奮であるのに対して、心室期外収縮は心室から異常な刺激が発生し期外収縮を起こします。このため、心室期外収縮のQRS波は幅広く拡大し、心房の興奮を示すP波がなくなります。心室内変行伝導をともなう上室期外収縮と間違えやすいのですが、P波の有無で鑑別します。

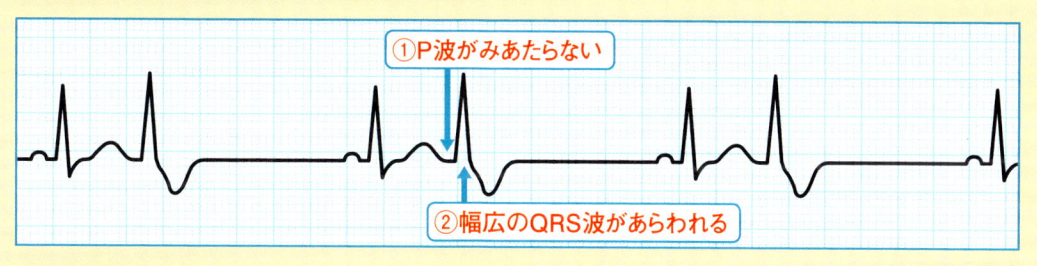

①P波がみあたらない
②幅広のQRS波があらわれる

【洞停止】

QRS波が脱落するため、ブロックされた上室期外収縮と似た波形を示します。ただし、洞停止の場合はP波もQRS波とともに脱落します。ブロックされた上室期外収縮の場合は、予想されるより早いタイミングでP波が出現するのが特徴です。また、多くの場合、P波は変形します。

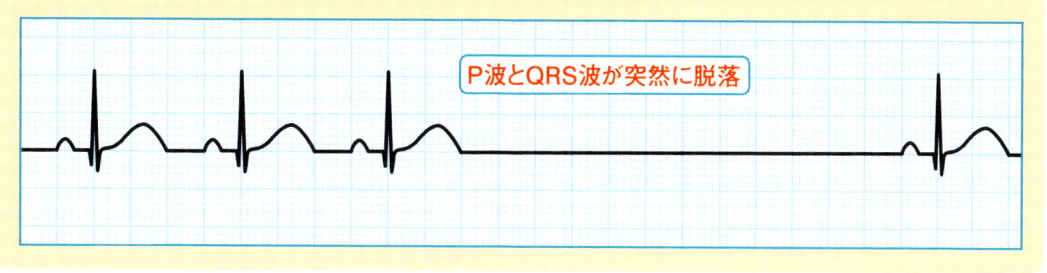

P波とQRS波が突然に脱落

心室期外収縮
しんしつきがいしゅうしゅく
(premature ventricular contraction : PVC, ventricular premature complex : VPC)

正常より早いタイミングで心室が収縮し、P波をともなわないQRS波があらわれます。
単発の期外収縮は問題ありませんが、
重症の場合や心疾患を合併すると、慎重な対処が必要です。
（心室期外収縮はPVCまたはVPCと略しますが、本書ではPVCを用います。）

波形の特徴＆ここに注意　　P波とQRS波をチェック！

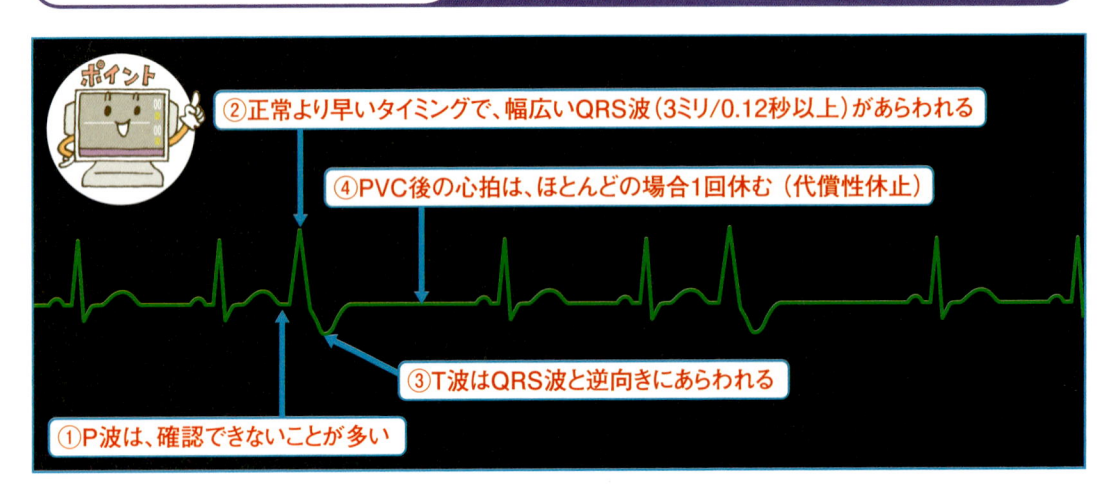

②正常より早いタイミングで、幅広いQRS波（3ミリ/0.12秒以上）があらわれる

④PVC後の心拍は、ほとんどの場合1回休む（代償性休止）

③T波はQRS波と逆向きにあらわれる

①P波は、確認できないことが多い

どんな不整脈？　　心室が早いタイミングで収縮する

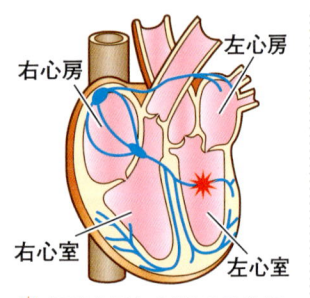

右心房　左心房
右心室　左心室

★ 異常な電気刺激の発生源
心室の心筋からの異常な電気刺激が発生することにより、本来より早いタイミングで心室だけが収縮する。

　正常よりも**早いタイミング**で電気的な興奮（主に**異所性自動能亢進**）が起こり、心室が収縮してしまう不整脈です。

　心房の収縮を待たずに、心室が興奮してしまうため、ほとんどの場合は**QRS波がP波をともなわずにあらわれます**が、逆行性P波があらわれることがあります。心室内への刺激が本来のルートから伝わらないため、心室全体に伝わるのに時間がかかってしまい、**QRS波の幅が広く**なり（**0.12秒以上**）、異常な形を示すこともあります。また、T波はQRS波と逆向きにあらわれます。

　健康な人でも心室期外収縮を起こすことがありますが、**心筋梗塞**などの心疾患が背景に隠れていることもあります。また、不整脈や心疾患の治療のため併用された薬剤や、低酸素血症、低カリウム血症の合併なども、心室期外収縮の原因となります。

不整脈の心電図 第3章 心室期外収縮

知っておきたい　さまざまな心室期外収縮のパターン

▶散発性心室期外収縮 ≪二段脈と三段脈≫

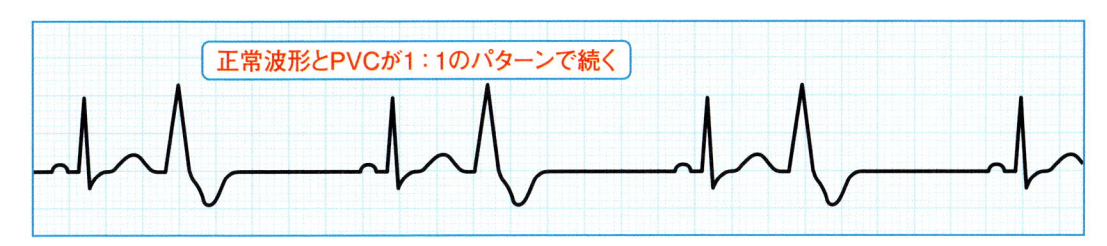

　正常波形とPVCが1：1のパターンで続く

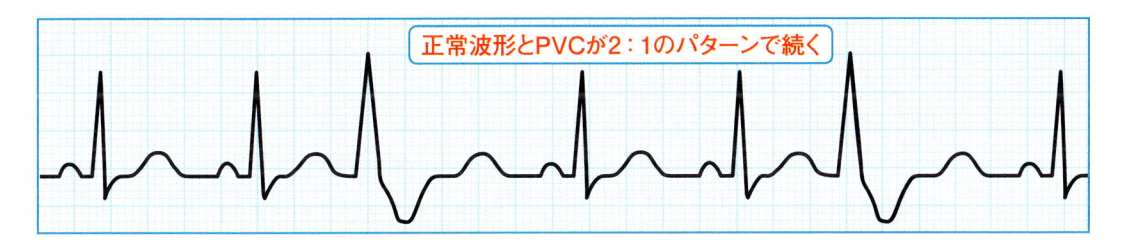

　正常波形とPVCが2：1のパターンで続く

　心室期外収縮が**1つおきに出現**する場合を二段脈、**2つおきに出現**する場合を三段脈と呼びます。**連結期が一定**であることが特徴です。もともと心室期外収縮は、規則正しく起きることが多い（**二段脈の法則**）ので、連結期が長く、R on T（84ページ）の危険がない場合は心配ありません。

●連結期
　前の洞調律と期外収縮との間隔を連結期といいます。二段脈の鑑別の際には、連結期の長さに注目することが大切です。

▶頻発性心室期外収縮 ≪二連発と三連発≫

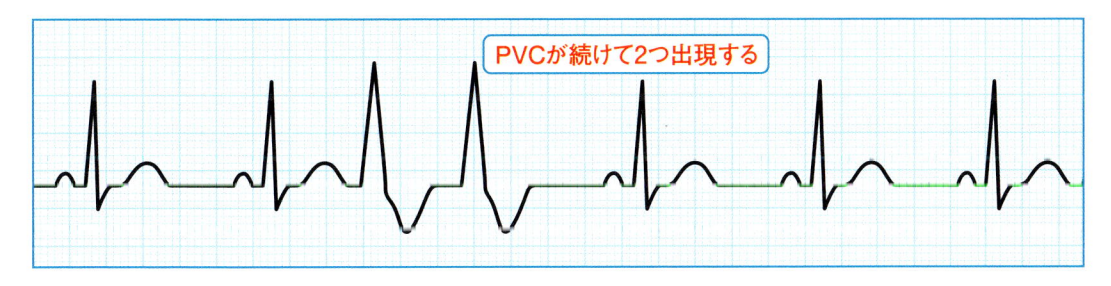

　PVCが続けて2つ出現する

　心室期外収縮が**連続して2回、3回と続く**場合は、心室期外収縮の二連発、三連発と呼びます。短い期間に心室期外収縮が続けて（おおむね三連発以上）発現する**ショートラン**は注意が必要です。とくに心疾患をもつ人に出現した場合は、危険信号といえます。

●心室頻拍
　心室性期外収縮が連続して長い間出現する場合は、心室頻拍として分類します。心室頻拍は一般的には重症の不整脈とみなされます。

▶多源性心室期外収縮

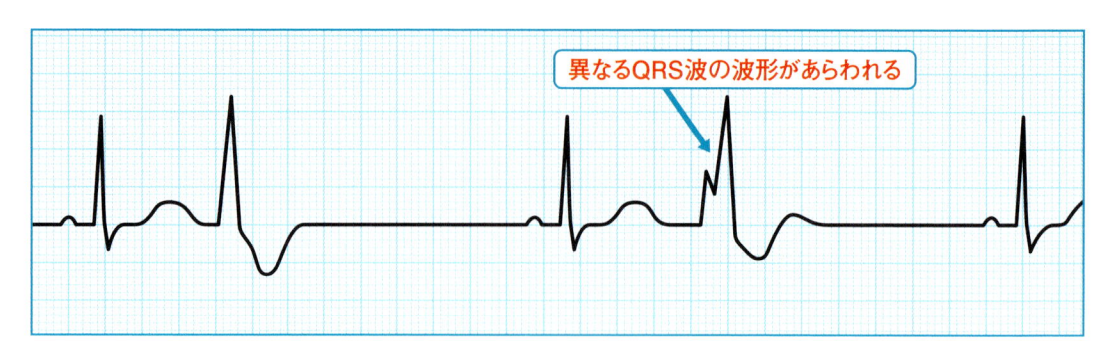

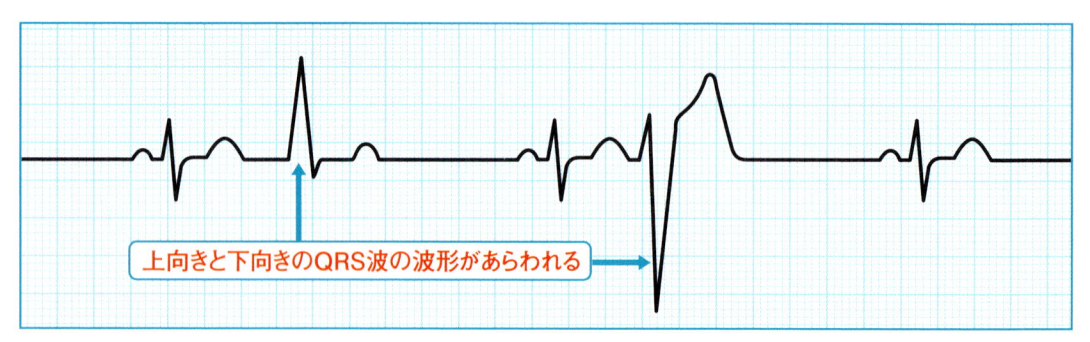

> 異なるQRS波の波形があらわれる

> 上向きと下向きのQRS波の波形があらわれる

●異所性自動能亢進(いしょせいじどうのうこうしん)
　自動的に刺激を発生する刺激伝導系以外の器官で、興奮が生じることです。

　2つ以上のQRS波の異なる波形がみられる場合、**異所性自動能亢進**が複数の部位から発生している可能性が考えられます。
　虚血状態や、**心筋の異常**などが背景にある場合もあるので、詳しい検査が必要です。

▶早期性心室期外収縮 ≪R on T≫

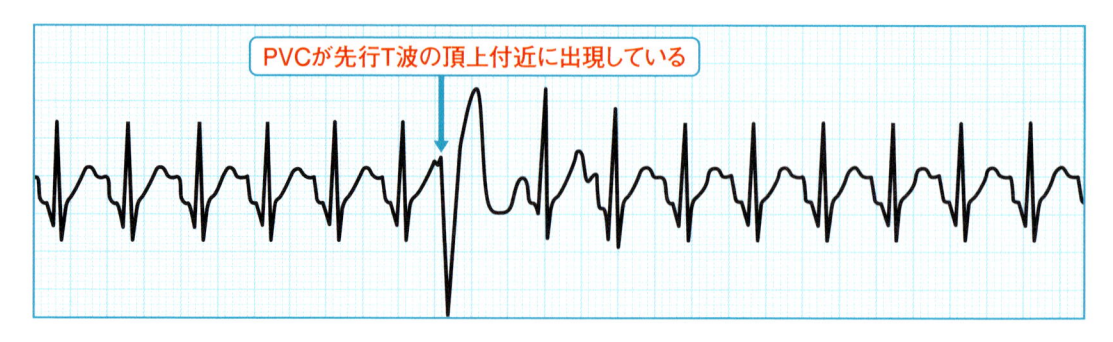

> PVCが先行T波の頂上付近に出現している

●R on T(あーる おん てぃー)
　PVCが先行T波の頂上付近に出現しているものを、R on Tといいます。心筋が細動を起こすリスクが高く、危険な状態です。

　T波は**心室の興奮がさめる過程**を示しています。つまり、R on Tがあらわれた場合、心室の興奮がさめ切らない間に、ほかからの刺激が伝わっている可能性が考えられます。心筋の興奮性が高まる結果、**心室頻拍**、**心室細動**への移行の危険が強くなり、重症です。

心室期外収縮をみつけたら　●●● ラウン分類により処置を行おう!

健康な人でも、1日の間で何回かの心室期外収縮を起こしています。**胸部X線**、**12誘導心電図**、**心エコー**、**負荷心電図**、**診察**で異常がなく、**基礎心疾患**のない心室期外収縮は放置しても問題ありません。ただし、**心筋梗塞**や**弁膜症**、**心不全**などの心疾患が原因で起きる期外収縮は、注意が必要です。また、重症度の高い期外収縮は、**心室頻拍**や**心室細動**に移行しやすいので、放置してはいけません。

重症度の分類には、通常**ラウン分類**が利用されます。少なくとも3度以上（心疾患のある例では2度以上）の期外収縮がみつかった場合は、すみやかに主治医に報告しましょう。

PVCの重症度	ラウン（Lown）分類
1度	散発する単一の心室期外収縮 （1時間に29個以下）
2度	頻発する心室期外収縮 （1分間に1個または1時間に30個以上）
3度	多源性心室期外収縮 （形の違うPVCが2つ以上出現する）
4度a	連発性心室期外収縮 （PVCが続けて2つ出現する）
4度b	連発性心室期外収縮 （PVCが続けて3つ以上出現する）
5度	早期性心室期外収縮 （R on T：QRS波が前の拍のT波と重なる）

間違いやすい心電図はコレ

【補充収縮】

QRS波が広いため、心室期外収縮と間違えそうですが、RR間隔から予測するよりも、遅れてQRS波が出現するのが特徴です。

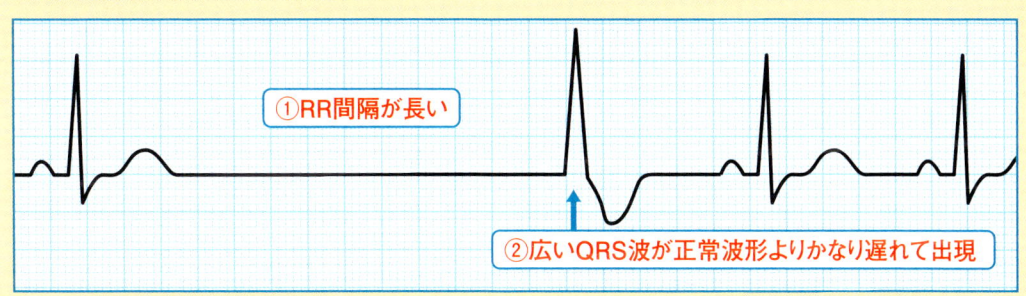

①RR間隔が長い
②広いQRS波が正常波形よりかなり遅れて出現

【心室頻拍】

心室期外収縮が3個以上連続しており、心拍数が1分間に100～250回となった場合は、心室頻拍とします。心室細動や突然死の原因になりうる危険な不整脈です。

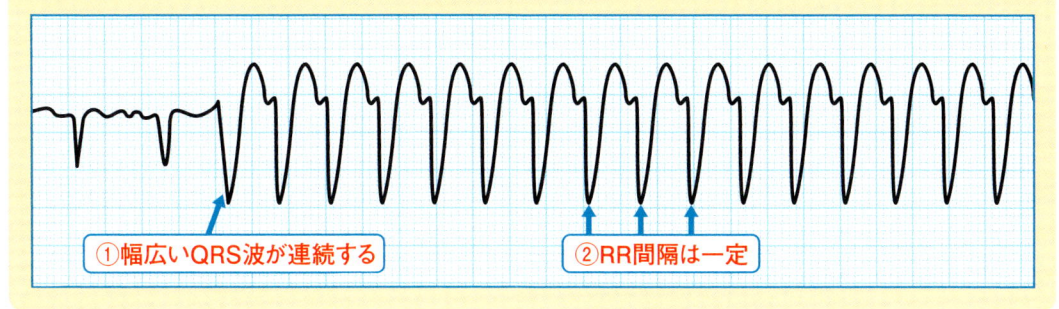

①幅広いQRS波が連続する
②RR間隔は一定

心房細動
(atrial fibrillation : AF)

心房の異常な興奮により、
心室への伝導に異常が起きる不整脈です。
慢性・発作性のほか、**徐脈型・頻脈型**のものがあります。

波形の特徴&ここに注意　P波のタイミングをチェック！

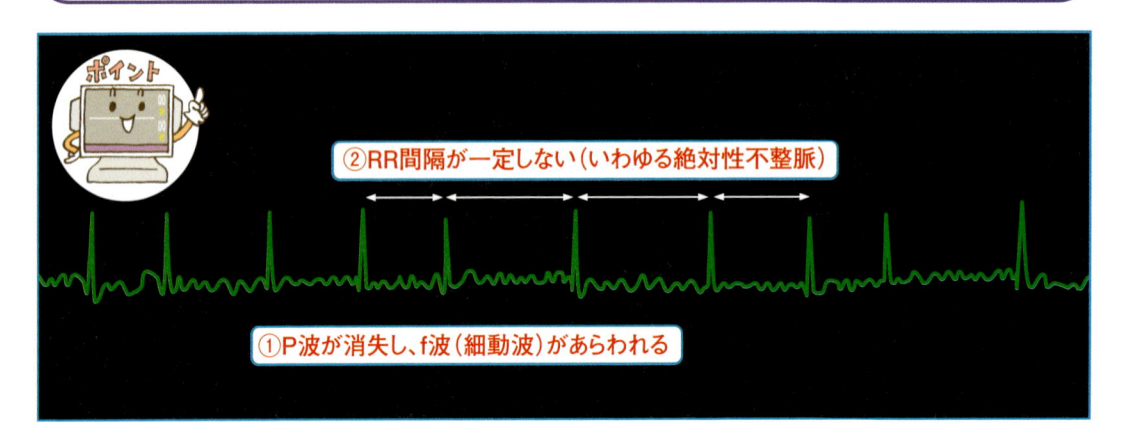

②RR間隔が一定しない（いわゆる絶対性不整脈）

①P波が消失し、f波（細動波）があらわれる

どんな不整脈？

心房から心室への伝導が悪くなる

●**絶対性不整脈**
脈拍の間隔がバラバラになり、RR間隔が一定しない状態を、「絶対性不整脈」といいます。

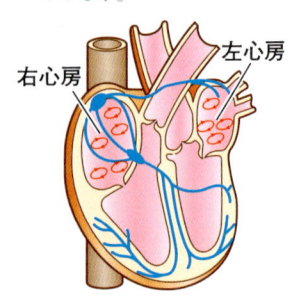

旋回する電気刺激
電気刺激が多数、旋回することにより、心房が細かく震える状態になるのではないかと考えられている。

心房細動は、**心房の不規則な興奮**が、房室結節に無秩序に伝わることで起きる、比較的よくみられる不整脈のひとつで、**加齢**とともに増加します。心電図上では、**f（fibrillation）波**と呼ばれる不規則な基線があらわれるのが特徴です。

心房細動は大きく、発作性と慢性に分類されます。**発作性心房細動**（paroxysmal atrial fibrillation: PAF）は7日以内に停止するもので、ほとんどが48時間以内に自然に停止します。その反対に、7日以上続く**慢性心房細動**（chronic atrial fibrillation）は、あまり自然に停止することがありません。発作性の心房細動の約1/4は、慢性型に移行するといわれています。

心房細動自体は、直接、生命を脅かす不整脈ではなく、緊急性はありません。ただし、**脳塞栓症**や**心不全**を引き起こす可能性があるため、十分注意が必要です。

不整脈の心電図

第3章 心房細動

知っておきたい ●●● さまざまな心房細動のパターン

▶f波がはっきり確認できない心房細動

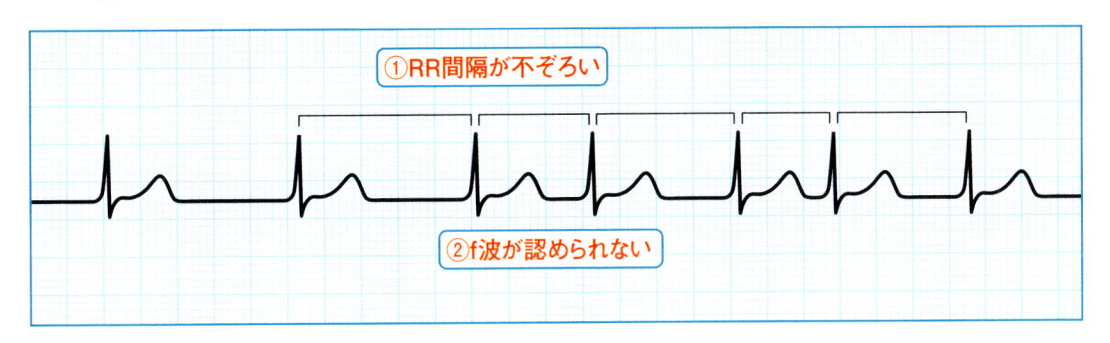

①RR間隔が不ぞろい
②f波が認められない

　モニター心電図で確認できる心房細動のf波の大きさは、ほとんど認められないような細かい波から、粗大な波までさまざまです。とくに高齢者などの長期に持続した**慢性心房細動**では、明らかなf波が認められなくなる場合があります。これは、f波が細かすぎて、心電図上では平坦にみえるためです。f波の有無だけで心房細動を判断するのではなく、あくまでも**不規則なRR間隔**を確認することが重要です。

　12誘導心電図で確認すると、Ⅱ誘導とV₁でf波がよくみえます。

●基線とf波
　P波の始まりから次のP波までを結んだ直線を「基線」といいます。この基線が動揺し不規則な波となっているものをf波といいます。

心房細動の基礎疾患

　心房細動は加齢とともに出現率が著しく増加します。心房細動の背景には、心臓弁膜症、虚血性心疾患（冠動脈硬化症や心筋梗塞など）、心筋症などのほか、高血圧、糖尿病、甲状腺機能亢進症、貧血、低カリウム血症などの基礎疾患が隠れている場合があり、注意が必要です。

　中でも心臓弁膜症は心房細動の重要な原因のひとつです。心臓弁膜症が原因の心房細動は血栓塞栓症を起こしやすいので、ワルファリンによる治療の適応となります。

　心筋梗塞も心房細動の原因になります。とくに、高齢者では心房細動が心筋梗塞の前ぶれとして起こることがあるので注意を要します。

　また、甲状腺機能亢進症は若い女性に多くみられる病気ですが、中年以降の甲状腺機能亢進症では、心房細動がおもな症状としてあらわれる場合もあります。

　いずれも早期に原因をつきとめることが大切です。

▶徐脈性心房細動

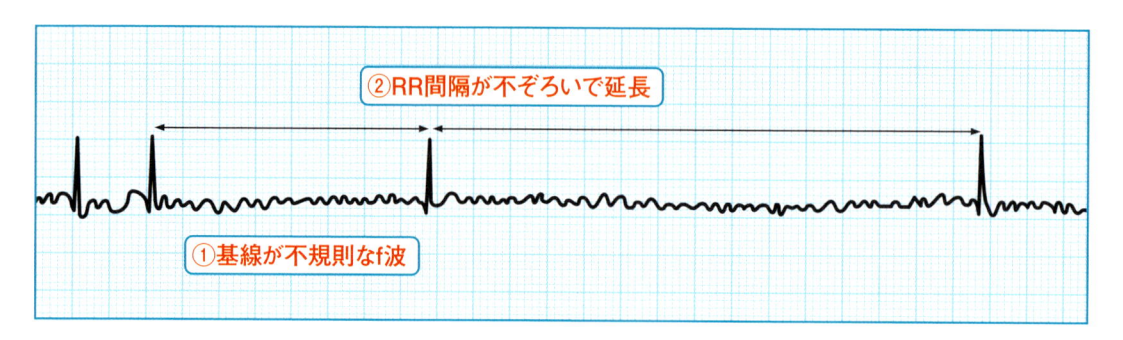

②RR間隔が不ぞろいで延長

①基線が不規則なf波

●レートコントロール
頻脈型や徐脈型の心房細動で、症状が強い場合は、心拍数の調節（レートコントロール）が必要となります。頻脈型では薬物治療、徐脈型ではペースメーカーの植え込みが検討されます。

心房細動は一般的に頻脈の場合が多いのですが、房室結節の働きが低下し、**心停止**や**明らかな徐脈**を呈した状態を徐脈性心房細動と呼びます。**RR感覚が不規則**になると同時に**延長**するのが特徴です。

徐脈性で自覚症状がない場合は治療の必要はありません。ただし、著しい徐脈の場合は、**めまい**、**眼前暗黒感**、**失神**などの症状、ときには**労作時の息切れ**などの**心不全**症状がみられるほか、心拍数が遅くなると左心房内に**血栓**が形成されやすいため、注意する必要があります。自覚症状が強い場合は、ペースメーカーによるレートコントロールが適応となります。

▶発作性心房細動

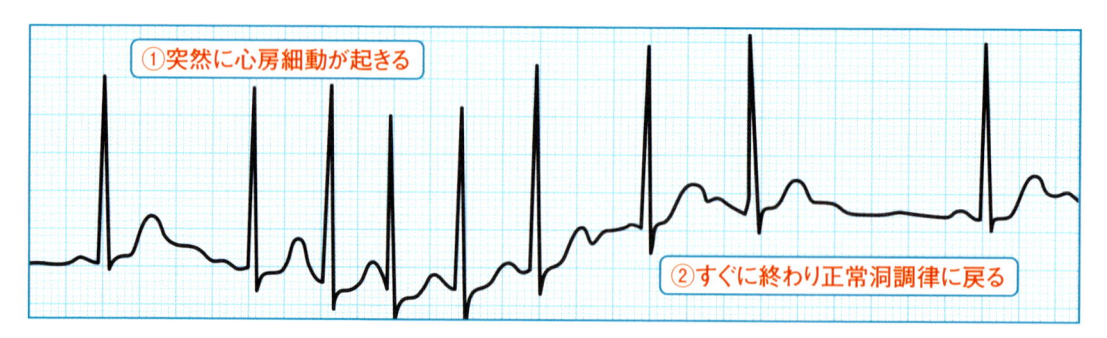

①突然に心房細動が起きる

②すぐに終わり正常洞調律に戻る

突然に起こり、すぐに正常洞調律に戻る、持続が短い心房細動を発作性心房細動と呼ぶ場合があります。最近増えている不整脈のひとつで、英語ではparoxysmal atrial fibrillationといい、略して**PAF（パフ）**と表現されます。

不整脈の心電図

第3章 心房細動

▶頻脈性心房細動

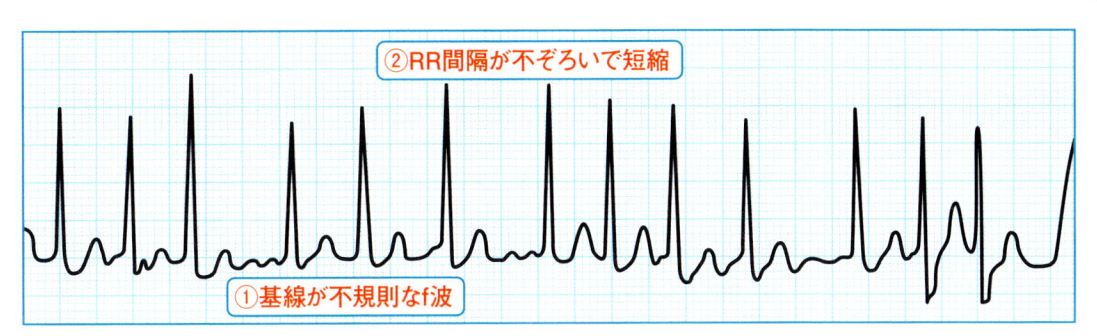

②RR間隔が不ぞろいで短縮
①基線が不規則なf波

　房室結節が正常ならば心臓全体の脈拍は速くなりやすく、頻脈性心房細動になります。頻脈性の心房細動の場合は、**RR間隔は不ぞろい**で、**短縮**します。心拍数の増加は**心不全**を引き起こす危険があるため、心拍数を安定させる必要があります。強い頻脈型の場合は、**抗不整脈薬**の投与を検討します。

心房細動をみつけたら ●●● 発作性・慢性、徐脈型・頻脈型、基礎疾患を確認！

　頻度の高い不整脈のひとつで、心房細動そのものは致命的な不整脈ではありません。しかし、**脳塞栓症**や**心不全**の原因となるので、見逃してはなりません。

　心房細動では、**慢性心房細動**なのか、それとも**発作性心房細動**なのかを確認することも大切なポイントです。ふだん健康な人が、突然、発作性心房細動になった場合は、一般的に**動悸**や**胸部不快感**などの症状が強く、**血圧低下**などがみられることもあり、**除細動**などの処置が必要な場合もあります。

　これに対して慢性化した心房細動では、緊急性がある場合は少ないといえます。ただ、頻脈が長く続くと**心不全**になる危険もあるので、血圧や全身状態などもあわせて観察し、原因をみきわめます。

　何らかの心疾患があり、心房に負荷がかかっている場合、心房細動を合併することがあります。心疾患以外でも、**甲状腺機能亢進症**、**肺疾患**、**電解質異常**などに合併します。その場合、背景にある疾患の治療が必要です。

　また、睡眠不足、運動、アルコール、過剰のカフェイン、肥満、喫煙なども心房細動を誘発します。

●孤立性心房細動
　心房細動時の心拍数、持続時間、基礎疾患の有無により症状は大きく異なるため、基礎疾患の有無を確認することも重要です。
　背景に高血圧、心筋症などの基礎疾患をともなわない心房細動を「孤立性心房細動」と分類します。

間違いやすい心電図はコレ

【心房粗動】

基線に揺れが認められるのは心房細動と同じですが、心房細動のf波が細かい揺れであることが多いのに対して、心房粗動のF波はノコギリの歯のような荒い基線になるのが特徴です。また、心拍は頻脈になることが多いのですが、比較的規則的で、心房から心室への伝導は、2：1、4：1など一定の比率で伝えられます。

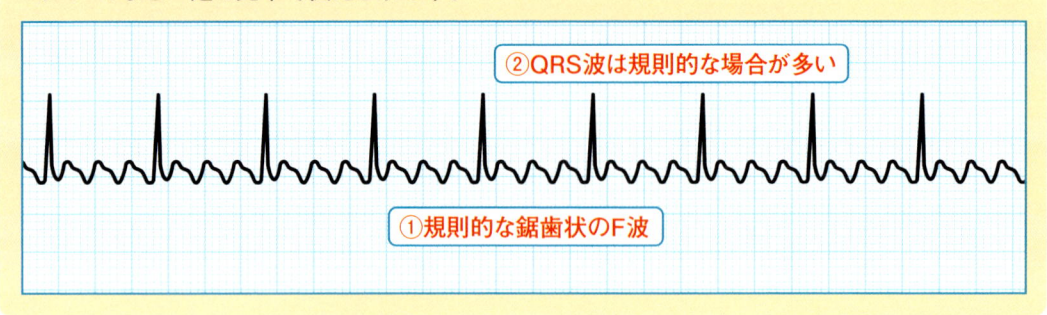

②QRS波は規則的な場合が多い
①規則的な鋸歯状のF波

予防が肝心！心原性脳梗塞

心臓が原因で起こる脳梗塞のことを「心原性脳梗塞」といいます。心原性脳梗塞は、心臓でつくられた血栓が、脳の血管に流れ、詰まることで起こります。脳梗塞の1/3が心原性であると報告されていることからも、どれだけ危険度が高いかがわかるでしょう。

心房細動などにより、心房がポンプの役割を果たさなくなると、じゅうぶんに心臓内の血液を送り出すことができなくなり、血液がよどみ、血栓がつくられてしまいます。こうしてできた血栓は、何かのはずみに脳の血管に流れ、脳梗塞の原因となるのです。

心房細動をもつ人のすべてが、脳梗塞を起こすわけではありませんが、リスクが高い場合は、予防的な治療が重要となります。心不全（C）、高血圧（H）、75歳以上（A）、糖尿病（D）、脳梗塞（S）の既往のある人は、脳梗塞のリスクが高くなり、ワルファリンなどの抗血栓薬の治療が必要です。各因子＝1点、Sのみ2点、$CHADS_2≧2$は必須です。要治療度が高いと考えましょう。

血栓を予防する薬剤の利用を検討するほか、定期的に心電図で、チェックを行うことも必要です。

心房粗動
(atrial flutter：AFL)

心房がいつもより激しく興奮する頻拍で、
興奮波が三尖弁の付近を旋回する、リエントリーが原因です。
心房細動と区別するために「フラッター」と呼びます。

波形の特徴&ここに注意　　ノコギリ状のF波をチェック！

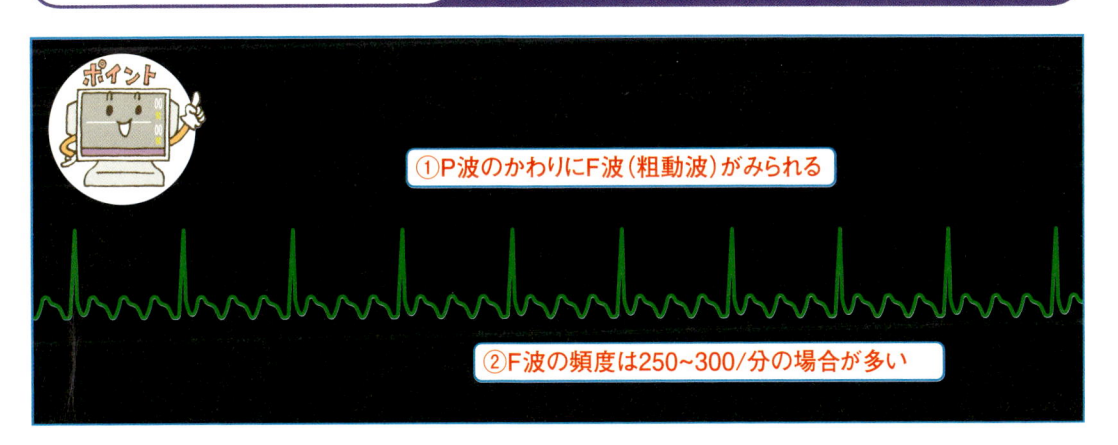

①P波のかわりにF波（粗動波）がみられる

②F波の頻度は250～300/分の場合が多い

どんな不整脈?　　心房から心室への伝導が悪くなる

心房粗動は、心房細動とよく似た頻拍ですが、発生頻度は心房細動より少なく、健康な心臓に生じることはまれです。多くは、**心疾患**や**呼吸器疾患**、**代謝性疾患**などの基礎疾患に合併するか、**抗不整脈薬**などの投与で発現します。

右心房と右心室の間にある**三尖弁**の周囲を興奮波が旋回する**リエントリー**によるものが、もっとも多く、**通常型心房粗動**といいます。心電図上には、**鋸歯状（ノコギリの歯のような形）のF波**があらわれます。通常型心房粗動では、F波とQRS波は規則的な波形を示すことが多く、ほとんどの場合**2：1～4：1**の伝導がみられます。

また、心電図で心房興奮回数が**250/分以上**あり、心房興奮は明らかに規則正しく識別できるにもかかわらず、**F波が認められない場合**には**非通常型心房粗動**の可能性があります。これは、通常型心房粗動とは違うルートを興奮波が旋回していると考えられます。

● F波
心房粗動にあらわれる鋸歯状（きょしじょう）の波をF波といいます。規則正しい場合が多く、周波数は通常250～350/分です。

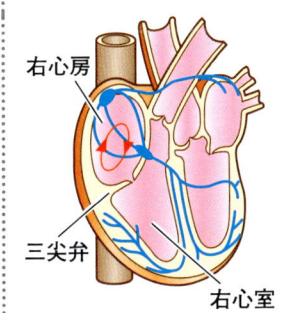

右心房
三尖弁
右心室

右心房と右心室の間にある三尖弁の周囲を興奮波が旋回するリエントリーによるものが多い。

知っておきたい　さまざまな心房粗動のパターン

▶2：1心房粗動

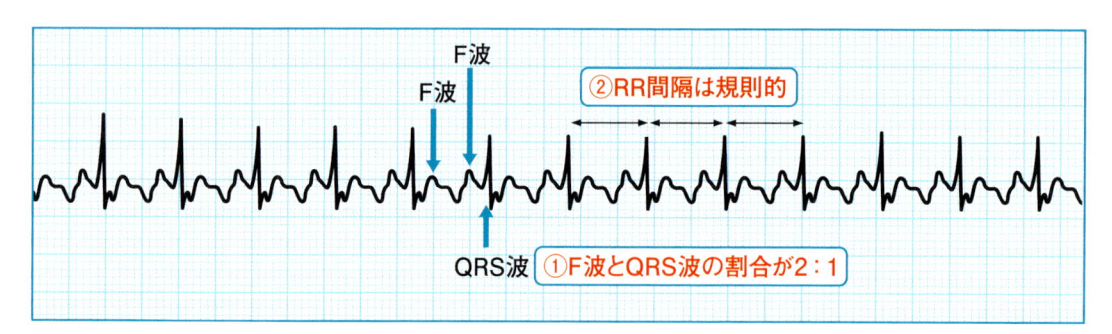

（心電図：F波、QRS波のラベル、①F波とQRS波の割合が2：1、②RR間隔は規則的）

●リエントリー
「リエントリー」とは、興奮波が心筋内を旋回し、再び刺激するために、1回の刺激で何度も電気的興奮を繰り返すことです。1回のリエントリーでは期外収縮となり、頻発すると細動や粗動の原因となります。

　F波とQRS波の割合は、**4：1**や**2：1**など偶数伝導比を示すのが、もっとも多い心房粗動のパターンです。一定の頻度で心室へ興奮が伝わるため**RR間隔は等しく**なります。しかし、2：1の心房粗動は、**F波がQRS波の中に埋没**してしまうこともあり、モニター心電図だけでは判別が難しい場合もあり、**12誘導心電図**が必要です。
　4：1心房粗動では自覚症状がない場合も多いのですが、2：1心房粗動は頻脈になることが多く、**動悸**や**胸の不快感**などの自覚症状があらわれます。

▶1：1心房粗動

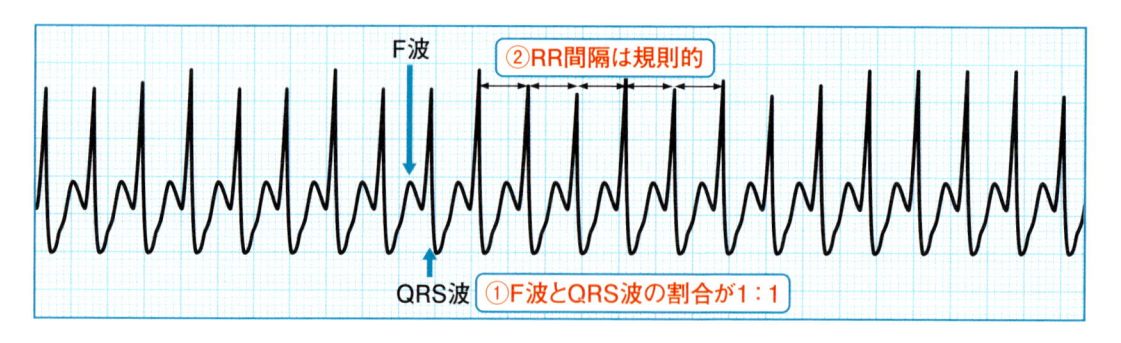

（心電図：F波、QRS波のラベル、①F波とQRS波の割合が1：1、②RR間隔は規則的）

●房室伝導比
F波とQRS波の割合を「房室伝導比」といいます。心房のリエントリー回路により生じた異常興奮は一定の比率で心室に伝えられます。そのため、2個のF波に対し1個のQRS波（2：1）、もしくは4個のF波に対し1個のQRS波（4：1）と規則的なリズムになることが多いのです。

　まれにF波とQRS波が交互にあらわれ**1：1**となる心房粗動があります。**RR間隔は規則的**ですが、**QRS波の中にもF波が埋没**し、心室内変行伝導となるため、QRS波は変形します。
　異常な興奮のすべてが心室に伝わってしまうため、**高度な頻脈**となり、**血圧が低下**し、**失神**の可能性が高くなります。危険な状態であることを認識し、緊急に対処する必要があります。

▶徐脈性心房粗動

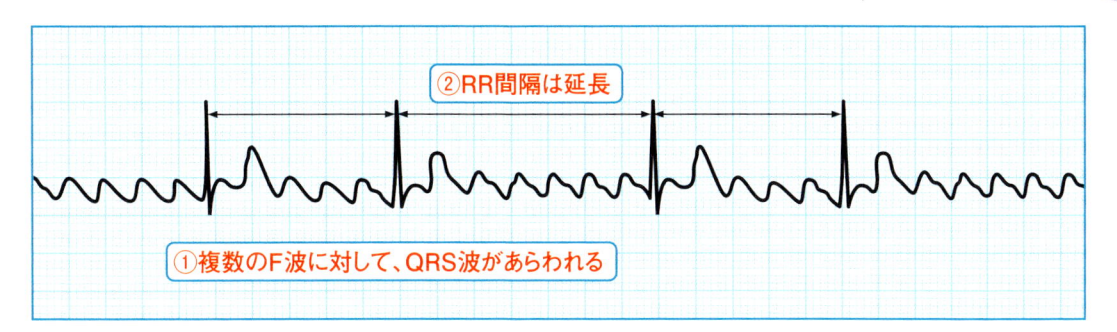

②RR間隔は延長

①複数のF波に対して、QRS波があらわれる

　心房粗動にも徐脈性のものがあります。心房粗動が常に生じている**慢性心房粗動**では、まったく自覚症状がない場合もあります。

心房粗動をみつけたら　発作性・慢性、徐脈型・頻脈型、基礎疾患を確認！

　先天的な心疾患や**虚血性心疾患**に合併することがほとんどですが、通常型心房粗動は器質的心疾患がなくても発生します。また、心臓の手術によってできた傷や切開ラインの周囲に、**リエントリー（興奮波の旋回）**が起きることで、発生する場合もあります。そのほか、心房細動の治療を目的に**抗不整脈薬を投与**した際に、心房粗動があらわれることがあります。

　心房粗動は、突然始まり長時間続くことが多いのですが、心房細動と違って慢性化することは少ないと考えられています。**動悸**、**息切れ**、**めまい**、**胸部不快感**、**倦怠感**などの症状がみられます。とくに**1：1心房粗動**では、**失神**を起こしたり、**心不全**につながることもあります。

　モニター心電図上でF波が認められない場合、心房粗動を見逃してしまうことがあります。**150/分以上**の頻脈の場合は、**12誘導心電図**で確認しましょう。**基礎心疾患の有無**や、**薬物投与**の状況などをチェックし、原因を特定することも重要です。**4：1**や**2：1**の場合は、焦らずに、粗動を抑制する方法を考えます。**1：1**の場合は、緊急性が高いので、とにかく医師に連絡し、電気ショックによる**除細動**などで早急に対処します。

　心房粗動の治療には抗不整脈薬などの薬剤による**徐拍化**のほか、根本的な治療としては、**カテーテルアブレーション**の適応となります。

●徐拍化（じょはくか）
　脈拍をコントロールし、頻脈を抑制することを、徐拍化といいます。

●カテーテルアブレーション
　電極カテーテルを心臓内に挿入し、頻拍の原因となる異常興奮が起きている場所に熱を加えて破壊することにより、不整脈を治療する方法です。

【心房細動】

　心房粗動のF波は比較的、規則的でノコギリの歯のような荒い基線が特徴ですが、心房細動のf波は不規則な細かい揺れになります。また、RR間隔は一定せず、いわゆる絶対性不整脈となります。

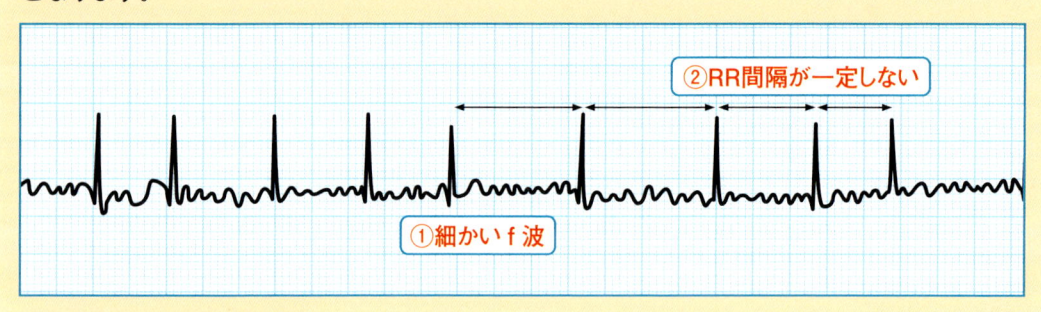

①細かいf波
②RR間隔が一定しない

【発作性上室頻拍】

　2：1の心房粗動と見間違えそうですが、発作性上室頻拍の多くの場合P波は認められないか、逆向きの陰性波となっており、洞調律のP波の形と異なります。

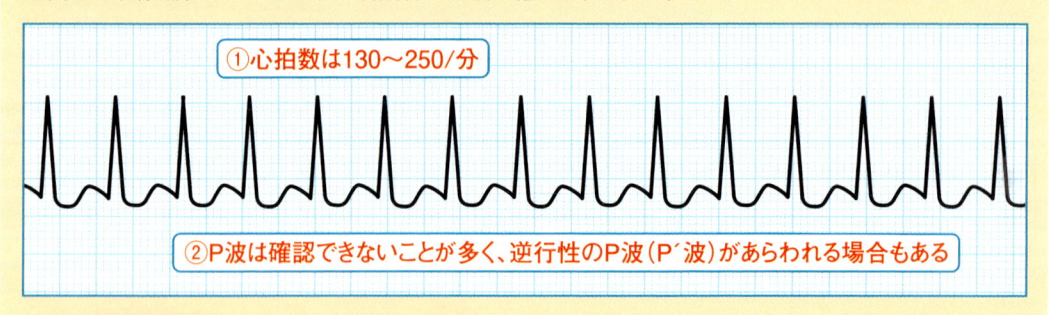

①心拍数は130〜250/分
②P波は確認できないことが多く、逆行性のP波（P´波）があらわれる場合もある

【心室頻拍】

　P波が認められず、1：1の心房粗動と似ていますが、心室頻拍では、突然P波が欠落し、幅広いQRS波があらわれるのが特徴です。

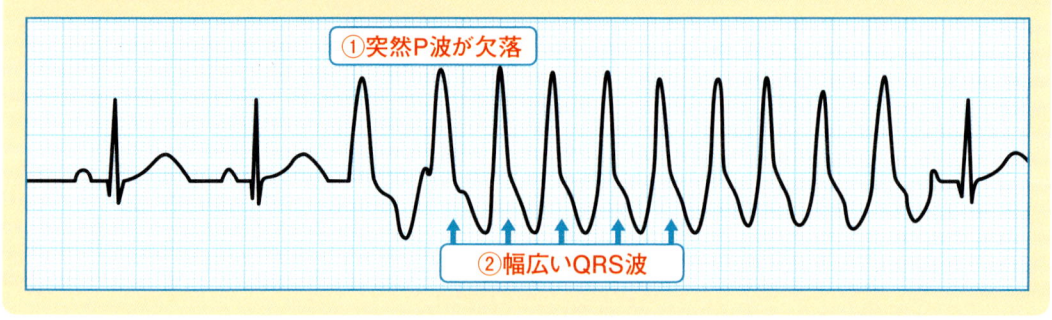

①突然P波が欠落
②幅広いQRS波

発作性上室頻拍
ほっさせいじょうしつひんぱく
(paroxysmal supraventricular tachycardia : PSVT)

上室部分に、異常な興奮が発生し、
突然に心拍数が高くなり、しばらく続いたあとに止まる頻脈です。
WPW症候群が原因になることが多いと言われています。

波形の特徴&ここに注意 ― 幅の狭いQRS波をチェック！

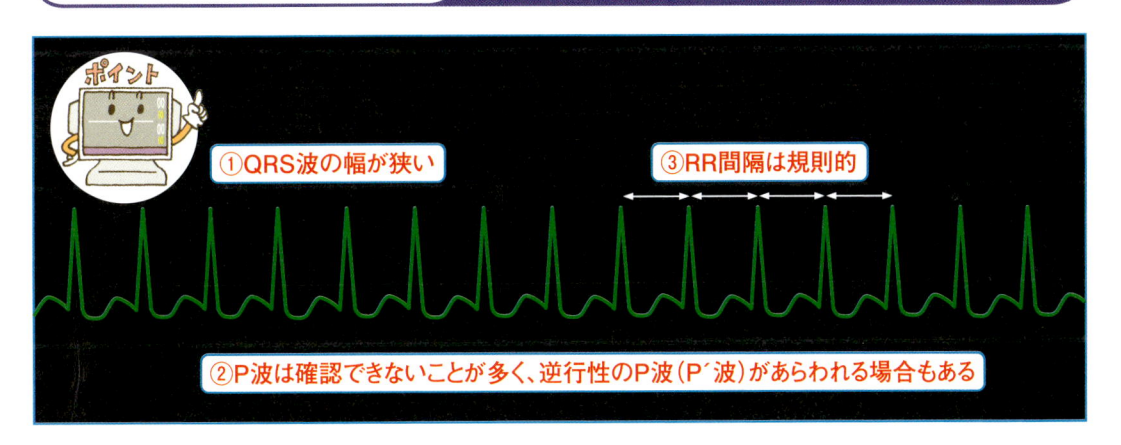

①QRS波の幅が狭い
③RR間隔は規則的
②P波は確認できないことが多く、逆行性のP波（P´波）があらわれる場合もある

どんな不整脈？ ― リエントリーにより、発作的な頻脈となる

　発作性上室頻拍とは、心房、房室接合部等の上室部分に発生した**リエントリー（興奮旋回）**により、突然に心拍数が高くなり、しばらく続いたあとに、急に止まる頻脈のことです。発作的に起こり、突然、停止するところが、洞性頻脈と異なります。

　発作性上室頻拍は、リエントリーのルートによって、いくつかの種類に分けることができます。**房室リエントリー性頻拍**や**房室結節リエントリー性頻拍**が、代表的な発作性上室頻拍です。そのほかに、**心房内リエントリー性頻拍、洞結節リエントリー性頻拍**などがあります。しかし、これらの種類をモニター心電図だけで鑑別することは困難です。また、発作性上室頻拍の波形は、発作的に始まる**心房細動**や**心房粗動**とも間違えやすいので、12誘導心電図での記録が大切な手がかりになります。

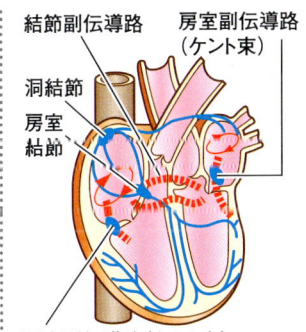

結節副伝導路　房室副伝導路（ケント束）
洞結節
房室結節
房室副伝導路（ケント束）

旋回する電気信号

房室、房室結節などに、正常の刺激伝導路と副伝導路で二重の経路が形成されることにより、頻脈が発生します。

▶WPW症候群

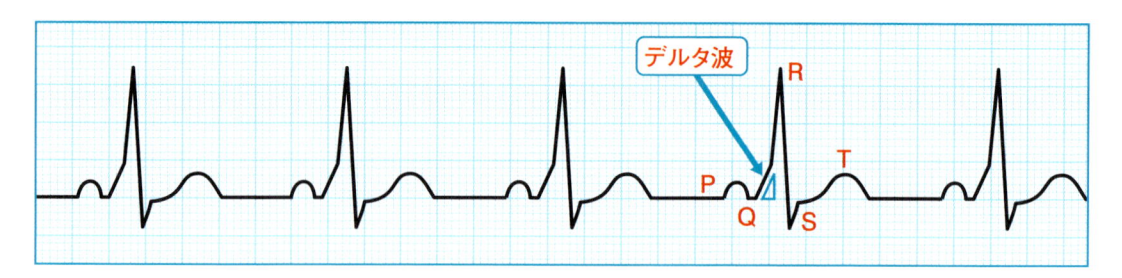

●ＷＰＷ症候群
（126ページ）
「ケント束」という別のルート（副伝導路）をもつ先天的な異常。

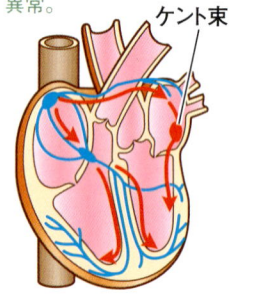

発作性上室頻拍の主な原因のひとつとして**WPW症候群**が知られています。WPW症候群とは、正規の刺激伝導系（房室→ヒス束→脚枝）のほかに、**ケント束**という副伝導路をもつ先天的な異常で、心電図上には**デルタ波**という、特徴のある波形があらわれます。ただし、デルタ波は、心電図波形を、注意深く観察しないと見落としてしまうことがあり、とくにモニター波形では判別が困難であるため、疑わしい場合には必ず12誘導心電図で記録しましょう。

知っておきたい　さまざまな発作性上室頻拍のパターン

▶房室回帰性（リエントリー性）頻拍

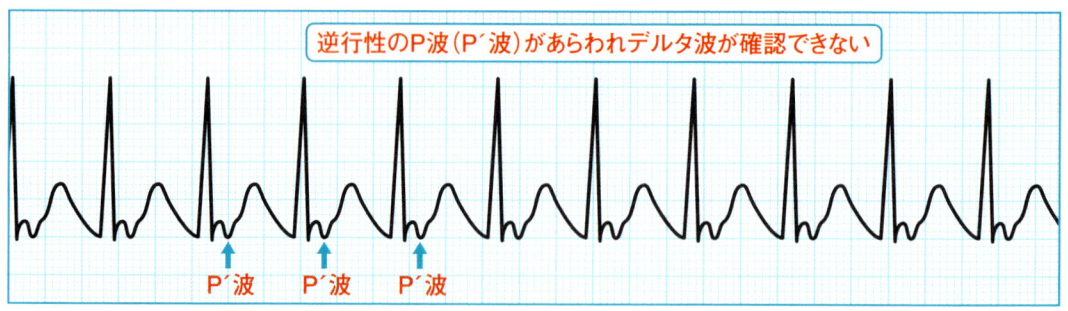

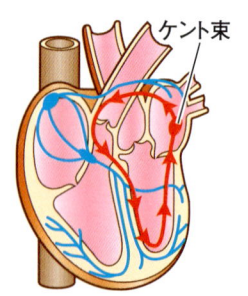

心房→房室結節→ヒス束→心室→ケント束→心房と、刺激がぐるぐる回ってしまう。

心房→房室結節→ヒス束→心室→ケント束→心房と、刺激がぐるぐる回ってしまいます。この状態を、房室回帰性（リエントリー性）頻拍といいます。

心電図上では、QRS波のあとに**逆行性のP波（P´波）**があらわれ、**デルタ波**は確認できなくなります（QRS波のあとにあらわれる形の変形したP波を、**「逆行性（陰性）P波」**といい、**「P´波」**と記します）。

▶房室結節回帰性（リエントリー性）頻拍

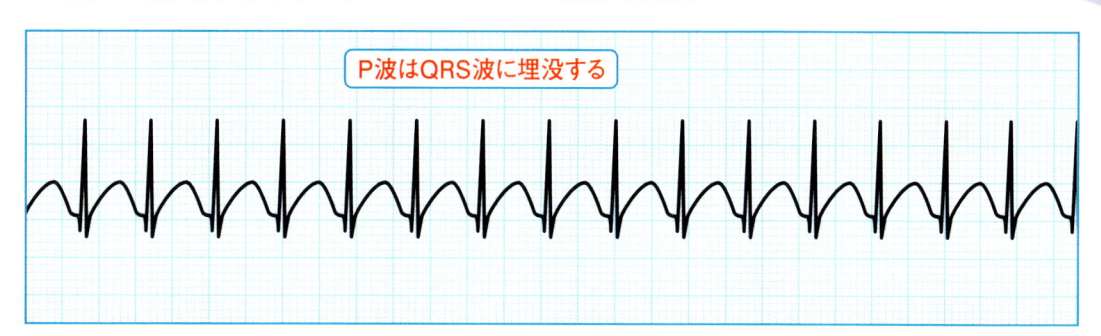

> P波はQRS波に埋没する

房室結節回帰性（リエントリー性）頻拍は、房室結節内に**2つの伝導ルート**があり、心室と心房それぞれに興奮を伝えてしまい、頻脈を発生させる状態です。

心電図上では、興奮が心房と心室それぞれに伝わるため、**P波とQRS波がほぼ同時**にあらわれ、**P波はQRS波の中に埋没**してしまいます。ほとんどの場合、P波はQRS波よりわずかに遅れて出現するのですが、モニター上での確認は困難です。

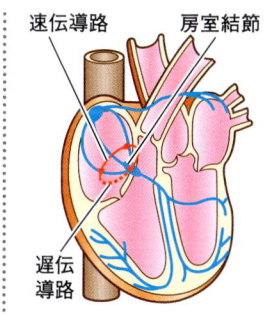

房室結節付近に遅伝導路（slow pathway）と速伝道路（fast pathway）が存在することで、リエントリーが生じる。

上室頻拍をみつけたら　速やかに12誘導心電図で記録をとる

心拍数が上がることにより、**めまい**や、**動悸**、**胸部不快**などの自覚症状を感じることがあります。著しい頻脈の場合は、**血圧の低下**や**意識混濁**があらわれます。また、頻脈が長時間続くと、心機能が低下して**心不全**の状態になることがあります。ただし、緊急性が高い状態ではないことが多く、おおむね、予後は良好です。

上室頻拍をみつけたら、まずは頻脈の重症度を知るためにも、バイタルサインを確認します。確実な診断と、その後の治療方針の決定のために、12誘導心電図を記録します。自覚症状がなく、短時間で止まるなら治療の必要はありません。自覚症状が強く頻脈を繰り返している場合や、症状がなくても頻脈が長期間続く場合は、**心不全**を引き起こすことがあるので治療が検討されます。

房室結節の伝導を抑制することで、頻脈が停止する場合があります。房室結節の伝導を抑制するためには、薬剤を用いるほか、**迷走神経刺激法**などが行われます。

●迷走神経刺激法
　迷走神経を刺激することにより、洞結節や房室結節の興奮を抑える方法です。
・頸動脈洞マッサージ
　（右ききの患者の場合は右側の頸動脈洞を5～10秒圧迫する）
・バルサルバ法
　（深呼吸後に息をこらえさせる）
・冷水を飲ませる

【心房細動】

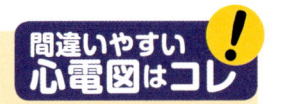

モニター上で心房細動のf波が認められない場合、P波がないので上室性頻拍と間違えることがあります。ただ、発作性上室頻拍のRR間隔は比較的規則的ですが、心房細動のRR間隔は一定せず、いわゆる絶対性不整脈となります。RR間隔に注目しましょう。

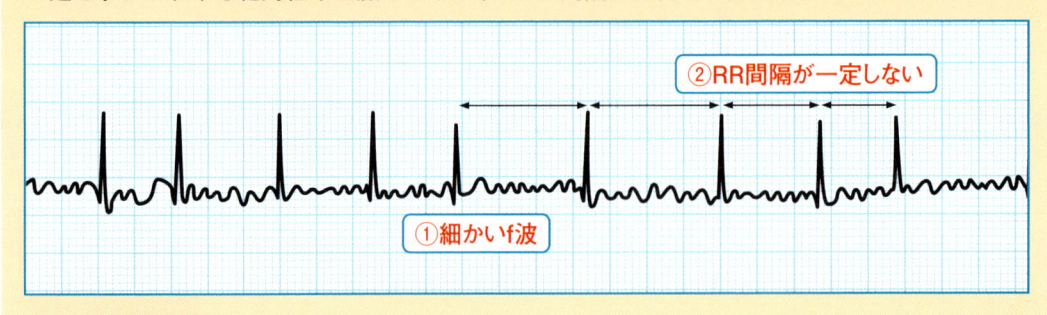

②RR間隔が一定しない
①細かいf波

【心房粗動】

心房粗動は、P波がQRS波の中に埋没してしまうため、発作性上室性頻拍との鑑別が難しくなります。基線がノコギリ状のF波になっているかどうかがポイントになります。

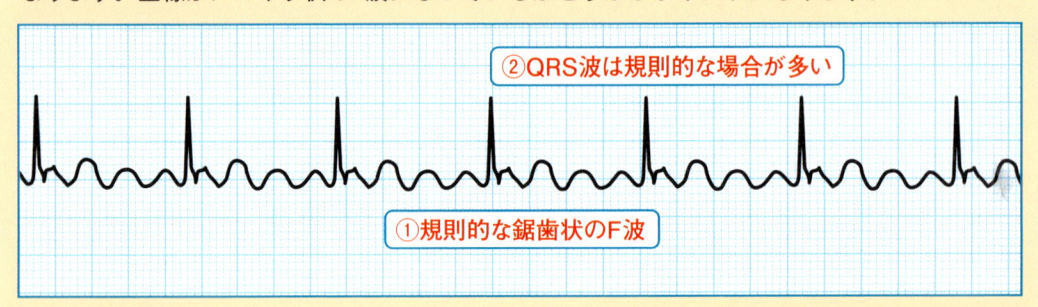

②QRS波は規則的な場合が多い
①規則的な鋸歯状のF波

【心室頻拍】

RR間隔は規則的なのに、突然P波が欠落し頻脈となるので発作性上室頻拍と似ています。ただし、心室頻拍の場合は、発作性上室頻拍に比較して幅広いQRS波があらわれるのが特徴です。

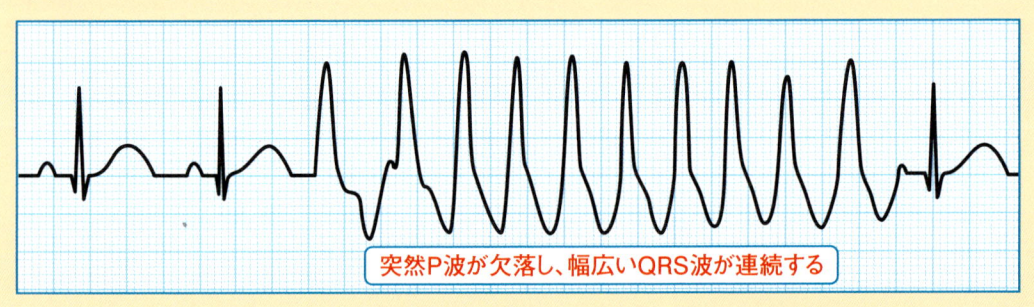

突然P波が欠落し、幅広いQRS波が連続する

第3章 不整脈の心電図 心室頻拍

心室頻拍
(ventricular tachycardia：VT)

心室期外収縮が3回以上続いたあと、
突然、心拍数が高くなります。
突然死に至ることもあり、危険な頻拍です。

波形の特徴＆ここに注意　幅広のQRS波をチェック！

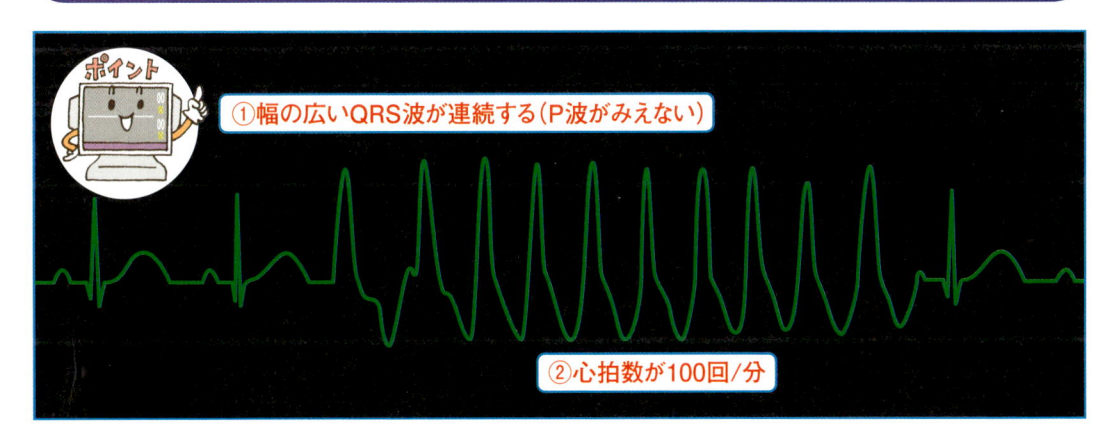

ポイント
①幅の広いQRS波が連続する（P波がみえない）
②心拍数が100回/分

どんな不整脈？　心室期外収縮が3回以上連続して発生する

心室期外収縮が**3回以上**連続して発生し、心拍数が**100/分以上**となる頻脈を心室頻拍といいます。血圧の低下による**アダムス・ストークス症候群**や、**心不全**を引き起こし、突然死に至ることもある、とても危険な不整脈です。

心室頻拍は、持続する時間により**持続性心室頻拍**と、**非持続性心室頻拍**に分類されます。そのほか、心波形のタイプからも**単形性心室頻拍**、**多形性心室頻拍**、**トルサード・ド・ポアンツ**に分類できます。タイプによっては、危険性の高い心室頻拍があるので、みきわめが肝心です。

・非持続性心室頻拍：30秒未満で自然停止
・持続性心室頻拍：30秒以上の持続や30秒未満であっても血行動態が破綻し、緊急にペーシングや直流通電が必要なもの

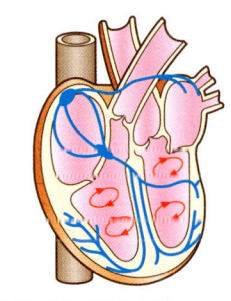

旋回する電気刺激
心室の中で異常な電気刺激が発生する心室期外収縮によりその電気刺激が旋回して起こる。

知っておきたい　さまざまな心室頻拍の心電図

▶単形性心室頻拍

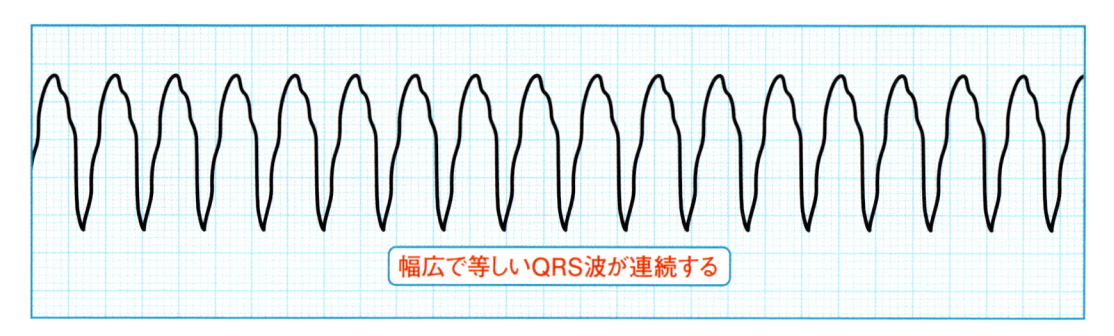

幅広で等しいQRS波が連続する

　単形性心室頻拍は単一の異常興奮、リエントリー伝導路に起因すると考えられます。**規則的で等しいQRS波**が特徴です。

▶多形性心室頻拍

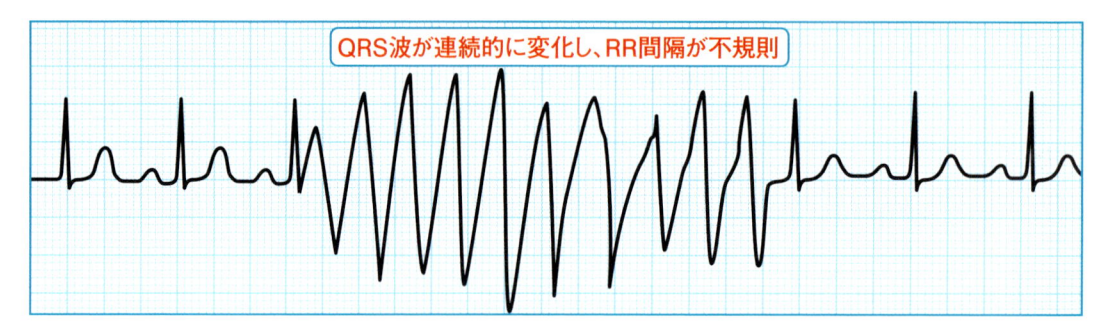

QRS波が連続的に変化し、RR間隔が不規則

　多形性心室頻拍はいくつかの異なる伝導路に起因します。それゆえ不規則であり、**QRS波形が刻々と変化**します。自然に停止することもありますが、再発も多く、**心室細動**に移行することもある危険な不整脈です。

　多形性心室頻拍の波形はさまざまなものがありますが、**QT時間の延長**をともなっているかどうかは、大きなポイントです。

　QT時間の延長をともなわず、心疾患が背景にある場合は、**虚血**、**心不全**、**ショック**などの心機能低下にともなって起こる場合が多いと考えられます。心疾患がない場合は、**ブルガダ症候群、カテコラミン誘発多形性心室頻拍**の可能性があります。

　QT時間の延長をともなう**トルサード・ド・ポアンツ型**の場合、先天的にQT延長をともなう基礎疾患が背景に考えられるほか、抗不整脈薬、向精神薬、抗生剤、抗アレルギー薬など薬剤が原因になることもあります。

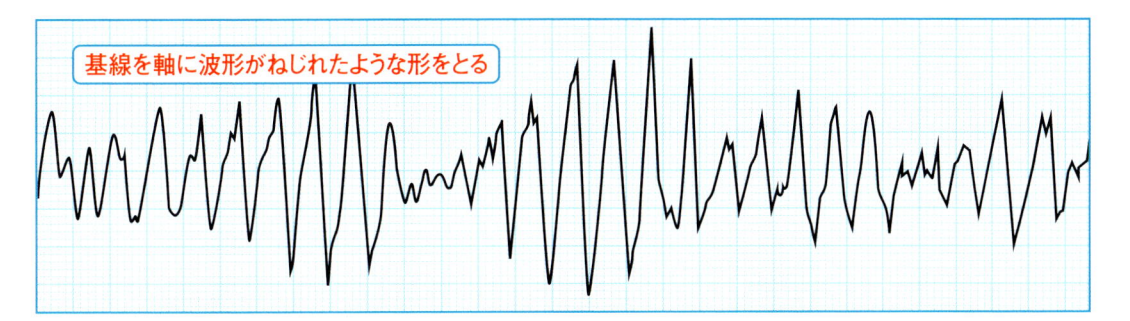

▶トルサード・ド・ポアンツ

> 基線を軸に波形がねじれたような形をとる

多形性心室頻拍の中でも、QRS波形が**基線を軸にねじれたような形**をとるものをトルサード・ド・ポアンツと分類します。

心室細動に移行することが多く、突然死の原因にもなりうるもっとも危険な心室頻拍です。

●トルサード・ド・ポアンツ
高度な徐脈、電解質異常、薬剤の影響のほか、先天性疾患などが原因で発生することがあります。

心室頻拍をみつけたら　　ただちに医師を呼ぶとともに、適切な処置を行う

まれに、血圧があまり低下せず、症状も軽いことがありますが、ほとんどの場合、**動悸**、**胸痛**、**胸部不快感**などの自覚症状をともないます。また心拍が速くなると、血圧は低下することが多く、**めまい・ふらつき・失神**などの**脳虚血症状**があらわれやすくなります。極端に血圧が低下するとショック状態になり、脳へ十分な血液が送られなくなるため、最悪の場合には心室頻拍が起こってから数分で意識を失い、死に至ることも考えられます。**脳血流**が保たれているかどうかを確認するためにも、**意識の有無を確認**することが重要です。

ほとんどの心室頻拍は**心筋梗塞**、**心筋症**、**心臓弁膜症**などの心疾患をもっている人に起こります。心機能が低下した人に発生する心室頻拍は、重症化することが多いので、できるだけ早く正常化させなければなりません。

心室頻拍をみつけたら、**ただちに医師を呼ぶ**とともに、**意識の有無の確認**を行います。意識がある場合は、心電図を記録したうえで、抗不整脈薬を用いる薬物治療が行われます。緊急性が高い場合は、AEDなどによる**電気的除細動**（電気ショック）や**心臓マッサージ**が必要なこともあります。ふだんから、いざというときの対応をシミュレーションしておくと安心でしょう。

●除細動（じょさいどう）
不整脈の治療方法のひとつ。電気的な刺激や薬物等を利用し、異常な電気信号経路を遮断し、正常の電気信号経路への改善を促す方法。

【偽性心室頻拍】

　偽性心室頻拍とは、WPW症候群と心房細動が合併したときに、心房の頻繁な興奮が心室に伝わることにより、心室頻拍のような状態になるものです。心室頻拍のRR間隔は一定ですが、偽性心室頻拍は心房細動なのでRR間隔が不規則です。けれどもケースによっては、モニター心電図だけでの鑑別は困難です。ただし、WPW症候群による偽性心室頻拍は心室細動に移行する可能性もあり突然死の原因となりうるため、ただちに電気的除細動が必要です。

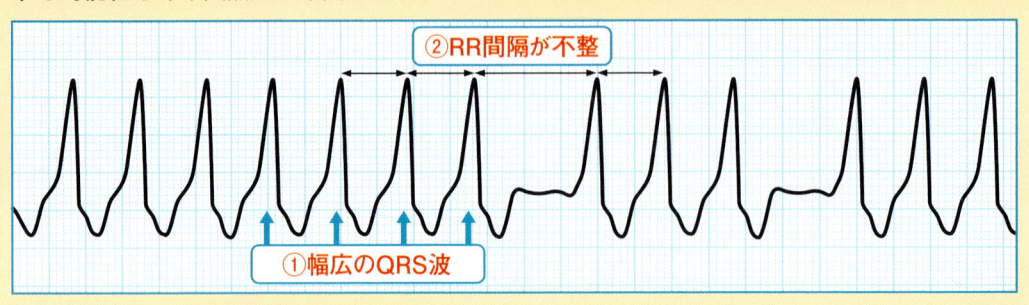

②RR間隔が不整
①幅広のQRS波

【発作性上室頻拍】

　発作性上室頻拍と心室頻拍は、いずれもRR間隔は規則的で、突然頻脈となります。ただし、心室頻拍の場合は、発作性上室頻拍に比較して幅広いQRS波があらわれるのが特徴です。

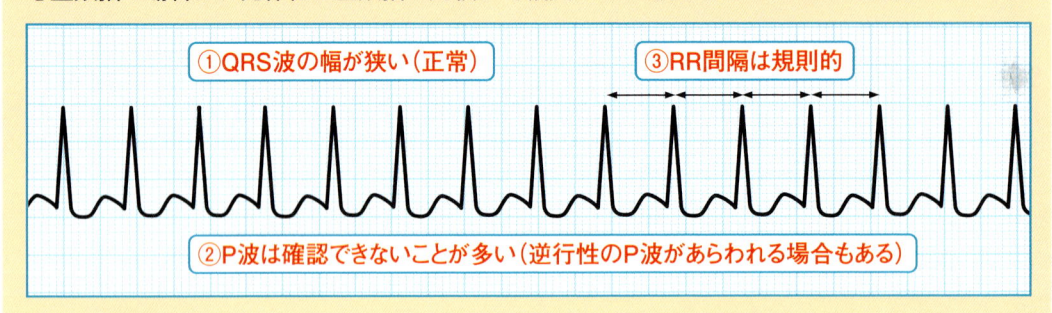

①QRS波の幅が狭い（正常）　　③RR間隔は規則的
②P波は確認できないことが多い（逆行性のP波があらわれる場合もある）

【心房粗動】

　1：1の心房粗動は、P波がQRS波の中に埋没してしまうため、心室頻拍や上質頻拍との鑑別が難しくなります。基線がノコギリ状のF波になっているかどうかがポイントになります。

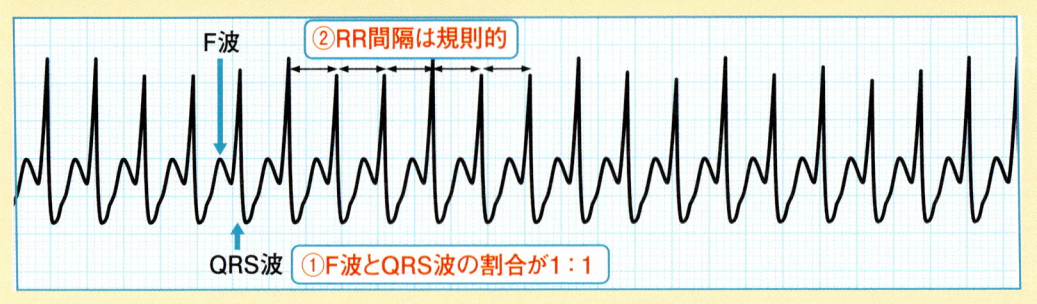

F波　②RR間隔は規則的
QRS波　①F波とQRS波の割合が1：1

心室細動
(ventricular fibrillation : VF)

心室が本来の役目を果たさず、震えている状態。
短時間で突然死の原因になる、
もっとも危険な**致死的不整脈**のひとつです。

波形の特徴&ここに注意　不規則な波形に要注意！

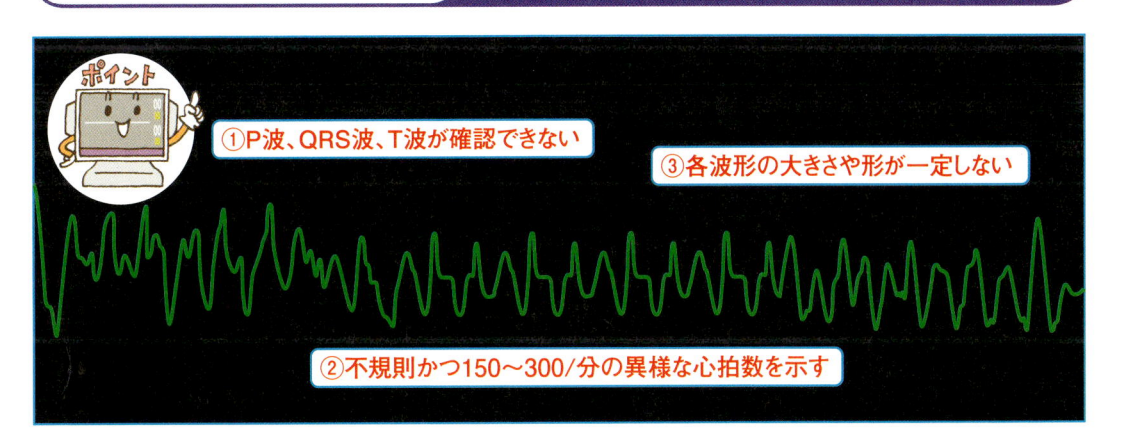

①P波、QRS波、T波が確認できない
②不規則かつ150〜300/分の異様な心拍数を示す
③各波形の大きさや形が一定しない

どんな不整脈？　心室が震えている状態

心室の至るところで無秩序な興奮が生じ、**心臓が細かく痙攣**し、正常な機能を果たせなくなっている状態を、心室細動といいます。

心室細動が起きると同時に、**心臓からの血流が停止**するため、脳に血液が流れなくなり、数分で意識がなくなってしまいます。数分以内に正常洞調律に戻らない場合、死に至る可能性が高い、もっとも危険な不整脈です。

ほとんどの心室細動は、**心筋梗塞**や**うっ血性心不全**、**電解質異常**、**心筋症**などの心疾患が背景にあって、起こるものです。また、**急性心筋梗塞**と合併して起きることも多く、急性心筋梗塞による突然死の原因の半数を占めています。また、過去に心筋梗塞の既往のある人は、心室細動を起こす可能性が高くなると考えられています。そのほか、**心室頻拍**や**心室期外収縮**などからも、心室細動に移行することがあるので、とくに注意が必要です。

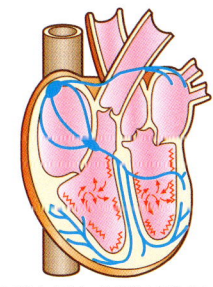

異常な電気刺激が旋回することにより、心室が痙攣状態となり、収縮できなくなる。

●致死的不整脈
　心室細動が起きると、心臓が収縮しないため、心停止の状態になります。このように死に至る危険のある不整脈を、致死的不整脈といいます。

| 知っておきたい | 心室細動に関する心電図 |

▶心室細動─心停止

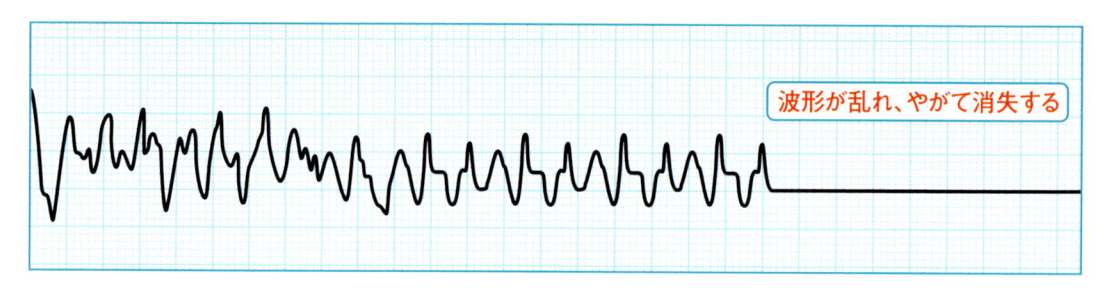

> 波形が乱れ、やがて消失する

●心停止
呼吸停止、脈拍消失、および意識消失の臨床所見により、心停止と動脈圧は測定不能です。心電図モニターは心室細動、心室頻拍、または心静止を示します。

短期間に心室期外収縮から心室細動に移行し、心停止に至る心電図です。**緊急度が高く**、速やかに対処する必要があります。

| 心室細動をみつけたら | 適切な処置を行いつつ、大声で応援を呼ぶ！ |

●ブルガダ症候群
（128ページ）
心室細動の多くは、心疾患が原因です。しかし、心疾患がなく、健康だった人が、心室細動で急死することがあります。こうした原因不明の心室細動で急死する人の心電図は右脚ブロックに似た波形と、ST上昇を示す特徴があることがわかっており、「ブルガダ症候群」と呼ばれています。

心室細動が起きると、**数秒で意識を消失**します。血圧も著しく低下し、脈拍の確認も不可能となります。この状態が**約3分以上**続くと、脳に障害を残すことになり、最悪の場合、死に至ります。

心室細動は自然に停止することが少ないため、心室細動をみつけたら、とにかく急いで**電気的除細動**を行い、同時に**心臓マッサージ**などの適切な救急処置を行わなければなりません。心室細動のような重篤な不整脈に対して、適切な処置を行うためには、ふだんから緊急連絡体制を確認し、救急用の器材、薬品などを備えておくことが必要です。

●**重篤な不整脈発生の危険のある患者をケアする場合のポイント**
①常にモニターを観察できる状態にしておく。
②AEDなどの除細動装置の使い方を身に付けておく。
③もしもの時のために、看護記録や点滴などは速やかに取り出せる場所に用意する。
④何らかの異常がみつかったら、必ずベッドサイドに行き、患者の状態を観察する。
⑤異常波形を認めたら、速やかに医師に報告する。
⑥緊急の場合は、バイタルサインをチェックし、救急処置を行う。

【偽性心室頻拍】

　偽性心室頻拍とは、WPW症候群と心房細動が合併したときに、心房の頻繁な興奮が心室に伝わることにより、心室頻拍と同様の頻拍状態になるものです。波形が心室頻拍と似ているところから「偽性心室頻拍」といわれていますが、心室細動とも鑑別が難しいときがあります。

　波形が不規則で、頻拍になるところは、一見、心室細動と同じですが、心房性なので、幅広のQRS波を認めることができます。

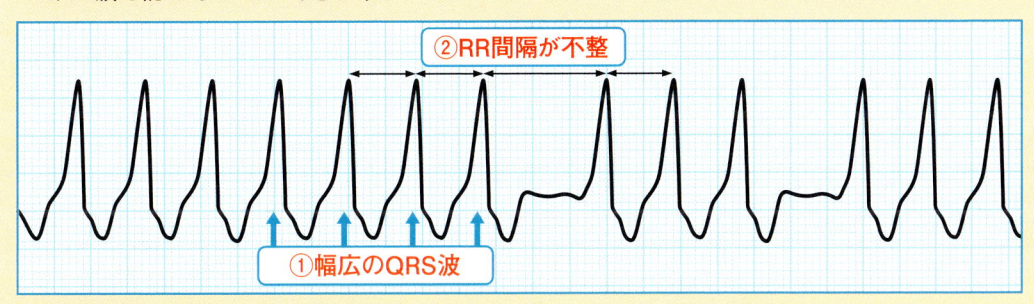

②RR間隔が不整
①幅広のQRS波

【歯磨きVT】

　歯磨き心電図と呼ばれるもので、患者が歯磨きをしている際にあらわれる波形です。歯磨きのときの身体の揺れが、心室細動に似た頻拍となって、モニター上に認められます。心室細動とも鑑別が難しい場合があるので、注意が必要です。

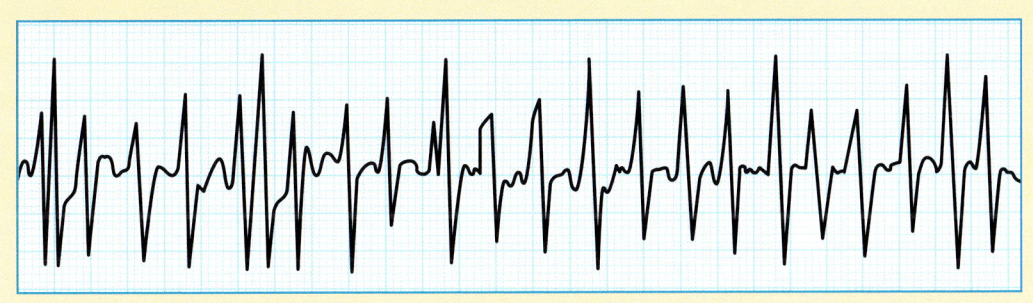

脚(きゃく)ブロック
(bundle branch block：BBB)

心室全体に刺激を伝える脚に障害が生まれ、
心室への伝導がうまくいかない状態です。
右脚ブロックと、左脚ブロックがあります。

波形の特徴&ここに注意　幅広のQRS波をチェック！

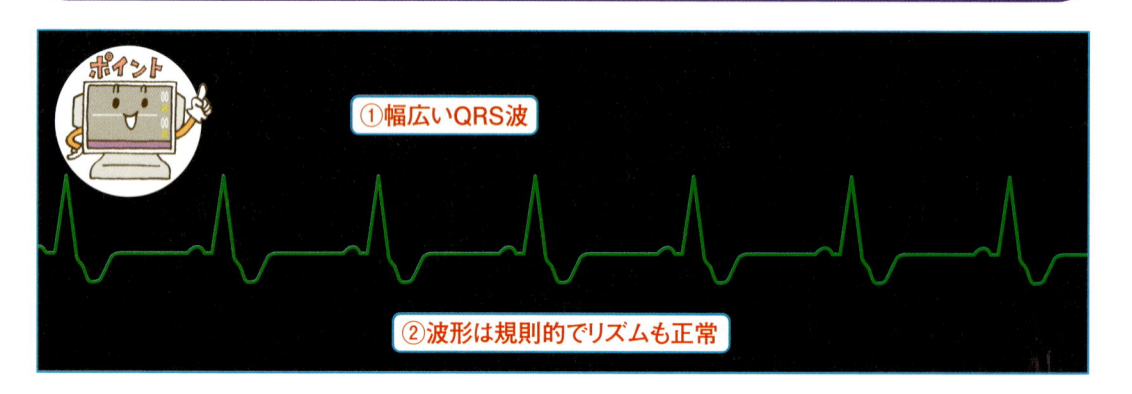

ポイント
①幅広いQRS波
②波形は規則的でリズムも正常

どんな不整脈？

左脚ブロック
右脚ブロック
左脚前枝ブロック
左脚後枝ブロック
×ブロック

どちらかの脚の障害により心室に刺激が伝わらない状態

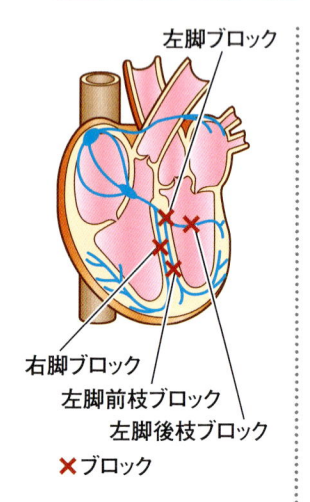

ヒス束から伝わった電気的な刺激は、2つの脚に分かれます。そして、**左脚**は左心室へ、**右脚**は右心室へ刺激を伝えます。脚ブロックとは、いずれか一方の脚に障害が生まれ、心室に刺激が伝わりにくくなったり、完全にブロックされてしまう状態のことをいいます。

心室への伝導に時間がかかってしまうため、**幅広いQRS波**になります。QRS波の幅が0.12秒以上（3mm以上）のものを**完全脚ブロック**といい、0.12秒未満のものを**不完全脚ブロック**と呼びます。

また、脚ブロックには、**右脚ブロック**、**左脚ブロック**があります。さらに左脚には前枝と後枝があるので**左脚前枝ブロック**と**左脚後枝ブロック**に分けられます。

典型的な波形を示す場合は、モニター心電図でも、左右どちらの脚ブロックなのかを見分けることができます。けれども、多くの場合、モニター心電図の波形だけで診断することは難しいため、怪しい波形をみつけたら、12誘導心電図の記録が必須です。

不整脈の心電図　第3章　脚ブロック

知っておきたい　さまざまな脚ブロックの心電図

▶右脚ブロック

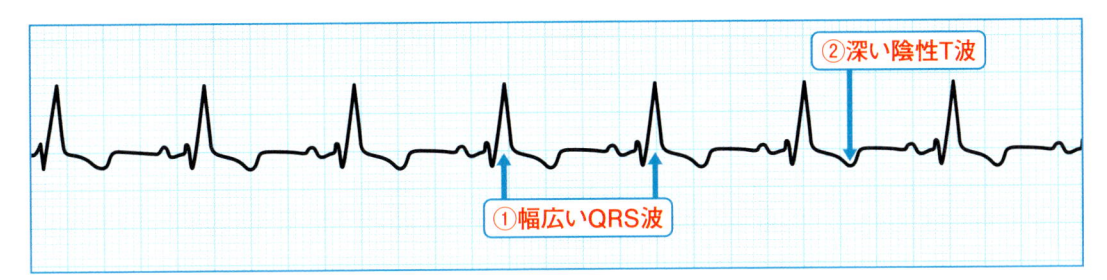

②深い陰性T波
①幅広いQRS波

　右脚の刺激伝導系が障害された状態。ヒス束より伝えられた刺激は右脚には伝導されず、左脚のみに伝導されます。このため**左室**の興奮が先に起こり、その後、**左室（心室中隔）**を介して右室に興奮が伝えられるため、QRS波は幅広く変形します。

　右脚ブロックは、健康な人にでもよく起きるものです。とくに、高齢者では、その頻度が高くなりますが、原因不明の場合がほとんどです。運動時や緊張時など脈拍が上がったときに、一時的に右脚ブロックになることも考えられます。多くは治療を必要としない、生理的な現象です。また、右脚ブロックだけでは、心機能にも大きな影響はありません。

●心室内伝導障害
　0.1秒を超えるQRS波があらわれた場合、心室内伝導障害が考えられます。高度の動脈硬化などにより血液の流れが悪くなり、心筋そのものが広範囲に障害を受け、QRS波の幅が広くなった状態です。

▶左脚ブロック

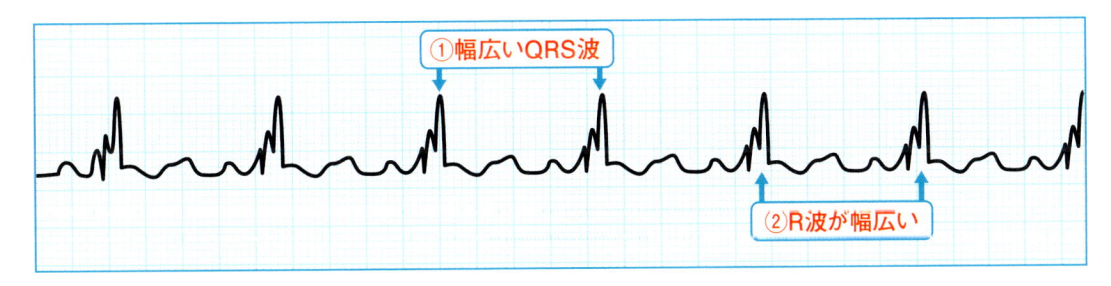

①幅広いQRS波
②R波が幅広い

　左脚の障害により、左室に向かう興奮が伝導されない状態です。このため、正常伝導で伝えられた**右室**からの興奮が、遅れて左室に伝わることになり、**幅の広いR波**があらわれます。

　左脚ブロックは、**先天性の心臓病**や**心筋梗塞**など重篤な心疾患をともなっていることが多いようです。また心臓手術後にみられることもあります。右脚ブロックとは違って、左脚ブロックは背後に心疾患が隠れていることが多いので、より精密な検査を行い、原因をつきとめることが大切です。

●脚ブロックのR波
　脚ブロックではR波が小さかったり、2回出現したりすることがあります。その場合、小さいR波はrと小文字で記載し、2回目のR波はR'と記載します。上の図ではRR'型を示しています。

▶12誘導心電図での脚ブロック

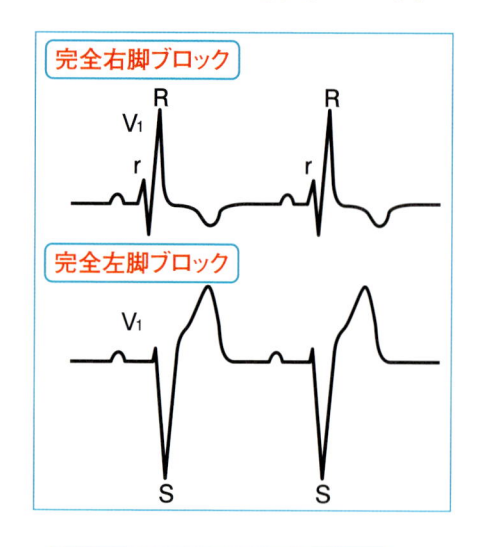

完全右脚ブロック
完全左脚ブロック

0.12秒以上の幅広いQRS波があらわれた場合は、12誘導心電図をとります。V₁で**QRS波が上向き（上に長い）**の場合は右脚ブロック、**下向き（下に長い）**の場合は左脚ブロックです。また、完全左脚ブロックでは**幅の広いS波**があらわれます。

脚ブロックをみつけたら ● ● ● 12誘導心電図と基礎疾患の有無をチェック！

ほとんどの場合、自覚症状も出ないことが多いのですが、中には、めまいや貧血などを訴える人もいます。また、一時的に脚ブロックになった際に、胸部の違和感を訴える人もいます。

左右どちらの脚ブロックなのか診断するために、12誘導心電図を記録します。**新たに生じた完全脚ブロック**の場合、**基礎疾患の有無**をチェックすることが重要です。とくに**左脚ブロック**で、背景に**心疾患**がある場合は、心疾患の治療を行います。

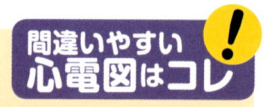

【心室頻拍】　間違いやすい心電図はコレ！

幅広いQRS波があらわれる不整脈で、もっとも注意しなければならないのは心室頻拍です。アダムス・ストークス症候群や、心不全を引き起こすことも考えられるので、幅広いQRS波をみつけた場合は、まず心室頻拍を疑うべきでしょう。見分けがつかない場合は、急いで12誘導心電図で確認することが重要です。

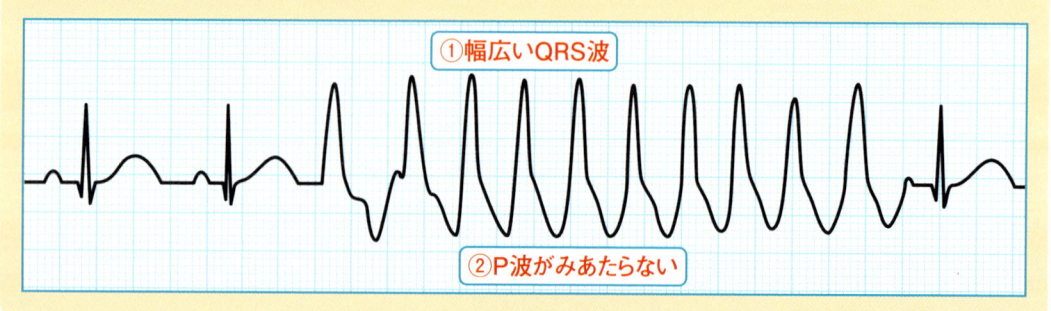

①幅広いQRS波
②P波がみあたらない

第4章

疾患からみた異常心電図

- 虚血性心疾患 総論……110
- 虚血性心疾患 狭心症……113
- 虚血性心疾患 心筋梗塞……116
- 虚血性心不全……120
- 低カリウム血症・高カリウム血症……122
- 低カルシウム血症・高カルシウム血症……124
- WPW症候群……126
- ブルガダ症候群……128

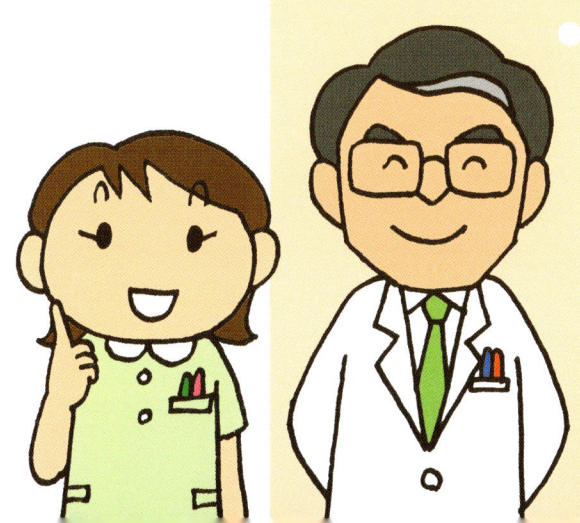

虚血性心疾患 総論
(ischemic heart disease : IHD)

心筋に血液が足りなくなることから起きる虚血性心疾患は、
心臓に致命的なダメージを与える危険もあり、見逃してはならない疾患です。
特徴的なST変化を認めたら、12誘導心電図で確認しましょう。

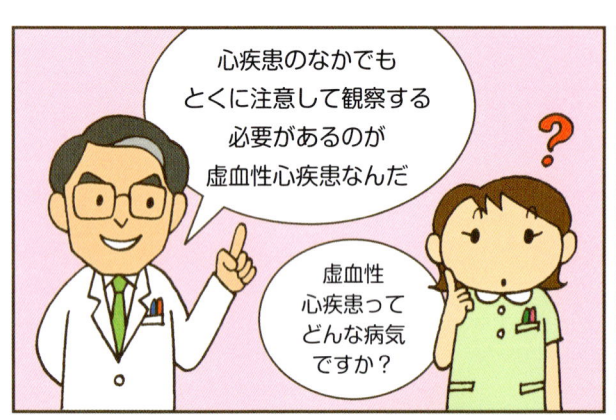

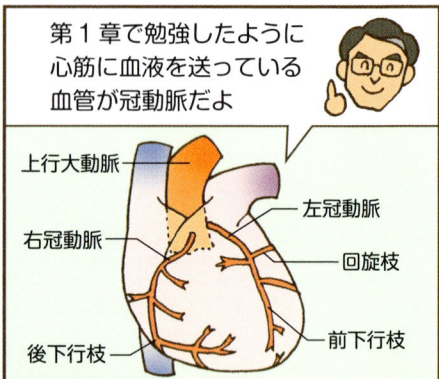

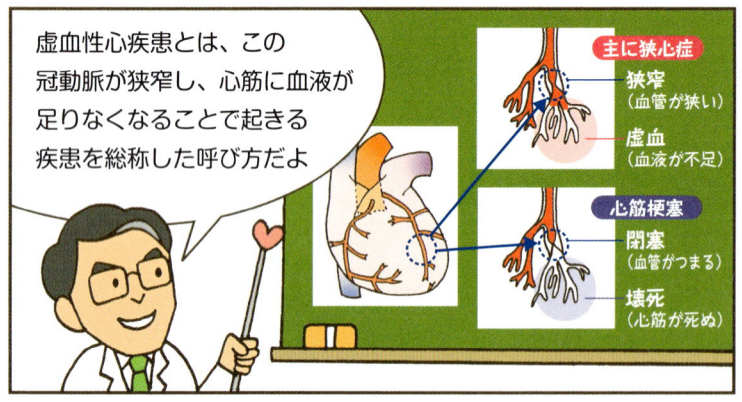

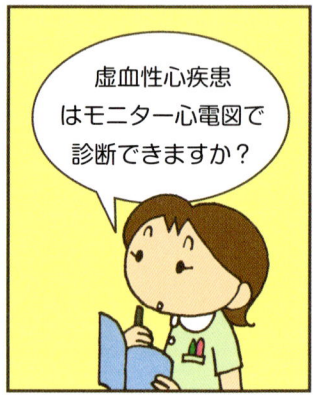

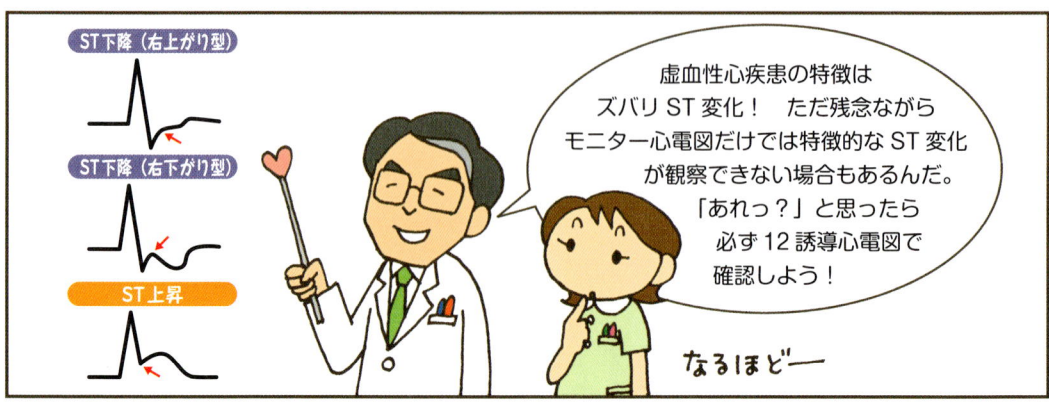

心疾患のなかでもとくに注意して観察する必要があるのが虚血性心疾患なんだ

虚血性心疾患ってどんな病気ですか？

第1章で勉強したように心筋に血液を送っている血管が冠動脈だよ

- 上行大動脈
- 右冠動脈
- 左冠動脈
- 回旋枝
- 後下行枝
- 前下行枝

虚血性心疾患とは、この冠動脈が狭窄し、心筋に血液が足りなくなることで起きる疾患を総称した呼び方だよ

主に狭心症
- 狭窄（血管が狭い）
- 虚血（血液が不足）

心筋梗塞
- 閉塞（血管がつまる）
- 壊死（心筋が死ぬ）

虚血性心疾患はモニター心電図で診断できますか？

- ST下降（右上がり型）
- ST下降（右下がり型）
- ST上昇

虚血性心疾患の特徴はズバリST変化！　ただ残念ながらモニター心電図だけでは特徴的なST変化が観察できない場合もあるんだ。「あれっ？」と思ったら必ず12誘導心電図で確認しよう！

なるほどー

■虚血とは、心筋への血液の供給に異常をきたした状態

虚血とは、**心筋への血液の供給が減ったり、途絶えている状態**のことです。心臓に栄養と酸素を届ける**冠動脈の狭窄や動脈硬化**により、血液の流れが悪くなると、虚血性心疾患に至り、胸が苦しくなって痛みや絞めつけられるような症状がでます。また、虚血の状態が長く続くと、心筋の動きが悪くなり、**心不全**の症状があらわれたり、不整脈を起こすことがあります。

モニター心電図の観察の主な目的は不整脈の発見ですが、虚血性心疾患の程度や進行を知ることもできます。また虚血性心疾患の患者には、重症度の高い不整脈の合併も多くみられるため、心電図によるモニタリングが重要な役割を果たします。虚血性心疾患をみきわめる重要なポイントが**ST変化**です。ST変化には**上昇**と**下降**の2つのタイプがあります。

ただし、虚血性心疾患は、発生部位や時間経過、また装着した電極の位置によってモニター心電図での観察が困難な場合があります。ですから、ST変化をみつけた場合は、すぐに**12誘導心電図検査**を行います。

●冠動脈狭窄
　冠動脈の壁にコレステロールや脂質など、余分なものがたまり、血栓（塊）ができることで、血管の内腔が狭くなった状態を、冠動脈狭窄といいます。冠動脈狭窄があると心筋に必要な血液が不足し、胸痛、胸部圧迫感などの症状が起こります。

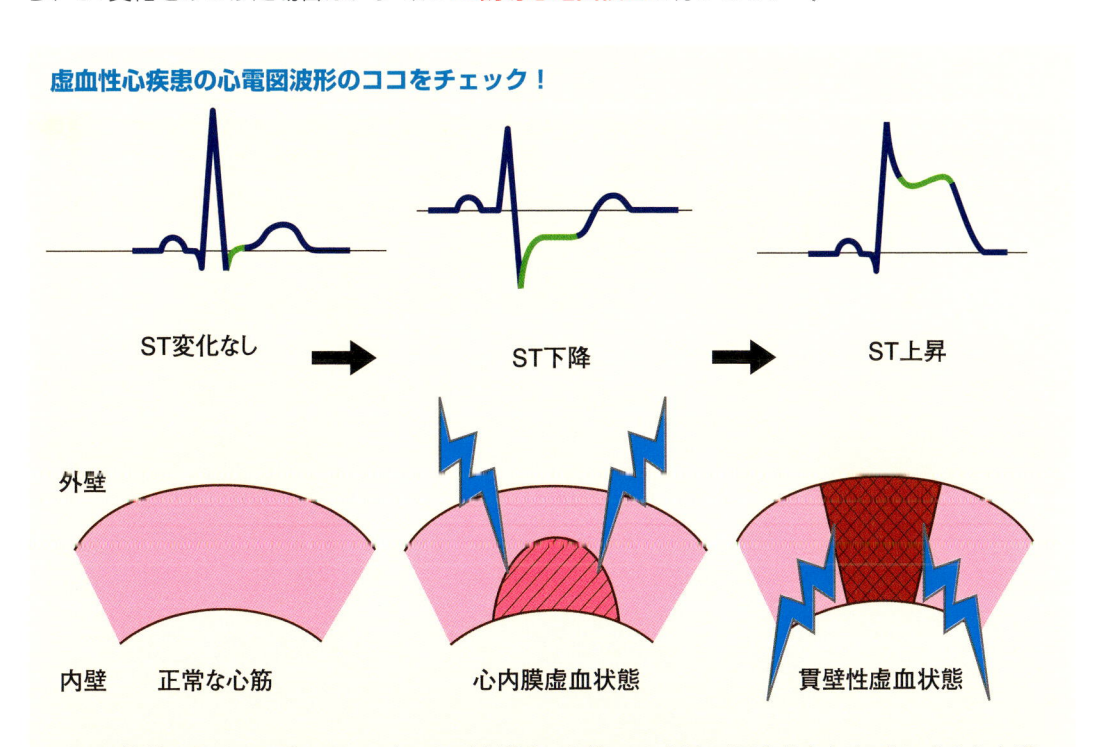

虚血性心疾患の心電図波形のココをチェック！

ST変化なし → ST下降 → ST上昇

外壁／内壁　正常な心筋　　心内膜虚血状態　　貫壁性虚血状態

STが基線より下に下降している（ST下降）場合、心筋への血流が不十分となることによる心内膜虚血状態と考えられる。ST下降をともなう主な疾患に狭心症（113ページ）がある。心筋を貫くように虚血が広がる貫壁性虚血が起こると、基線よりも上にSTが上昇する（ST上昇）。ST上昇をともなう主な疾患に、心筋梗塞（116ページ）、安静時狭心症（異型狭心症、113ページ）がある。

■どんな疾患があるの？　危険な急性冠症候群

●陳旧性心筋梗塞
過去に、心筋組織が壊死した状態が認められるものを陳旧性心筋梗塞といいます。壊死した心筋は線維化され、安定した状態となるため、直接の死因にはなりません。心電図上は異常Q波と陰性T波がみられます。残った心筋に負荷がかかり心肥大が進行するため、慢性心不全の原因となりやすいリスクがあります。

主な虚血性心疾患として、**狭心症**と**急性心筋梗塞**が知られています。いずれもモニター心電図上ではST変化とともに、胸痛を主訴とする場合が多いのが特徴です。

狭心症は、血流が悪くなり、一時的な心筋虚血状態となりますが、のちに回復します。冠動脈の狭窄状況や発作の程度、頻度によって細かく分類されていますが（113ページ）、とくに冠動脈に**血栓**ができやすかったり、血管の痙攣が起きやすい状態で、**心筋梗塞**に移行しやすいものを**不安定狭心症**と区別します。

一方、急性心筋梗塞は虚血状態が進行し、完全に血行が途絶え、心筋細胞が**壊死（細胞が死亡した状態）**してしまうものです。心臓に大きな障害が残り、**弁膜症**や**急性心不全**、**心停止**になる可能性も高くなります。急激な冠動脈狭窄によって生じる不安定狭心症と急性心筋梗塞をまとめて**急性冠症候群**と呼ぶこともあります。急性冠症候群には、このほか虚血性心臓性突然死も含まれます。

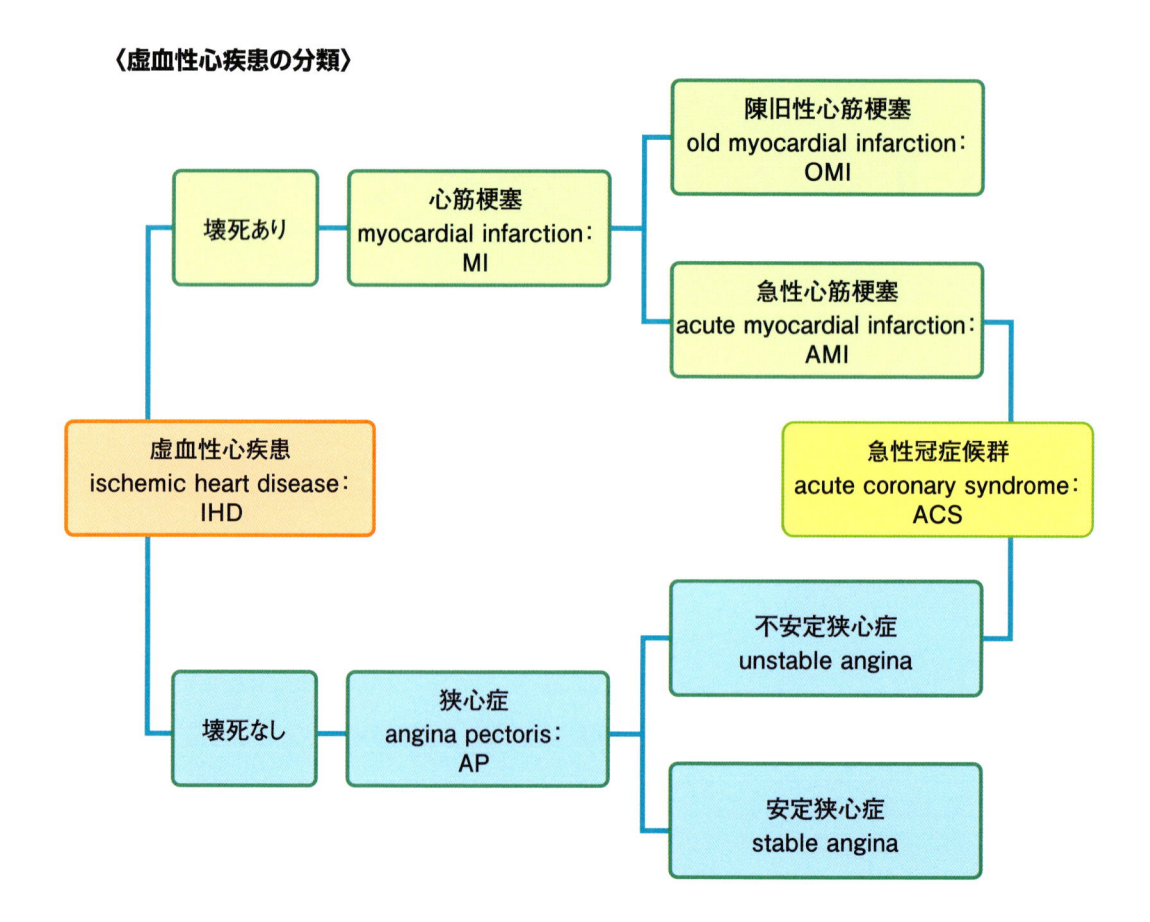

〈虚血性心疾患の分類〉

- 虚血性心疾患 ischemic heart disease：IHD
  - 壊死あり
    - 心筋梗塞 myocardial infarction：MI
      - 陳旧性心筋梗塞 old myocardial infarction：OMI
      - 急性心筋梗塞 acute myocardial infarction：AMI
  - 壊死なし
    - 狭心症 angina pectoris：AP
      - 不安定狭心症 unstable angina
      - 安定狭心症 stable angina
- 急性冠症候群 acute coronary syndrome：ACS（不安定狭心症＋急性心筋梗塞）

虚血性心疾患 狭心症
(angina pectoris : AP)

心臓に血液を送る冠動脈の異常により、
心筋虚血状態となり、胸痛などの発作が起きた状態。
症状によっては、迅速な対応が必要です。

■狭心症には、いくつかの種類がある！

　冠動脈の異常により、胸の圧迫感や一時的な胸の痛みなどの症状が引き起こされる状態を狭心症といい、それにともなう胸の痛みを**狭心症発作**といいます。この発作は前触れなく突然に起こり、数十秒から数分間続きます。狭心症は冠動脈の狭窄状況や発作の程度などによって、いくつかの分類方法があります。

〈病状による分類〉安定狭心症と不安定狭心症

　まだ発作の起きる状況や持続時間が一定しているものを**安定狭心症**といい、冠動脈の狭窄が急速に進行して発作の頻度が多くなったり、長くなったり、軽労作で出現するなど危険な状態を**不安定狭心症**といいます。不安定狭心症は**急性心筋梗塞**に移行する危険性が高い狭心症です。

〈発生状況による分類〉労作性狭心症と安静時狭心症

　運動など心臓に負荷がかかる動作を行った際に発作が起きるものを**労作性狭心症**といい、安静時にも発作が起きるものを**安静時狭心症**と区別します。

〈発生原因による分類〉冠動脈硬化性狭心症と冠攣縮性狭心症

　冠動脈硬化性狭心症とは、冠動脈の動脈硬化が原因で起こる狭心症で、一般的には**労作性狭心症**がこれにあたります。冠動脈の血管壁の動脈硬化により冠動脈が狭窄すると、心筋への血流が滞り、心筋虚血に至ります。一方、**冠攣縮性狭心症**とは冠動脈が急に痙攣して細くなることで起きるもので、**安静時狭心症**としてあらわれます。冠動脈硬化性狭心症と冠攣縮性狭心症が同時に起こる場合もあります。

●プラーク
　冠動脈などの動脈の内膜に生じる動脈硬化性の肥厚を「プラーク」と呼びます。最近、急性心筋梗塞、不安定狭心症などの急性冠症候群の発症には、冠動脈プラークの不安定化（破裂、崩壊など）と、それにともなう血栓の形成が関係していることが明らかになっています。

■さまざまな狭心症の心電図

●労作性狭心症

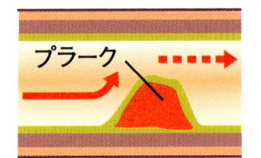

冠動脈にプラーク(悪玉コレステロールのカス)などがたまって狭窄を起こす。

●運動負荷心電図

運動による負荷を加えることで、安静時には発見しにくい狭心症や不整脈などを発見するための心電図検査です。ベルトの上を歩く「トレッドミル検査」、二段の階段を一定時間昇り降りしたあとに心電図を記録する「マスター二段階テスト」、自転車のようなペダルを踏んで下肢に負荷をかける「エルゴメーター検査」などがあります。

● 労作性狭心症(冠動脈硬化性狭心症)

労作性狭心症は、階段の昇り降り、運動、寒い時期の入浴など心臓への負荷が誘引となり、**冬の時期**に多発します。労作性狭心症の原因は**動脈硬化**です。動脈硬化により狭窄した冠動脈では、心筋がより多くの血液を必要とする運動時などに虚血状態となり、発作が起こります。

非発作時の労作性狭心症をモニター心電図でとらえることは困難ですが、発作時には典型的な**ST下降**を観察できることがあります。ST下降にはいくつかのパターンがありますが、主な波形として**水平型**と**右下がり型(ダウン・スローピング型)**があります。

労作性狭心症の心電図波形のココをチェック！
ST下降に注目しよう。

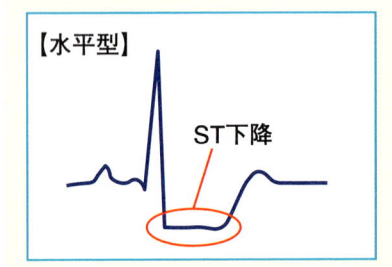

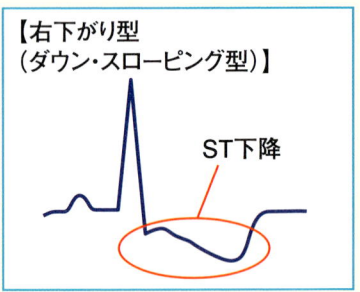

【水平型】　　　　　　　【右下がり型(ダウン・スローピング型)】

また、エルゴメーターやトレッドミルを用いた運動負荷心電図を記録すると、非発作時でも、特有のST下降を認めることができます。

〈エルゴメーター検査による心電図〉

運動開始後、↓で示すようにST下降が認められる。

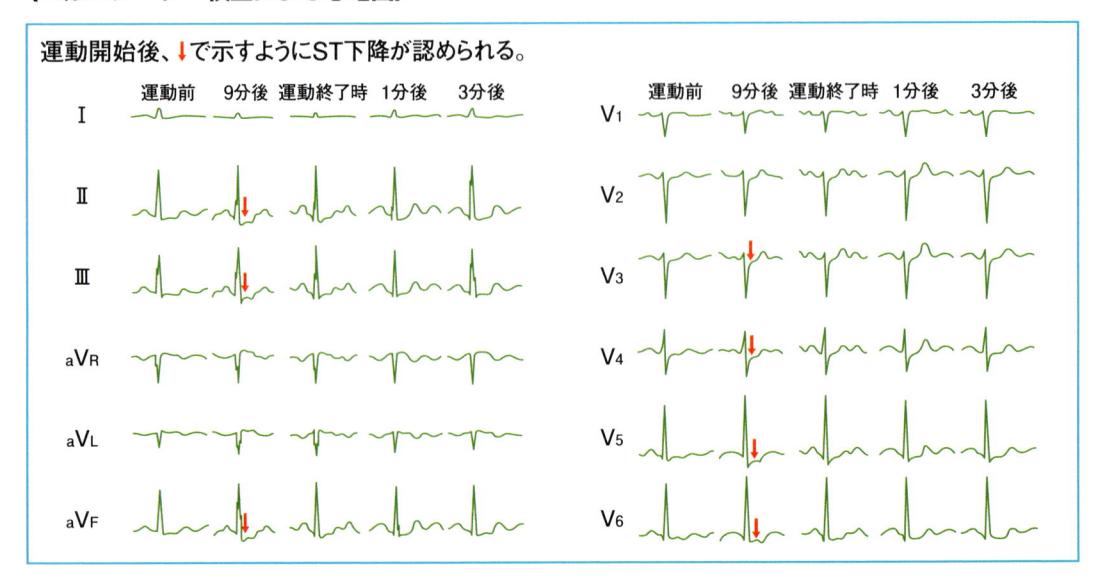

114

疾患からみた異常心電図

第4章 狭心症

●安静時狭心症（冠攣縮性狭心症）

寝ている時などの**安静時**に突然発作が起きるものを安静時狭心症といいます。労作時には起こらず安静時のみに起こる狭心症は、**冠攣縮**が原因で起こる冠攣縮性狭心症です。冠攣縮性狭心症の中でも、安静時狭心症で発作時に特徴的な**ST上昇**を示すものを、**異型狭心症**と呼びます。

安静時狭心症の場合、非発作時の冠動脈は正常な状態なので、運動負荷心電図を記録しても異常な所見は認められません。

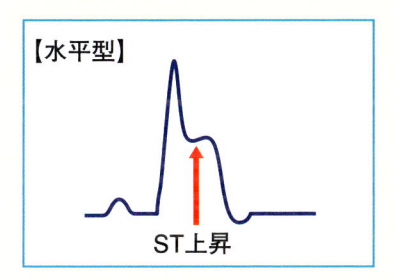

●安静時狭心症

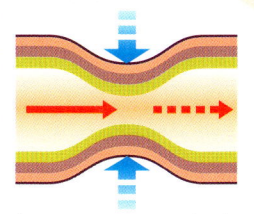

何らかの原因で冠動脈が痙攣することにより起こる。

安静時狭心症の心電図波形のココをチェック！
発作時に特徴的なST上昇を示す。

【水平型】
ST上昇

●冠攣縮
　冠動脈が突然に痙攣を起こすことを冠攣縮といいます。攣縮はほとんどが中高年、しかも男性に多く認められ、年齢とともに増加します。

■狭心症をみつけたら、症状を確認し、すぐにドクターコール！

非発作時の狭心症をモニター心電図でとらえるのは困難です。もしもモニター上で**ST変化**を発見したら、**狭心症の発作**もしくは**心筋梗塞**の可能性があります。すぐに患者のもとに行き、胸痛や胸部の圧迫感などの症状がないかを確認し、症状があれば急いで医師に連絡します。同時に12誘導心電図を記録します。とくに**冠動脈硬化性狭心症**の場合、発作が15分以上続くと、**心筋梗塞**を起こすリスクがあるので、放置してはいけない危険な状態です。医師の指示のもと、ニトログリセリンなどの投与が必要になる場合もあるので、いざというときの対応を予習しておきましょう。

症状がない場合でも、あとから原因を分析するため、心電図を記録紙に打ち出しておくことが必要です。軽微なST変化で症状をともなわなくても、冠動脈に異常をきたしている可能性が考えられます。

また、狭心症を診断するためには、**12誘導心電図**での記録が必須です。

●ニトログリセリンの投与
　ニトログリセリンは冠動脈を拡張するために用いられます。医療現場ではスプレータイプが主流で、発作時に患者の舌下にスプレーします。冠動脈の拡張により、心筋虚血状態が解消されることで、狭心症発作もおさまります。

虚血性心疾患 心筋梗塞(しんきんこうそく)
(myocardial infarction：MI)

冠動脈の動脈硬化が進み、心筋に血液が流れなくなり
心筋細胞が壊死した状態が心筋梗塞です。
突然死に至る危険もあるので、迅速な対応が必要です。

■心筋梗塞は、冠動脈の動脈硬化が進み、心筋が壊死した状態

●側副血行路(そくふくけっこうろ)

　心臓などの血行路に閉塞が生じた場合、枝分かれや側枝により形成された迂回路によって、組織への血流を確保します。もともと狭心症などがある場合、冠動脈には細い側副血行路（コラテラル）があり、狭窄すると血流を補ってくれることがあります。このコラテラルが太く発達している場合は、血流が保たれることになりますから、たとえ閉塞しても壊死にならないのです。

　心筋梗塞は、冠動脈の動脈硬化が進行し**血栓**によって冠動脈の内側が閉塞し、閉塞部位より先の心筋に血液が流れなくなり、心筋細胞が**壊死**した状態です。狭心症と異なり、壊死によりダメージを受けた組織は回復しません。ダメージを受けた部分が広範囲にわたると、突然死に至る危険もあります。

　ただし、心臓には**側副血行路**という別ルートを使って、心臓に血液を送るメカニズムがあるため、血管が閉塞してから心筋梗塞に至るまでの所要時間は、個体差があります。したがって、血管が閉塞したために起こる発作のあと、心筋が完全に壊死してしまうまでに、できるだけ早く治療を開始することが非常に重要です。

　また、心筋梗塞は、さまざまな不整脈を合併します。不整脈は24時間以内に発症しやすいと言われています。心筋が障害された部位によりますが、**心室期外収縮**、**房室ブロック**などを合併しやすく、**心室細動**などの致死的不整脈に移行する危険も高くなります。心筋梗塞による急性期の死亡の多くは発症後の不整脈によるものなので、モニター心電図の観察により、不整脈を早期発見することが、重要なポイントです。

〈心筋梗塞の分類〉

発症〜48時間	急性心筋梗塞（acute）
〜1カ月	亜急性心筋梗塞（recent）
1カ月以降	陳旧性心筋梗塞（old）

第4章 心筋梗塞

疾患からみた異常心電図

■急性期心筋梗塞の心電図波形のポイントは「ST上昇」

心筋梗塞の心電図の特徴は、ST部分が基線よりあがってみえる**ST上昇**です。とくに発生直後から急性期の心電図では、**T波の増高→ST上昇**という特徴的な推移をたどるため、比較的、診断は容易です。その後も心電図波形は、時間がたつにつれて変化していきます。ST上昇以外に、とくに押さえておかなければならないのが、数時間後の**異常なQ波の出現**、亜急性期の**冠性T波の出現**です。

心筋梗塞を発症してから1日くらいたつと**異常Q波**が出現しますが、これは心筋の壊死を意味するため、通常回復することはなく、そのままずっと心電図上に示されます。亜急性期に至ると心筋障害をあらわす、**冠性T波**が完成されます。閉塞していた冠動脈が再開通すると、早期に**陰性T波**が出現します。

●冠性T波
深い陰性となり、左右対称的な波形となったT波を冠性T波と呼びます。陰性T波ということもあり、心筋症や心筋虚血状態をあらわします。

心筋梗塞の心電図波形のココをチェック！

発症直後：まず、T波のみが増高する

数分〜数時間：続いてST部分が上昇する

数時間〜24時間以内：異常Q波の出現

数時間〜1週間：STが基線に戻り、冠性T波が出現

数ヶ月〜1年：冠性T波は陽性に戻る場合もあるが、異常Q波は残る

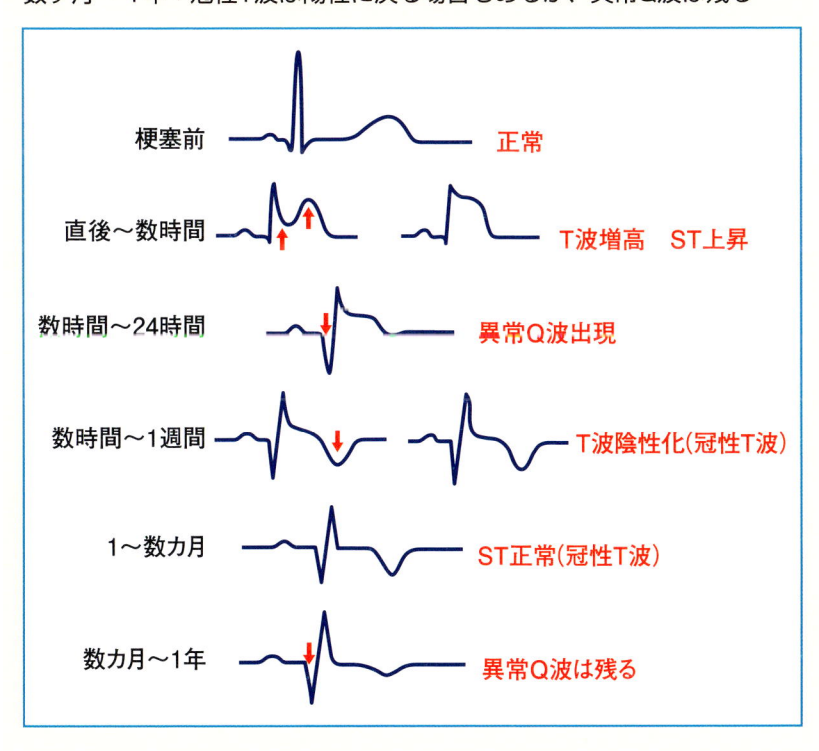

梗塞前	〜〜	正常
直後〜数時間	〜〜	T波増高　ST上昇
数時間〜24時間	〜〜	異常Q波出現
数時間〜1週間	〜〜	T波陰性化(冠性T波)
1〜数カ月	〜〜	ST正常(冠性T波)
数カ月〜1年	〜〜	異常Q波は残る

■ST変化で、急性心筋梗塞をみつけたら、迅速な対応が大事!

ST変化を発見したら、すぐに患者のもとに駆けつけ、**胸痛**などの症状の有無を確認します。心筋梗塞の症状はさまざまで、**胸痛**や**胸苦しさ**だけではなく、**消化器症状**、**左肩の痛み**、**下あごの痛み**、**息苦しさ**などとしてあらわれる場合もあるので、注意しましょう。

そして、ただちに**ドクターコール**を行うとともに、危険な不整脈を発見した場合は躊躇せず**電気的除細動**や、**心臓マッサージ**などの処置を行うことも必要です。

とくに症状があらわれていない場合でも、**無痛性心筋梗塞**や、ほかの虚血性心疾患の疑いがあるので、**12誘導心電図**での検査は不可欠です。

入院中の患者に発作が起きた場合や、心筋梗塞の疑いで入院してきた場合にも、迅速に12誘導心電図をとり、梗塞部位を確認します。

●無痛性心筋梗塞
とくに強い症状がでない心筋梗塞を無痛性心筋梗塞といい、心筋梗塞患者の2〜3割を占めているといわれています。人によってはまったく無症状の場合もあり、検診などでたまたま心筋梗塞が発見されるということもあります。

痛みがないから軽症というわけではなく、無痛性心筋梗塞の患者の多くは糖尿病や高齢者であり、痛みを脳に伝達する神経の異常により胸痛が感じられなくなっていることがほとんどです。そのため、心筋梗塞が発見された段階ではすでに重度の不整脈や心不全になっていることも少なくありません。

●基礎疾患に心筋梗塞がある場合の危険な不整脈
心筋梗塞では壊死した心筋の周囲で不整脈が起こりやすくなります。とくに、致死性の不整脈である心室頻拍や心室細動が起こりやすいのは、心筋梗塞が発症した直後の数日間と数週間以上たった慢性期です。三段脈や多形性、R on Tの心室期外収縮にも注意が必要です。

〈急性心筋梗塞(下壁梗塞の超急性期)の12誘導心電図〉

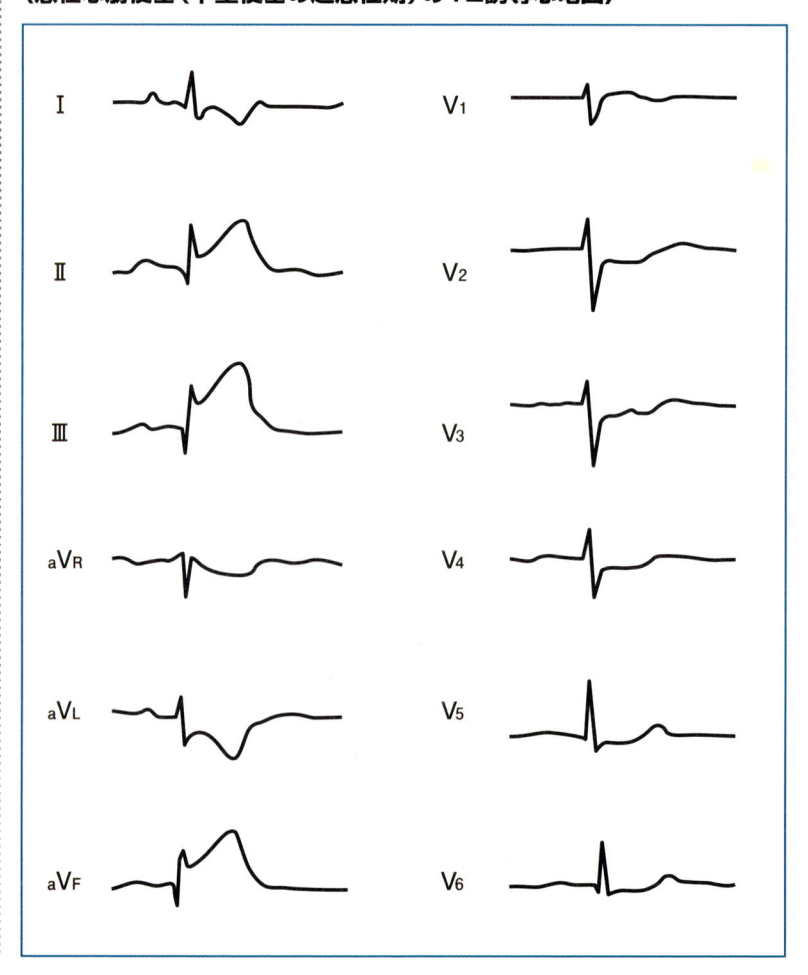

疾患からみた異常心電図

第4章 心筋梗塞

■モニター心電図での経過観察も重要なポイント

　一度、心筋梗塞を起こしたことがある患者や、心筋虚血状態が疑われる患者は、心筋梗塞の予防のために、モニター心電図での**経過観察**が重要になります。

　しかし、モニター心電図は1つの誘導しか観察できないものがほとんどなので、虚血性心疾患の際にみられる心電図波形の変化は、その発生部位や電極の位置、誘導によって確認できない場合があり、多くの場合判別が難しくなります。

　ですから、12誘導心電図検査によって**梗塞部位**を確認したあと、モニター心電図で観察を続ける場合には、電極の装着位置を調節したり、誘導を切り替える工夫が必要です。

　12誘導心電図では、下の表のように、**異常Q波の出現する誘導**から、梗塞部位を推定することができます。ただし、後壁梗塞の場合などは、異常Q波はみられず、R波の増高が認められることなどに留意する必要があります。

●心電図と心筋梗塞の部位の関係
　心筋梗塞の心電図変化から心臓のどの部位に虚血状態が起き、心筋梗塞が発症したのかを明らかにすることができます。さらに心電図変化から閉塞を起こした冠動脈を推測することが可能です。

〈虚血の部位診断：心筋梗塞（異常Q波の出現する誘導）〉

	Ⅰ	Ⅱ	Ⅲ	aV_R	aV_L	aV_F	V_1	V_2	V_3	V_4	V_5	V_6
狭義の前壁									○	○		
前壁中隔							○	○	○	▲		
前壁側壁	○				○				▲	○	○	▲
広範囲前壁	○				○		○	○	○	○	○	○
高位側壁	○				○							
側壁	○				○						○	○
下壁側壁	○	○	○		○	○					○	○
下壁		○	○			○						
後壁							●	●				
心尖部		▲	▲			▲		▲	○	○	▲	

○：異常Q波の出現する誘導
▲：時に見られる誘導
●：R波の増高が異常Q波の代わりに認められる

虚血性心不全
(ischemic heart failure)

何らかの原因により、心臓の全身に血液を送るポンプの役割が、低下している状態を心不全といいます。不整脈を合併することが多いので、モニターでの観察が重要です。

■心不全は、心臓のポンプ機能が低下した病態

●心不全の原因
心不全の原因には、大きく以下のものがあります。
①徐脈・頻脈（心房細動、心房粗動、心室頻拍など）
②心肥大・高血圧
③虚血
④弁膜症

●右心不全と左心不全
心不全は通常、心臓の両側に何らかの病変を認めることが多いのですが、どちらか一方に病変がみつかることもあります。その場合、それぞれを右心不全、左心不全と呼びます。

　心不全は、心臓が果たすべき機能を維持できなくなった「病態」を意味しており、疾患名ではありません。つまり、その原因となる疾患は多様であり、ひとくくりに定義することはできないのです。主な原因として、**急性心筋梗塞**や**拡張型心筋症**、**弁膜症**、**高血圧**などが考えられます。

　心不全は、**収縮機能不全**と**拡張機能不全**の2つのタイプに分けられます。収縮機能不全による心不全は、心筋が弱り、心臓が正常に収縮できなくなるために生じます。その結果、全身や肺に送られる血液量が少なくなり、心臓、とくに左心室が肥大します。収縮機能不全の主な原因は、**冠動脈疾患**、**（拡張型）心筋症**、**末期の弁膜症**などです。

　拡張機能不全による心不全は、心臓の壁が硬く厚くなり、血液を十分に貯めることができなくなるために発症します。その結果、血液は左心房内や肺の血管内に貯まり、うっ血を起こします。拡張心不全は、**高血圧**が原因となり、高齢者に多発します。

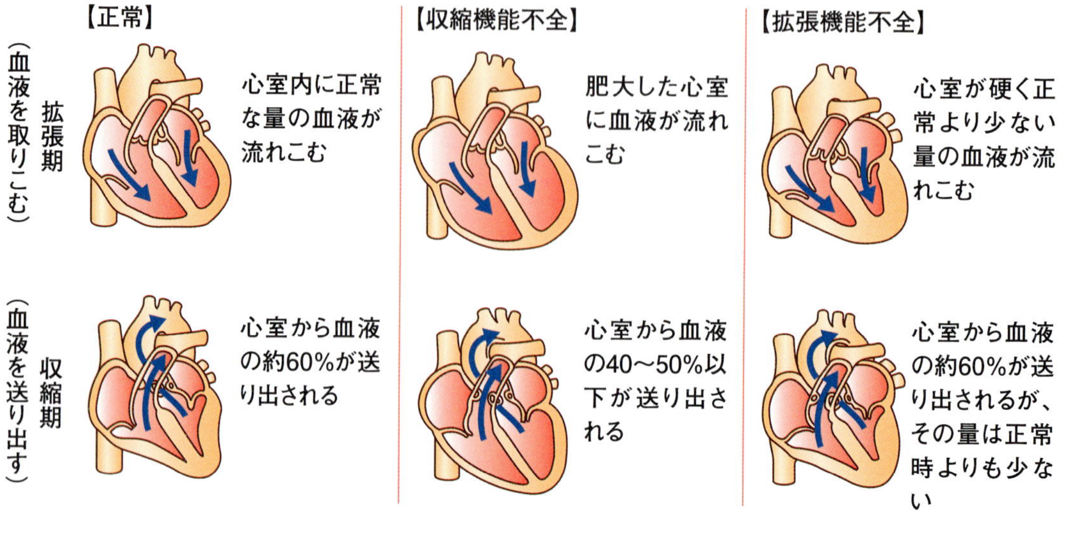

	【正常】	【収縮機能不全】	【拡張機能不全】
拡張期（血液を取りこむ）	心室内に正常な量の血液が流れこむ	肥大した心室に血液が流れこむ	心室が硬く正常より少ない量の血液が流れこむ
収縮期（血液を送り出す）	心室から血液の約60%が送り出される	心室から血液の40〜50%以下が送り出される	心室から血液の約60%が送り出されるが、その量は正常時よりも少ない

疾患からみた異常心電図

■不整脈の合併の早期発見が、モニター観察のポイント

心不全の原因となる疾患は多様なため、心不全患者特有の心電図があるわけではなく、その心電図もさまざまな波形を示します。モニター心電図では、心不全をもつ患者のリスクを把握したうえで、その波形の観察を行うことが重要です。

たとえば、**急性心筋梗塞**や**拡張型心筋症**による心不全患者の場合、**心室頻拍**などの頻脈性不整脈を合併することが多いことが知られています。また、**陳旧性心筋梗塞**などによる慢性心不全は**心室細動**に移行しやすいので、注意が必要です。慢性心不全における死因の40％が突然死というデータもあり、その原因のほとんどは**心室細動**などの致死的不整脈です。つまり、モニター心電図の観察により危険な不整脈を早期に発見することが、突然死の予防につながるのです。

〈12誘導心電図で原因を明らかにする〉
危険な不整脈を合併しやすいので、注意して観察しよう。

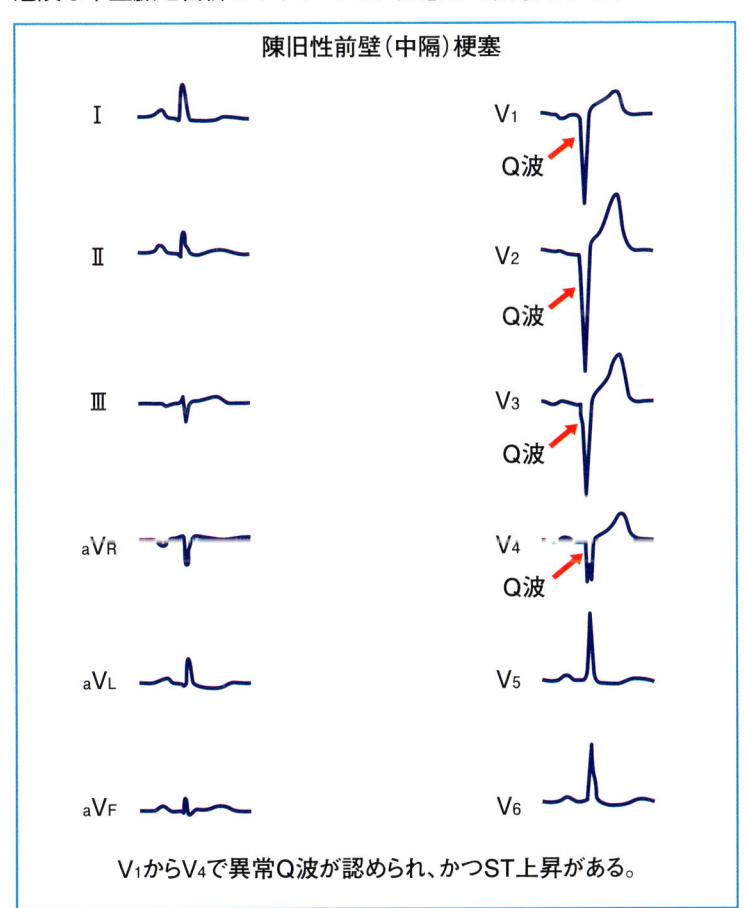

陳旧性前壁（中隔）梗塞

V₁からV₄で異常Q波が認められ、かつST上昇がある。

●**慢性心不全と急性心不全**

心不全は「急性心不全」「慢性心不全」「慢性心不全の急性増悪」の3つのタイプに分けられます。

急性心不全とは、急性心筋梗塞などの急性の病気が原因となり、心不全の症状が急に出現するもので、緊急治療が必要です。

一方、慢性心不全とは、心臓弁膜症や心筋症が原因となり心臓の働きが低下し、運動時の動悸、息切れ、呼吸困難や足のむくみなどの症状が慢性的に持続するものです。

慢性心不全が、何らかのきっかけで急に呼吸困難などの強い症状に転じる場合を、慢性心不全の増悪といいます。急性心不全と同様に、緊急の治療が必要です。

●**心不全に合併しやすい不整脈**

心房細動、心房粗動、心室頻拍のほか、Ⅱ型の洞不全症候群にも注意が必要です。

低カリウム血症・高カリウム血症
(hypokalemia・hyperkalemia)

血清カリウム値が乱れ、低カリウム血症や高カリウム血症に至ると、
身体に重大な障害をもたらす危険があります。
モニター心電図の観察は、血清カリウム値の異常の発見にも重要な役割を担います。

■健康な人の血清カリウム値は4（mEq/L）内外に保たれている

●カリウム
　体の中に存在するカリウムの98％は細胞の中にあり、残りのわずか2％が血液中など細胞の外に存在しています。血液中にふくまれる血清カリウムは、細胞の働きを調節するうえでとても重要で、この値が乱れると全身に重大な障害が生じます。

　血清カリウム値は健康な人で**4（mEq/L）**に保たれており、この値が低い場合を低カリウム血症、高い場合を高カリウム血症といいます。血清カリウム値の異常は、心電図に大きく影響するので、モニター心電図の観察は血清カリウム値の異常の早期発見に役立ちます。

　低カリウム血症は、**嘔吐**や**下痢**などによって大量にカリウムが失われたとき起こります。また**利尿剤**などの薬剤が原因で、低カリウム血症となる場合も考えられます。**血圧の上昇**、**疲労感**、**筋力の低下**、**不安感**などの症状をともないます。そのほか、アルドステロン（血圧を上昇させるホルモン）が低下しているのに、アルドステロンが大量に分泌される原発性アルドステロン症に似た臨床症状を示す**偽アルドステロン症**でも低カリウム状態となることが知られています。

　一方、高カリウム血症は**腎不全**や**外傷**・**熱傷**などにより生じますが、とくに**7を超える**高い値になった場合は生命に危険が及びます。症状としては、**筋力低下**、**四肢の痺れ**、**嘔吐感**などがあらわれます。

〈低カリウム血症と高カリウム血症の心電図の比較〉

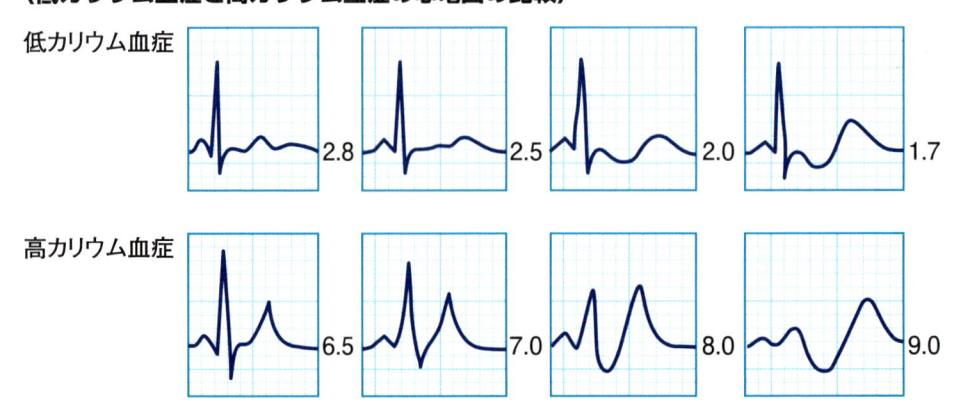

低カリウム血症　　2.8　　2.5　　2.0　　1.7

高カリウム血症　　6.5　　7.0　　8.0　　9.0

■低カリウム血症・高カリウム血症の心電図

● 低カリウム血症の心電図はT波・U波に注目！

ST低下により**T波のうしろが延び、幅が広く低い形**になり、**陰性T波**となる場合もあります。典型的な低カリウム血症では**T波は次第に小さく**なり、**U波はますます増高**します。不整脈が起きやすくなるので、注意が必要です。

低カリウム血症の心電図波形のココをチェック！

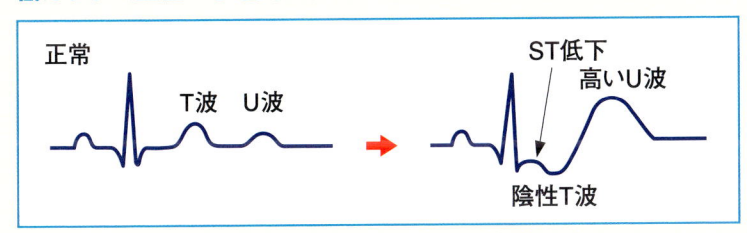

（正常 → ST低下・高いU波・陰性T波）

● **低カリウム血症に合併する不整脈**
低カリウム血症は、心室性および心房性の期外収縮、心室性および心房性の頻拍性不整脈、ならびにⅡ度またはⅢ度の房室ブロックをもたらすことがあります。重症度が増すにつれてこのような不整脈も重症化し、やがて心室細動が起こるリスクが高くなります。

● 高カリウム血症の心電図は重症度により変化する

高カリウム血症の心電図は、その重症度により、波形が変化します。まず、**T波がテント状に尖鋭化**していき、症状がすすむと**P波が消失、QRS波が延長**します。重症化すると、徐脈や不整脈が出現しやすくなります。心停止に至る可能性もある、危険な状態です。

● **高カリウム血症と心室細動**
高カリウム血症は短時間で、重篤な症状に陥りやすく、カリウム値が7～8mEqlを超えると、心室細動をはじめとする致死性不整脈から心停止に至る可能性が高くなる危険な状態です。

高カリウム血症の心電図波形のココをチェック！

血清K値
3.3～4.5
正常

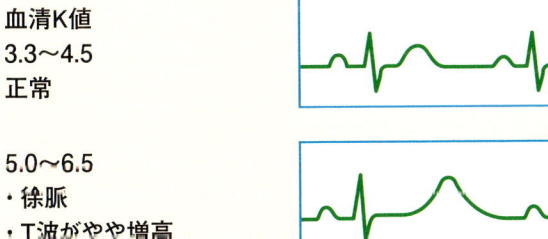

5.0～6.5
・徐脈
・T波がやや増高

7.0～8.0
・T波が減高
・T波が尖鋭化（テント状T波）

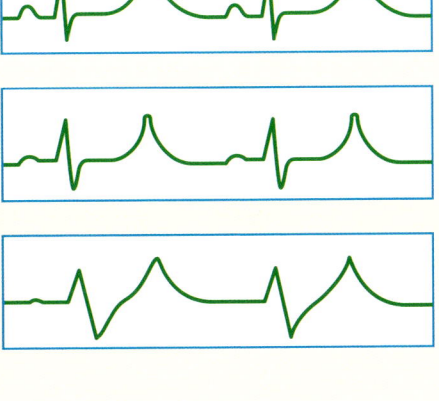

8.0～12.0
・P波はほとんど見えなくなる
・QS波の延長
・S波からT波の頂点へ直線上となる

低カルシウム血症・高カルシウム血症
(hypocalcemia・hypercalcemia)

悪性腫瘍にともなう副甲状腺機能の異常により、
血中のカルシウム値に変化が起きることがあります。
モニター心電図の観察により、重症化する前に発見することが肝心です。

■カルシウム値の異常には、悪性腫瘍や甲状腺の異常が隠れていることも！

●血清カルシウム
　血清カルシウム（Ca）値とは、血中にあるカルシウムのことです。血清カルシウム値に異常のある場合、副甲状腺機能の異常や悪性腫瘍、慢性腎不全、膵炎など何らかの疾患が疑われます。

●低カルシウム血症の身体症状
　上腕を圧迫し血流を遮断することで助産師手位が出現する「トルソー徴候」、顔面神経を軽く叩打することで顔面筋の不随意収縮があらわれる「クボステック徴候」などが知られています。

　血清カルシウム（Ca）値の正常値は、**8.5〜10.4mg/dl**で、平均的には**10mg/dl**です。血清Ca濃度 **8mg/dl** 以下を低カルシウム血症といい、血清Ca濃度が **11mg/dl** 以上を高カルシウム血症といいます。

　低カルシウム血症の主な症状としては、**手足のこむら返り**、**しびれ**、**痙攣（テタニー）発作**、身体症状として**トルソー徴候**、**クボステック徴候**などがみられます。重症例では強い痙攣発作で、意識を失うこともあります。

〈トルソー徴候とクボステック徴候〉

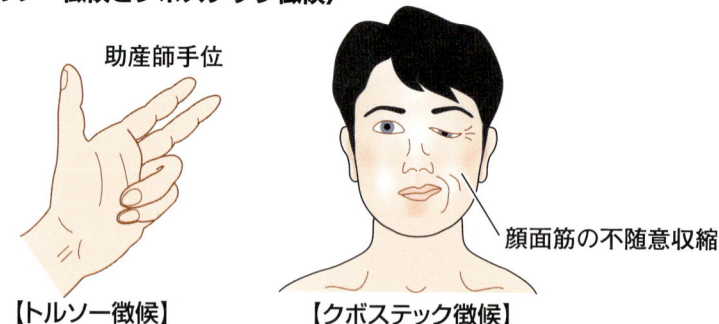

助産師手位

顔面筋の不随意収縮

【トルソー徴候】　　【クボステック徴候】

　一方、高カルシウム血症の症状には、**倦怠感**、**食欲不振**、**嘔吐感**、**多尿**などがありますが、軽度（11〜12mg/dl以下）の場合は症状があらわれないこともあります。しかし、急速に病気が進行し高度のカルシウム血症（15mg/dl以上）に至ると、意識障害や昏睡などをともなった生命に関わる状態（**高カルシウム血症性クリーゼ**）になるため、注意が必要です。

　血清カルシウム値の異常は、心電図の**ST変化**により気づかれることが多いといわれています。高カルシウム血症では**STが短縮**しますが、低カルシウム血症では、**STが延長**します。

疾患からみた異常心電図

〈カルシウム値の異常と心電図の変化〉
高カルシウムではSTが短くなり、低カルシウムではSTが長くなる。

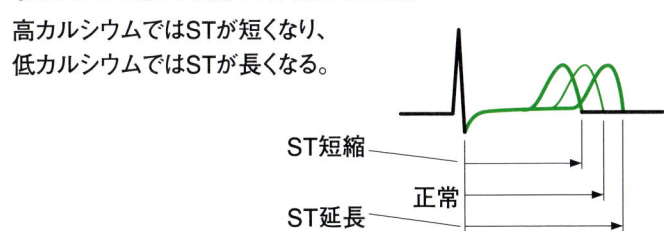

ST短縮
正常
ST延長

■低カルシウム血症・高カルシウム血症の心電図

●QT延長で、低カルシウム血症を疑う

低カルシウム血症ではSTが延びた結果、T波自体が後ろに移動し、**QTが延長**します。また、**T波が陰性化**したり、**平低化**する場合もあります。QT延長は、**心室頻拍**が起きた際、**トルサード・ド・ポアンツ**から**心室細動**に移行しやすいため、じゅうぶん注意が必要です。

低カルシウム血症の心電図波形のココをチェック！

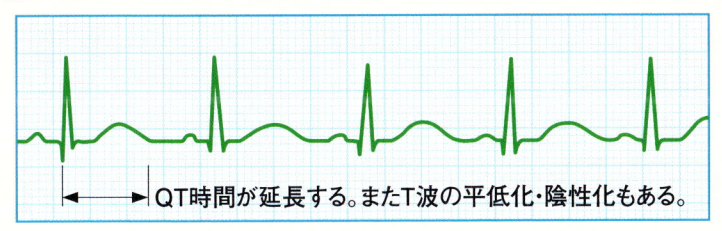

QT時間が延長する。またT波の平低化・陰性化もある。

●高カルシウム血症の心電図波形の特徴は、QT短縮

高カルシウム血症は、腫瘍疾患に合併することが多い、危険な電解質異常です。早期診断・治療により症状の改善が期待されるため、モニター心電図による発見は重要な役割を担います。高カルシウム血症の波形は、低カルシウム血症とは逆に**QT時間**が短縮します。

高カルシウム血症の心電図波形のココをチェック！

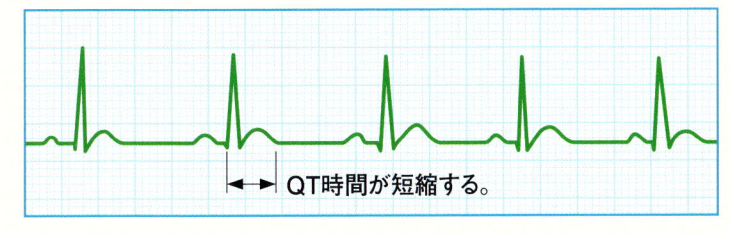

QT時間が短縮する。

●高カルシウム血症性クリーゼ

血清カルシウム濃度が16mg/dl以上になると、意識障害、昏睡をきたします。この状態を、高カルシウム血症性クリーゼといいます。高カルシウム血症性クリーゼは重篤で生命の危険をともなう電解質異常です。悪性腫瘍に合併することが多く、ときにはこの高カルシウム血症性クリーゼが直接死因となることもあります。

WPW症候群
(Wolff-Parkinson-White syndrome)

心臓に刺激伝導系とは別の副伝導路をもつ先天異常です。
心疾患を合併したり、不整脈から突然死に至る危険もあるため、
早期に危険な兆候を発見することが重要です。

■ WPW症候群は、心疾患や不整脈を合併しやすい

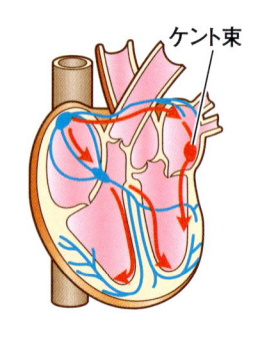

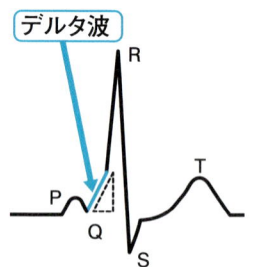

ケント束

デルタ波

WPW症候群は、刺激伝導系以外の**副伝導路（ケント束）** を持つ、生まれつきの異常です。ケント束は、右房–右室あるいは左房–左室に存在するものがあり、まれに心室中隔に存在する場合もあります。

WPW症候群の発生頻度は、ほぼ100人に1人といわれていますが、まったく健康上に問題を感じておらず、心電図検査により初めて発見される例も多くあります。WPW症候群を有していても、ほかに心異常はなく、不整脈の既往のない例は、治療の必要はありません。

しかし、30〜40%は**僧房弁逸脱症候群**や**心筋症**などの心疾患を合併しており、50〜60%に**発作性上室頻拍**や**心房細動**などの不整脈発作が出現すると考えられています。とくに**発作性上室頻拍**はWPW症候群によく見られる発作であり、**発作性上室頻拍**に遭遇した際は、まずWPW症候群を疑うべきです。頻脈発作を起こすWPW症候群の30〜40%に**心房粗動**、**心房細動**が合併しますが、**心房細動**から**R on T**となって**心室細動**に至る可能性が高いので、非常に危険です。

〈WPW症候群の心電図波形〉

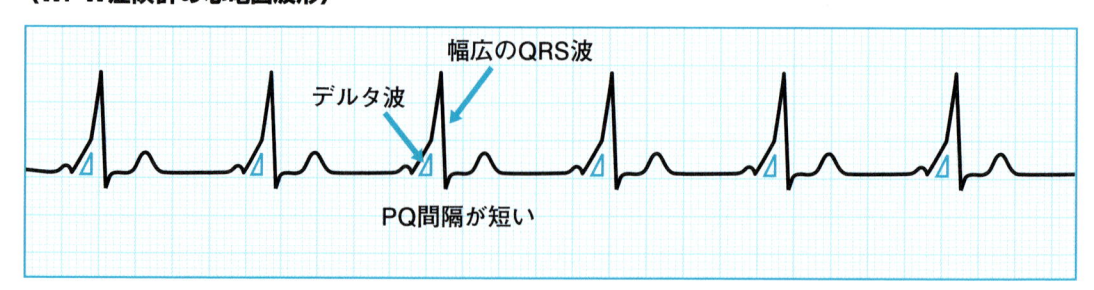

幅広のQRS波
デルタ波
PQ間隔が短い

■PQ間隔の短縮、デルタ波、幅広のQRS波の3つが特徴

WPW症候群の人の心電図波形には、特徴的な**デルタ波**をともなう**幅広いQRS波（0.12秒以上）**があらわれます。正常な状態では、電気的な刺激は刺激伝導系と**ケント束**の両方を通って、心房に伝わります。そのため、**PQ間隔が短く**なり、PR間隔が短縮します。

また、副伝導路の場所により3つのタイプに分かれており、それぞれの波形に特徴があります。

ケント束が左房-左室に存在するA型がもっとも頻度が高く、左室が早期に興奮するため、心電図波形は**右脚ブロック型**になります。3つの特徴のほかに、**高いR波**があらわれれば、A型のWPW症候群です。

ケント束が右房-右室にあるB型は、右室が早期に興奮するために、心電図波形は**左脚ブロック型**を示します。ケント束は右房-右室に存在すると考えられ、**深いS波**が特徴です。

また、大変にまれですが副伝導路が中隔にあるC型では、深いS波に下向きのQ波が認められます。

●ケント（Kent）束
厳密には、A型の副伝導路のことをケント束といいます。実際には、A型に限らずB型・C型を含むすべての副伝導路をケント束と呼ぶことが多いので、ケント束＝副伝導路と覚えてもよいでしょう。

〈WPW症候群の3つのタイプとその特徴〉

	波形の特徴	副伝導路のある位置
A型	高いR波	左室・左房を結ぶ
B型	深いS波／下向きのQ波なし	右室・右房を結ぶ
C型	深いS波／下向きのQ波あり	中隔

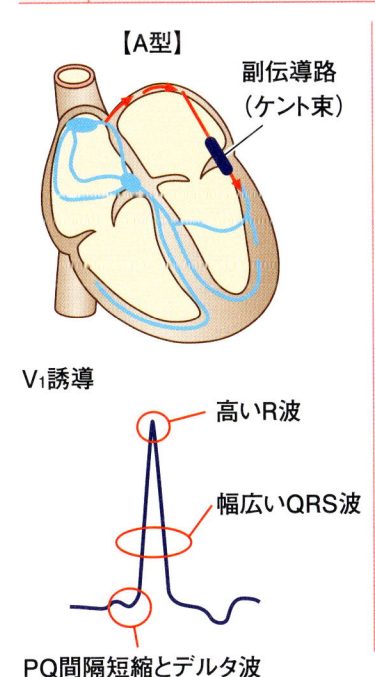

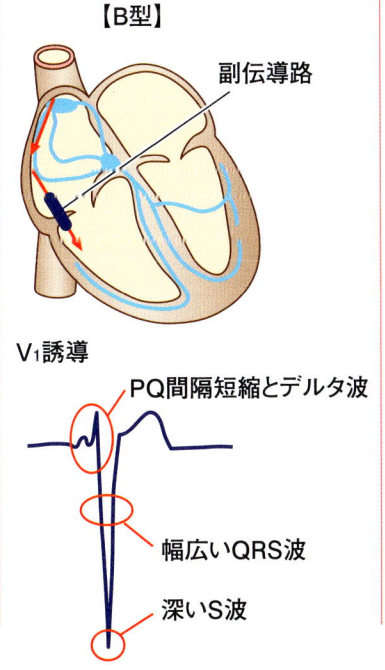

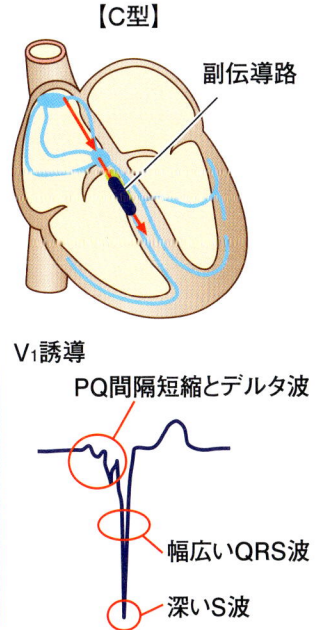

【A型】
副伝導路（ケント束）
V₁誘導
高いR波
幅広いQRS波
PQ間隔短縮とデルタ波

【B型】
副伝導路
V₁誘導
PQ間隔短縮とデルタ波
幅広いQRS波
深いS波

【C型】
副伝導路
V₁誘導
PQ間隔短縮とデルタ波
幅広いQRS波
深いS波

ブルガダ症候群
(Brugada syndrome)

突然に心室細動をきたすことで、
失神したり、時には突然死につながったりすることもある
原因不明の心疾患です。

■心電図では特徴的なST上昇を示す

●ブルガダ症候群の治療
ブルガダ症候群に対する予防的治療は、症状の有無や突然死の家族歴、電気生理検査などを考慮して、検討します。チェックポイントは以下のとおりです。
① 男性であること
② 家族の中に急死者や突然死者がいる
③ 意識消失発作（失神）、失神の前兆、心室細動などの既往がある
④ 心電図のタイプ
⑤ 遺伝子異常が判明（SCN5A遺伝子の変異）

　原因不明の心室細動で急死する人の中には、**右脚ブロック**に良く似た波形と、**ST上昇**を示すという特徴をもつ人が多いことがわかっています。1992年にこの症例を報告した研究者の名前にちなんで「ブルガダ症候群」と呼ばれています。ブルガダ症候群は、日本や東南アジアで多く、40歳前後の男性のリスクが高いようです。また、調べてみると、家族に突然死した人がいることが多く、遺伝性が強いと考えられています。

　日本での調査によると、ブルガダ型心電図を示す人は1000人に1～2人はいると推定されています。けれどもほとんどの人は健康であり、突然死のリスクはきわめて低いこともわかっています。また、ブルガダ型心電図には**コーブド型**と**サドルバック型**の2種類があることがわかっています。

　サドルバック型で自覚症状や急死の家族歴がなければ、とくに治療の必要はありません。一方、コーブド型の波形を示す場合は、**心室細動**のほかに**発作性心房細動**をきたすこともあり、自律神経の影響から夜間に突然死する危険も考えられます。

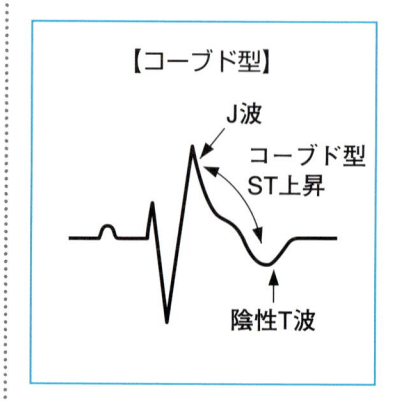

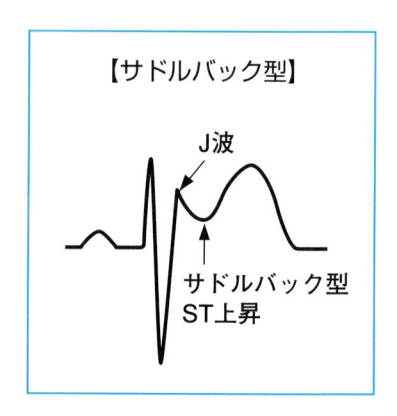

【コーブド型】
J波
コーブド型ST上昇
陰性T波

【サドルバック型】
J波
サドルバック型ST上昇

第5章

その他の心電図のポイント

- ●ペースメーカー心電図……130
- ●薬物と心電図の関係……137
- ●アーチファクト……140
- ●心電図アラーム……144
- ●救急時の対応……152

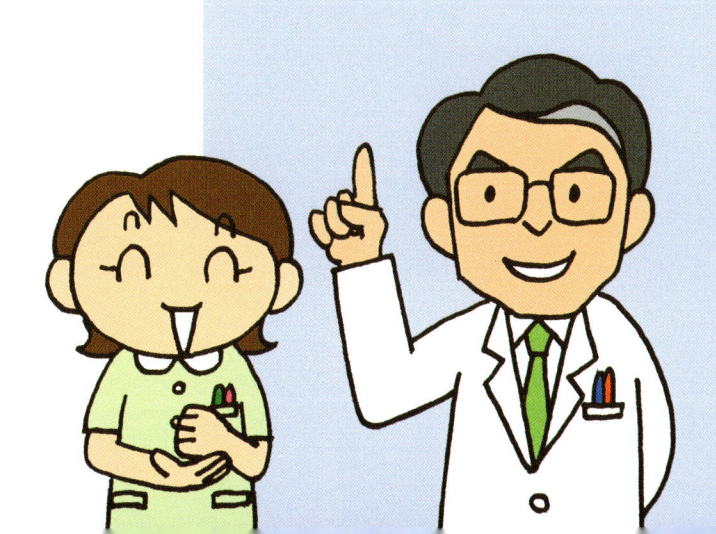

ペースメーカー心電図

洞不全症候群や房室ブロックなど、心拍停止のリスクが高い徐脈には、
人工ペースメーカーを利用することがあります。
ペースメーカー装着時の心電図波形と、トラブルを示す波形を覚えておきましょう。
（教科書や用語集などでは「ペースメーカ」と表記することが多いですが、本書で「ペースメーカー」を用います。）

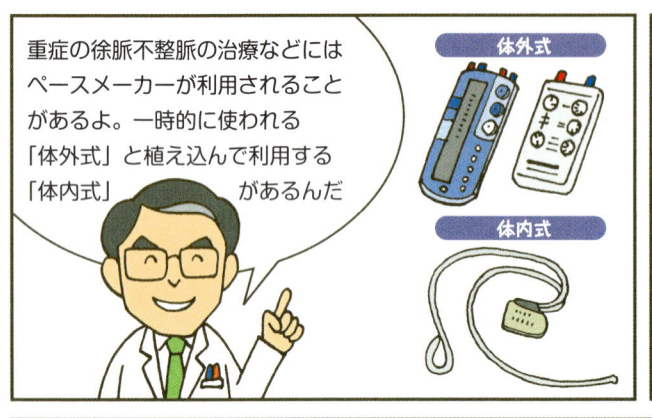

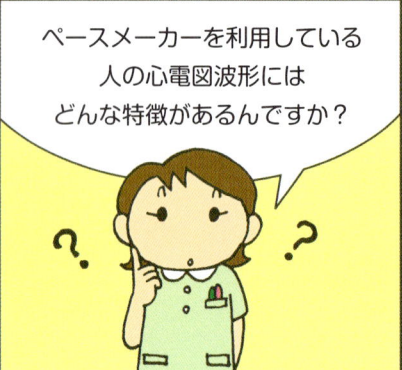

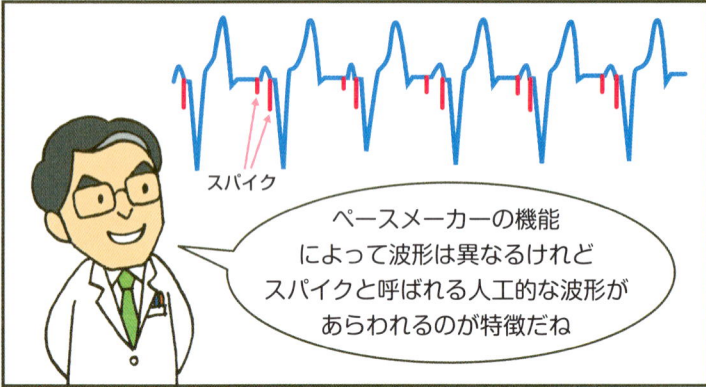

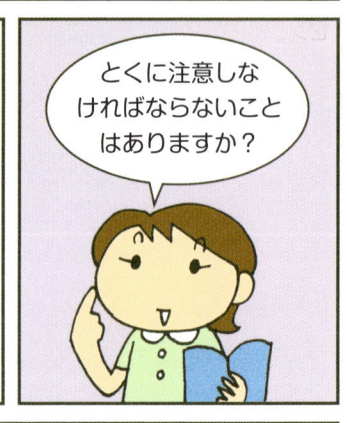

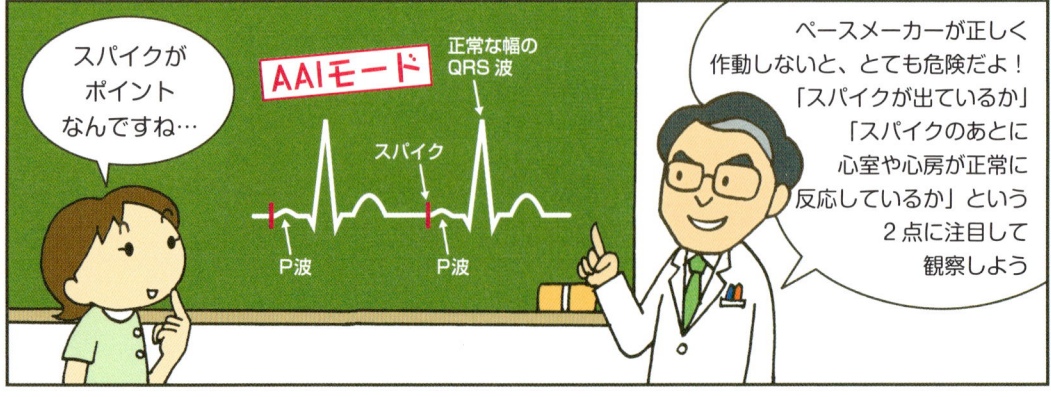

重症の徐脈不整脈の治療などには
ペースメーカーが利用されることが
あるよ。一時的に使われる
「体外式」と植え込んで利用する
「体内式」があるんだ

体外式

体内式

ペースメーカーを利用している
人の心電図波形には
どんな特徴があるんですか？

スパイク

ペースメーカーの機能
によって波形は異なるけれど
スパイクと呼ばれる人工的な波形が
あらわれるのが特徴だね

とくに注意しな
ければならないこと
はありますか？

スパイクが
ポイント
なんですね…

AAIモード

正常な幅の
QRS波

スパイク

P波　　P波

ペースメーカーが正しく
作動しないと、とても危険だよ！
「スパイクが出ているか」
「スパイクのあとに
心室や心房が正常に
反応しているか」という
2点に注目して
観察しよう

■ペースメーカーの種類と機能

● 基本的機能とモードを理解しよう！

　ペースメーカーには緊急時などに一時的に利用される体外式（一時式）ペースメーカーと、長期間の利用を目的にして体内に植え込まれる恒久的（体内植え込み式）ペースメーカーがあります。ペースメーカーにはさまざまな機能があり、不整脈の状態にあわせて設定することができます。ペースメーカーの主な機能には、次のものがあります。

〈センシング〉
ペースメーカーが心拍を感知する機能。

〈ペーシング〉
心拍が停止した際に、電気信号を発生し、心室や心房に刺激を送り興奮させる機能。

〈インヒビション〉
センシングの際に、ペーシングスパイクを出さないよう、出力を抑制する機能。

〈トリガー〉
センシング後に、一定間隔でペーシングを行う機能。

　ペースメーカーの機能は一般的に「AAI」「VDD」など3文字のコードであらわします。1文字目はペーシング部位、2文字目がセンシング部位、3文字目が感知に対する反応を示します。

● 体内植え込み式ペースメーカー
　一般的には、ペースメーカーの本体を肩に植え込み、心臓までリードをつなげます。ペースメーカーは、心臓がきちんと収縮しているかを感知し、異常をみつけると刺激を送り、人工的に心臓の興奮を促します。

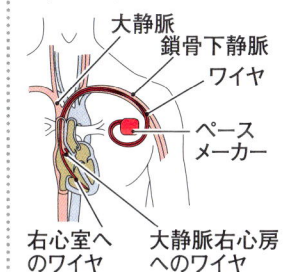

● ペースメーカーのモード
「AAI型」など3文字のコードは、下記をあらわします。
1文字目：ペーシング部位
2文字目：センシング部位
　A（atrium）心房
　V（ventricle）心室
　D（dual）心房と心室
3文字目：反応
　T（trigger）同期
　I（inhibit）抑制
　D（dual）同期と抑制

	ペーシングの方法	波形	適応
VVI	心室での興奮がない（QRS波が出ない）ときに、心室でペーシングを行う	スパイクに続いて心室期外収縮に似た幅広いQRS波	房室ブロック等
AAI	心房での興奮がない（P波が出ない）ときに、心房でペーシングを行う	スパイクのあと、P波から始まる正常波形が続く	洞不全症候群等
VDD	心房での興奮（P波）を感知すると、その後心室でペーシングを行う。心室での興奮（QRS波）を感知すると、心室でのペーシングは休止	自己P波に続いてスパイク、その後、心室性期外収縮に似た幅広いQRS波が続く	洞不全症候群、房室ブロック等
DDD	心房、心室のペーシングを行う。自己興奮を感知するとペーシングを休止。心房での興奮を感知すると、これに同期して心室をペーシングすることもできる	心房のスパイクに続いてP波、心室のスパイクに続いて幅広いQRS波	洞不全症候群、房室ブロック等

注：4文字目にRがつく場合、Rはレートレスポンス（rate response）をあらわします。レートレスポンスとは、ペースメーカーが体の動きを感知し、必要に応じて心拍数を変動させる機能のこと。

■ペースメーカー心電図の基本波形

●ペースメーカー心電図の特徴はスパイク

　ペースメーカーから発生した刺激は、鋭い「スパイク」として心電図上に記録されます。

　心房でペーシングを行う場合は、スパイクのあとにP波があらわれます。心室でペーシングを行う場合は、スパイクのあとにQRS波があらわれますが、通常の刺激伝導系の働きとは無関係に心室が興奮するので、QRS波は心室期外収縮に似た幅広い波になります。

〈ペースメーカー心電図波形の基本〉
・心房でペーシングを行う場合は、
　P波の前にスパイクがあらわれる。
・心室でペーシングを行う場合は、
　スパイクのあとにQRS波があらわれる。

　まずは、それぞれのモードでの基本波形を覚えておきましょう。

●AAIモード
　刺激する部分：心房（A）、感知する部位：心房（A）、自己心拍に対する反応：抑制（Ⅰ）です。

●AAIモード

　右心房にリードを挿入し、心房でペーシングします。心房が正常に興奮しているときには、ペースメーカーは休みます（抑制）。心房が興奮しないときのみ、ペースメーカーが働きます。

〈AAIモードの波形の特徴〉
スパイクのあとP波があらわれ、正常波形が続く。

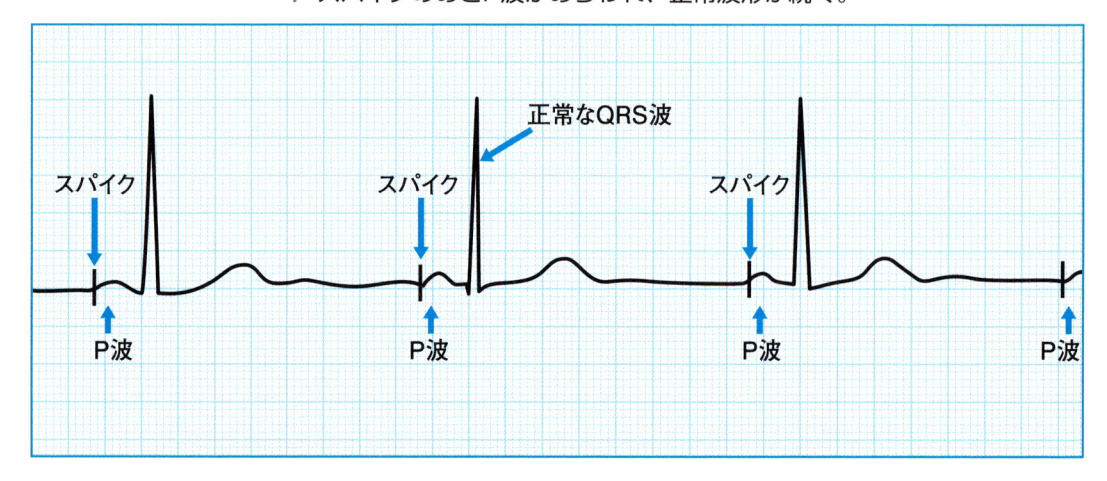

その他の心電図のポイント

●VVIモード

右心室にリードを挿入し、心室でペーシングします。心室が正常に興奮しているときには、ペースメーカーは休みます（抑制）。心室が興奮しないときのみ、ペースメーカーが働きます。

●ＶＶＩモード
刺激する部分：心室（V）、感知する部位：心室（V）、自己心拍に対する反応：抑制（I）です。

〈VVIモードの波形の特徴〉

スパイクに続いて、幅の広いQRS波があらわれる。

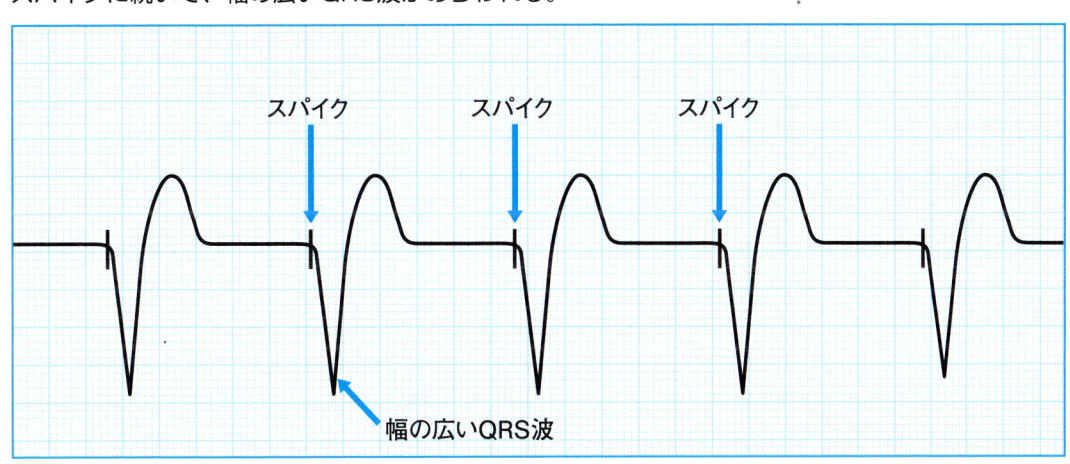

●VDDモード

1本のリードで、心房と心室の両方をセンシングし、心室でペーシングできる、特殊な電極を使います。心房の興奮をセンシングすると、タイミングよく心室でペーシングします（同期）。心室での興奮をセンシングした場合は、心室のペーシングは休みます（抑制）。

●ＶＤＤモード
刺激する部分：心室（V）、感知する部位：心房・心室（D）、自己心拍に対する反応：抑制・同期（D）です。

〈VDDモードの波形の特徴〉

P波に続いてスパイク、幅の広いQRS波があらわれる。

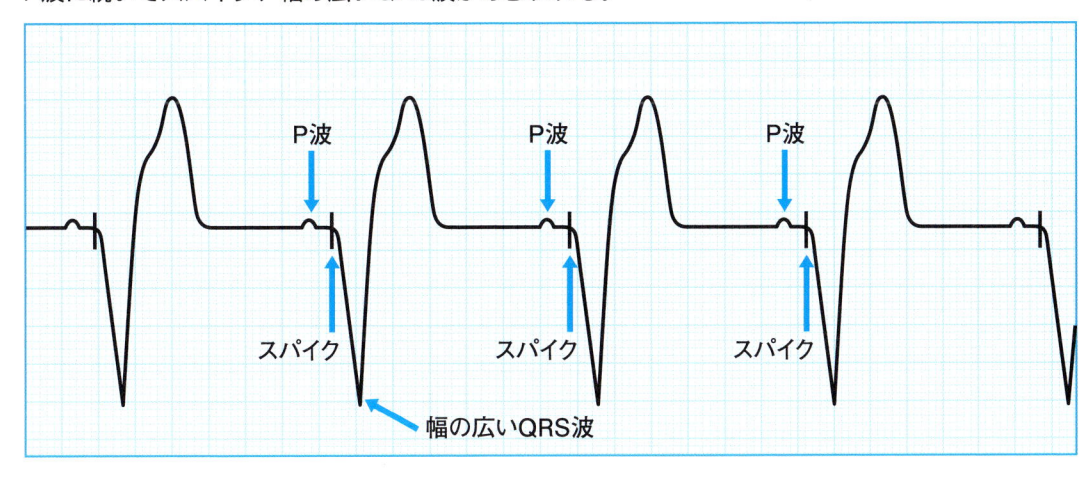

● DDDモード
刺激する部分：心房・心室（D）、感知する部位：心房・心室（D）、自己心拍に対する反応：抑制・同期（D）です。

● DDDモード
2本のリードそれぞれを心房と心室に挿入し、心房と心室の働きを感知、サポートします。心房と心室が正常に興奮しているときには、ペースメーカーは休み（抑制）、異常をみつけた際にはタイミングよくペーシングします（同期）。

〈DDDモードの波形の特徴〉
心房のスパイクに続いてP波、心室のスパイクに続いて幅の広いQRS波があらわれる。

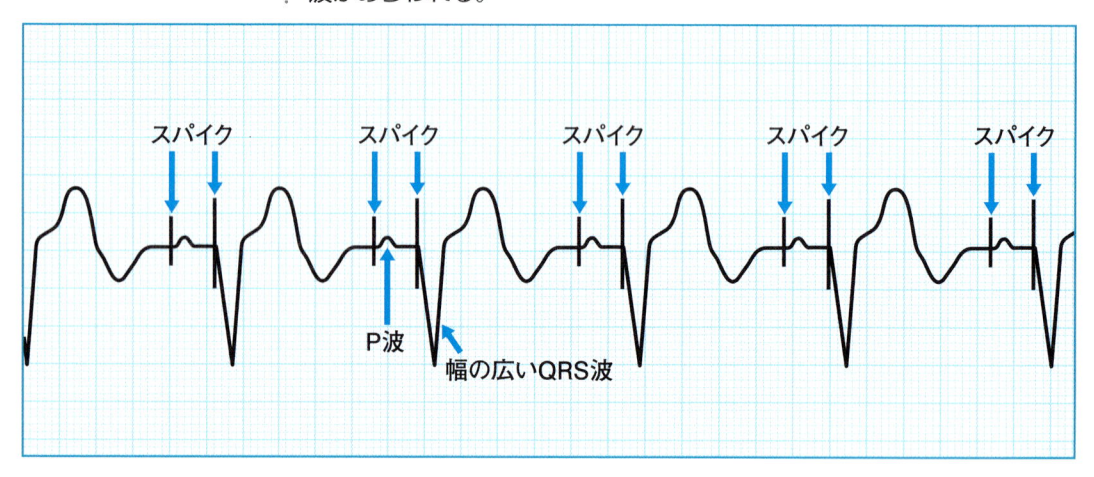

■ペースメーカーの異常に注意！

● ペーシング不全とセンシング不全とは？

ペースメーカーの異常は、主に「ペーシング不全」と「センシング不全」に大別できます。ペーシング不全は、ペーシングしているのに、心筋が興奮しない状態のこと。センシング不全は、さらに、正常な心拍を感知しなくなり必要のないペーシングを行ってしまう「アンダーセンシング」と、筋電図やノイズまで感知してしまいペーシングが必要な状態でも作動しない「オーバーセンシング」の2つに分けられます。

ペーシング不全		・ペーシングスパイクが出ているのに、それに続くP波やQRS波がみられない ・設定心拍数より低下しているのに、ペーシングスパイクが出ない
センシング不全	オーバーセンシング	・筋電図やノイズまで感知してしまい、ペーシングが必要な状態で作動しない
	アンダーセンシング	・正常なP波やQRS波があるのに感知せず、余分なペーシングスパイクを出してしまう状態

その他の心電図のポイント

第5章 ペースメーカー心電図

● **主なモードの異常ペースメーカー波形を知っておく**

ペースメーカー心電図を観察する際には、スパイク波が出ているのか、スパイク波のあとに心室や心房が正常に反応しているかという2点に注目します。主なモードの異常波形を知っておきましょう。

● ペーシング不全の原因

心筋を刺激する電気量の不足、電極が心筋から離脱してしまった場合、電極の位置不良、電極への異物の付着などが原因として考えられます。

〈VVIモードのペーシング不全〉

スパイク波だけが出て、QRS波が認められません。心室のペーシング不全です。

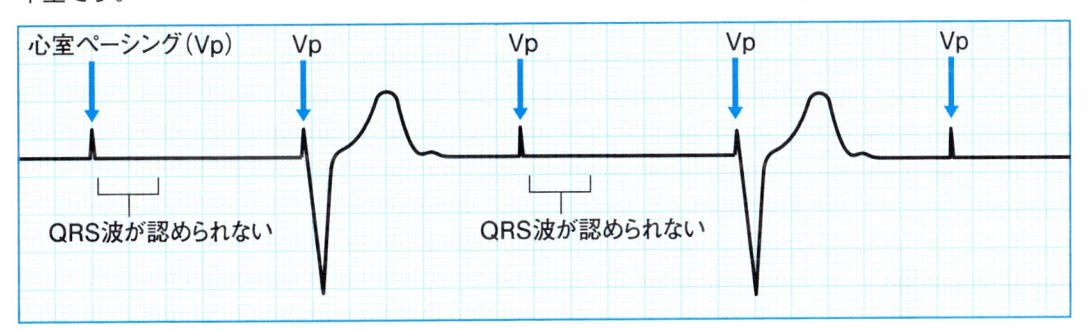

〈AAIモードのペーシング不全〉

スパイク波のあとにP波が認められません。心房のペーシング不全です。

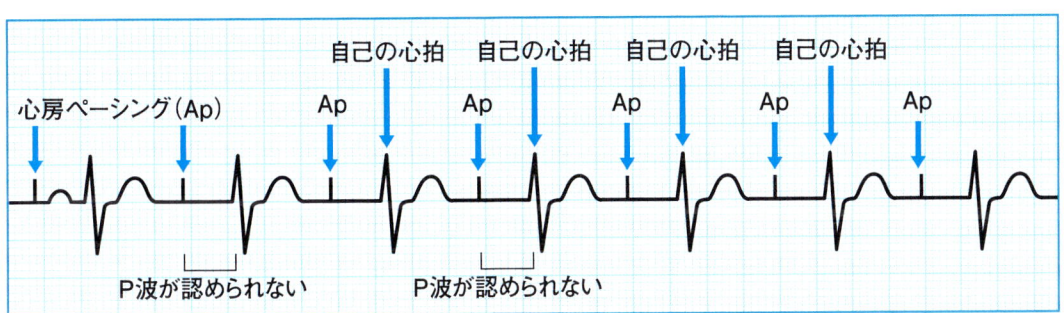

〈VVIモードのアンダーセンシング〉

心室センシング不全のため、QRS波を感知していません。そのため、QRS波のあとに心室ペーシングがあらわれています。

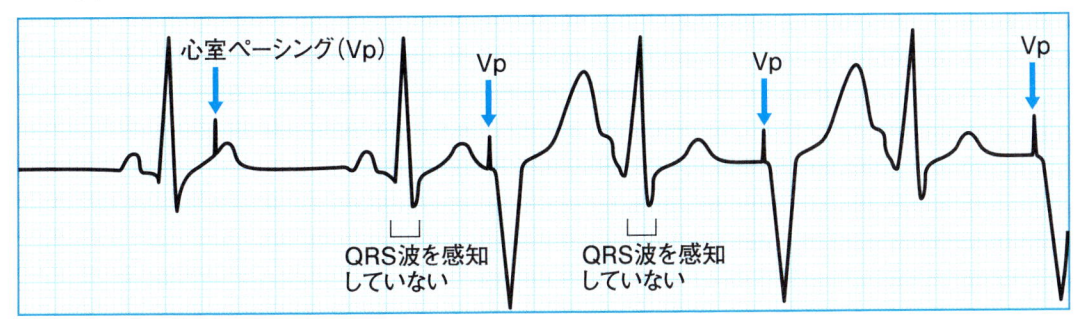

〈DDDモードのアンダーセンシング不全〉
心室のセンシング不全のため、ペースメーカーがQRS波を感知せず、QRS波のあとに心室ペーシングが出現しています。

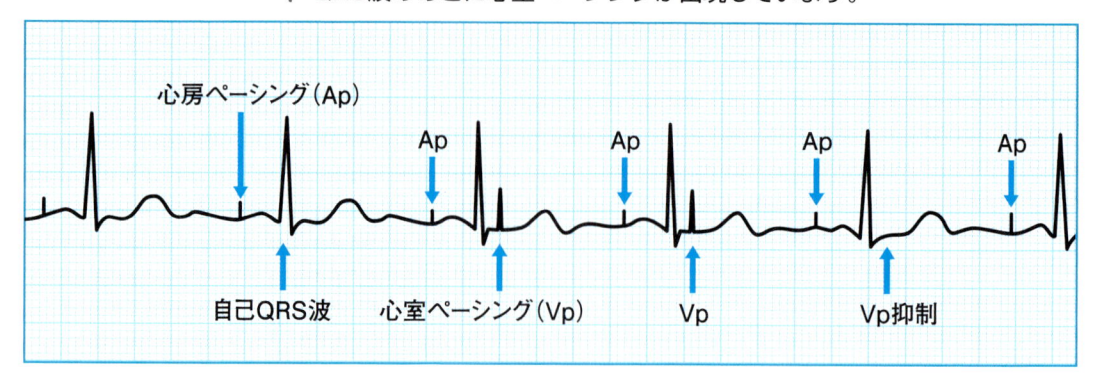

心房ペーシング（Ap）　Ap　Ap　Ap　Ap
自己QRS波　心室ペーシング（Vp）　Vp　Vp抑制

〈VVIモードのオーバーセンシング不全〉
T波をQRS波と間違えて感知しています。ペースメーカーのタイミングがずれてしまい、ペーシングの間隔が延長しています。

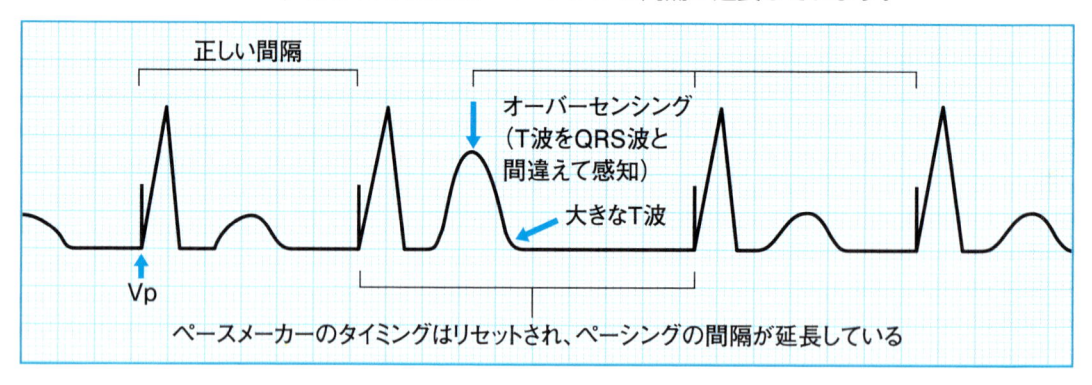

正しい間隔
オーバーセンシング（T波をQRS波と間違えて感知）
大きなT波
Vp
ペースメーカーのタイミングはリセットされ、ペーシングの間隔が延長している

● オーバーセンシングとCT検査
ペースメーカーを利用中の患者が胸部CT検査を行う際、ペースメーカー本体にもX線照射が行われ、リセット現象があらわれたり、オーバーセンシング現象が発生するという危険性があります。

● ペースメーカーの異常をみつけたら？
　ペーシング不全により心臓が収縮しない場合は、めまいを起こしたり、心停止など危険な状態に至ることも考えられます。
　また、センシング不全の中でも、とくにアンダーセンシングでは、不要なスパイク波がT波に重なり、R on Tから心室頻拍、心室細動に移行する危険も考えられます。
　できるだけ速やかに患者のもとに行き、リードの状態を確認し、必要に応じてペースメーカーの機能を調整しましょう。また、万が一、心拍が出現しない場合は、救命措置を行う必要もあります。医師を呼ぶとともに、スピーディーに救命の準備を行いましょう。

その他の心電図のポイント

第5章 薬物と心電図の関係

薬物と心電図の関係

抗不整脈薬などの薬物には、さらなる不整脈を引き起こす、
「催不整脈作用」のリスクがあります。
薬物と不整脈、心電図波形の読み取り方を覚えておきましょう。

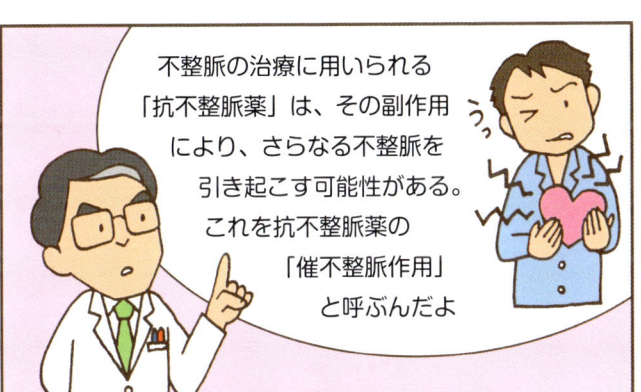

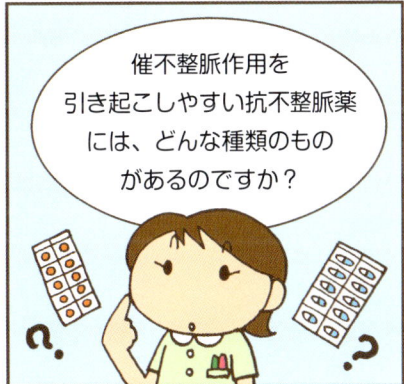

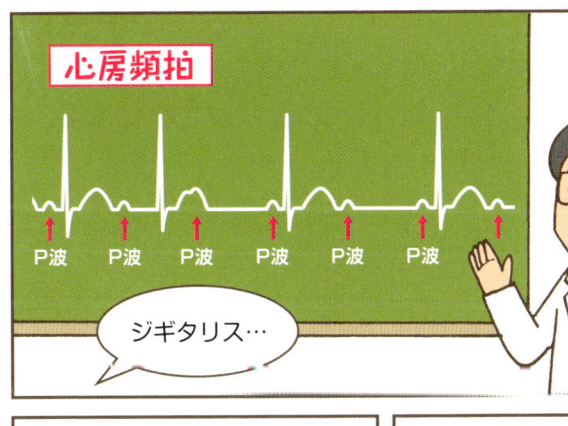

不整脈の治療に用いられる「抗不整脈薬」は、その副作用により、さらなる不整脈を引き起こす可能性がある。これを抗不整脈薬の「催不整脈作用」と呼ぶんだよ

催不整脈作用を引き起こしやすい抗不整脈薬には、どんな種類のものがあるのですか？

心房頻拍

P波　P波　P波　P波　P波　P波

ジギタリス…

もっとも知られているのが「ジギタリス（強心剤）」。服用によって洞性徐脈となるのが特徴で、ジギタリス中毒になると、房室ブロックをともなう心房頻拍があらわれる場合があるよ

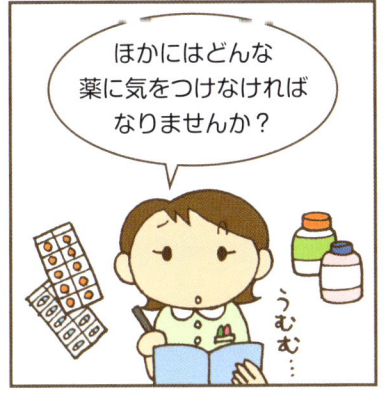

ほかにはどんな薬に気をつけなければなりませんか？

あらゆる抗不整脈薬は、催不整脈作用のリスクがあるから注意が必要。また、不整脈を引き起こす可能性がある薬剤は、抗不整脈薬だけとは限らないんだ。新たな薬を投与したり、量を変える際にはモニター心電図の観察は必須だね

■抗不整脈薬の治療による副作用の出現

● 催不整脈（プロアリズミア）
催不整脈作用により、新たに出現した不整脈を「催不整脈（プロアリズミア）」と呼びます。

● 催不整脈作用とリエントリー
リエントリーによる心室期外収縮や頻脈性不整脈は、不応期延長の程度に心室各部でばらつきがある場合や、伝導抑制が強いときに起こると考えられています。

● ジギタリス中毒の副作用
ジギタリス中毒の副作用としては、食欲不振、悪心・嘔吐、下痢などの消化器系の症状が比較的早期から出やすいことが知られています。また、光がちらちらする、黄視、緑視、複視などの視覚異常も患者自身が気づきやすい症状なので、あらかじめ患者に伝えておくことも大切です。

● 抗不整脈薬による催不整脈作用に気をつけて！

薬剤により、かえって不整脈が悪化したり、新たな不整脈が起こったりすることを催不整脈作用といいます。不整脈の治療に利用される抗不整脈薬（170ページ参照）は、不整脈をコントロールできる一方で、催不整脈作用を起こしやすいことでも知られています。

催不整脈作用は、徐脈性のものと頻脈性のものに大別できます。徐脈性のものは、抗不整脈薬が洞結節での刺激生成や洞房間の伝導、房室結節での伝導を抑制することによって、引き起こされます。刺激伝導系に機能不全がある場合や、投与量が多いときには洞性徐脈、洞停止、洞房ブロック、房室ブロックが出現する危険があります。

頻脈性の催不整脈作用は、薬剤による刺激生成異常とリエントリー形成のふたつがあり、上室性と心室性のいずれにもみられます。重症例では心室細動に移行するリスクもあります。

● ジギタリスによる心電図変化

うっ血性心不全や心房細動の治療などに頻繁に利用されるジゴキシンなどの「ジギタリス」は、すぐれた薬効をもつ一方で、副作用も強いことで知られています。ジギタリスを投与する際には、心電図モニターを注意深く観察し、ジギタリス中毒（とくにジギタリスによる不整脈の発現）に注意しなければなりません。

ジギタリス投与中の特徴的な心電図所見を、ジギタリス効果といいます。

〈ジギタリス効果〉
ST盆状下降、PQ時間延長、QT時間短縮などの特徴がみられる。

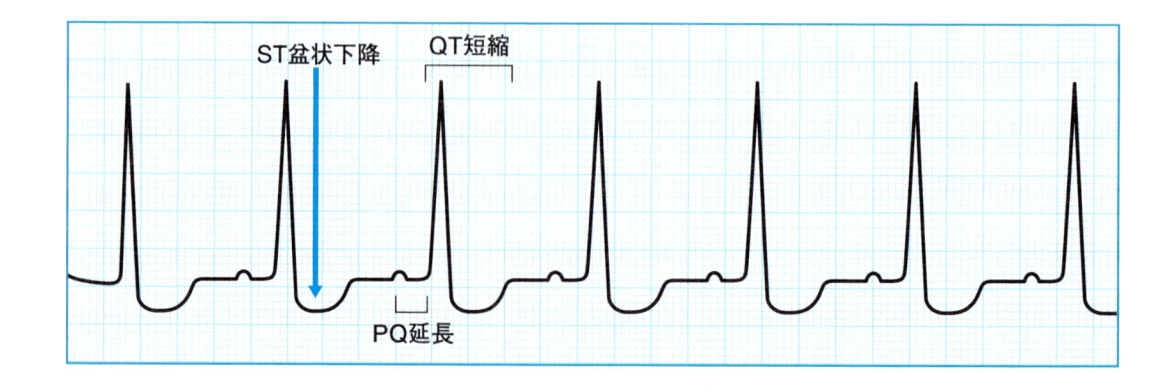

その他の心電図のポイント

第5章 薬物と心電図の関係

ジギタリスによる不整脈として代表的なものが房室ブロックをともなう心房頻拍です。とくに、低カリウム血症はジギタリス中毒を起こしやすいので、要注意です。

〈ジギタリス中毒による房室ブロックをともなう心房頻拍〉
異所性P波に、QRS波の延長がみられる。

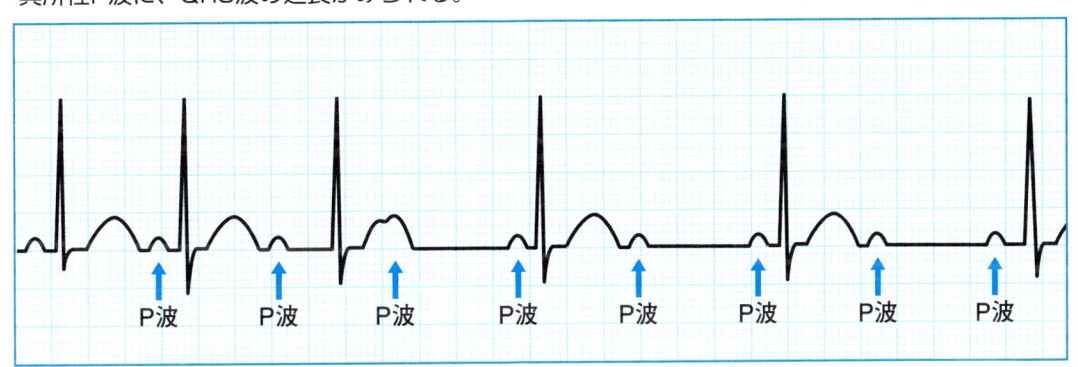

●そのほかの薬剤による催不整脈作用

催不整脈作用があらわれるときには、多くの場合、心電図にQT時間の延長という変化が観察できます。なので、新しい薬剤を利用したり、薬剤の量が変わった折には、注意深くモニター心電図を観察し、少しでも変化の兆しがあったら薬剤の投与量を減らすなど、副作用の発現を未然に防ぐことが重要です。

これまでに実際の臨床例で催不整脈作用に結び付く心電図のQT時間延長作用が報告された主な薬剤名は、以下のとおりです。

●催不整脈作用のリスクが高い抗不整脈薬
　そのほか、高血圧、狭心症に利用される「カルシウム拮抗薬」、不整脈（心房細動、洞性頻脈、期外収縮時の心拍数低下）、心不全や心筋梗塞などに利用される「β受容体遮断薬」などはリスクが高く、注意しなければならない薬剤です。

抗不整脈薬	Ia群、Ic群、III群薬、ベプリジル
抗うつ薬・向精神薬	アミトリプチリン、イミプラミン、クロールプロマジン、フェノチアジン、ドロペリドール、ハロペリドール、リスペリドン、チオリダジン、フロキセチン、フルボキサミン、セルトラリン
抗生物質・抗真菌薬	マクロライド系、ニューキノロン系、ケトコナゾール、フルコナゾール、イトラコナゾール、メトロニダゾール、ST合剤
抗ウイルス薬・抗がん剤	リトナビル、インジナビル、サキナビル、アマンタジン、フォスカルネット、タモキシフェン
免疫抑制剤	タクロリムス
高脂血症薬	プロブコール
抗アレルギー薬	テルフェナジン、アステミゾール
消化管運動改善薬	シサプリド
H_2遮断薬	シメチジン、ラニチジン、ファモチジン

アーチファクト

心電図に混入するノイズのことを、アーチファクトといいます。
心電図を正しく読み取るためには、まず、このアーチファクトと不整脈を見分け、
アーチファクトを解消する方法を知っておかなければなりません。

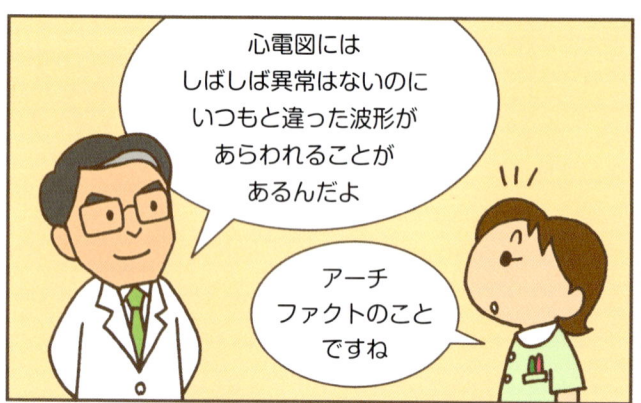

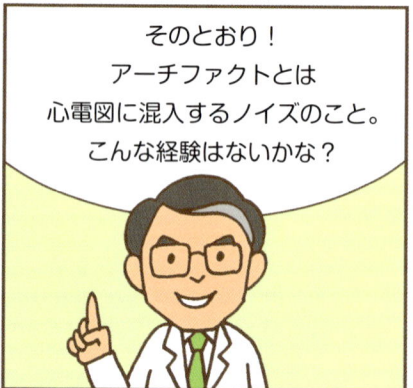

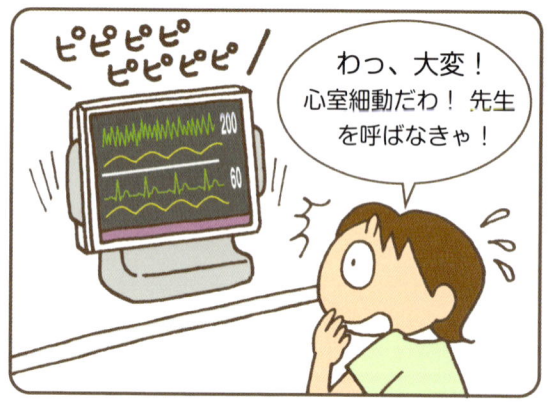

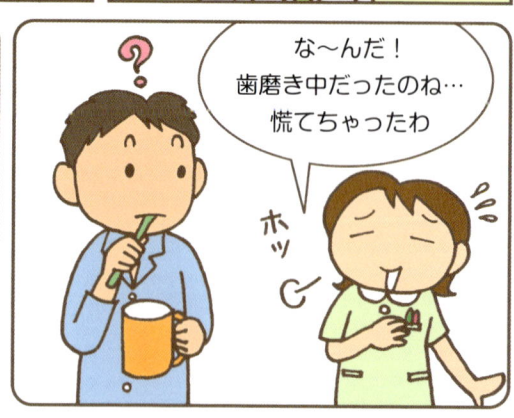

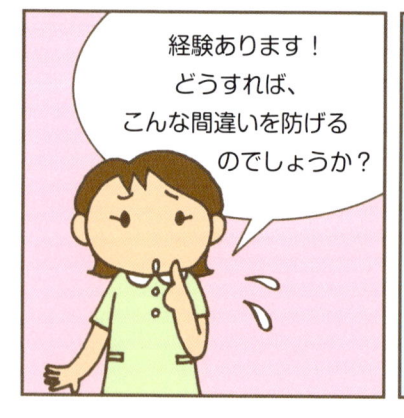

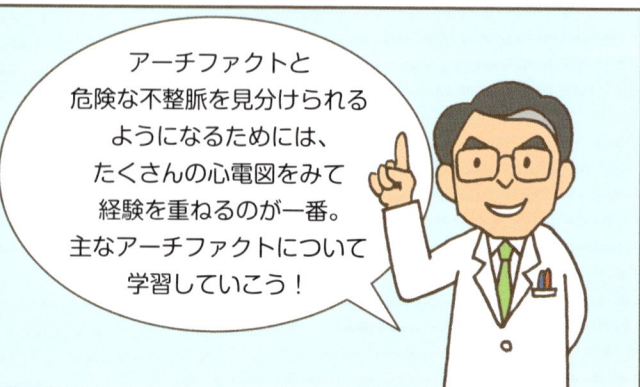

(医師) 心電図にはしばしば異常はないのにいつもと違った波形があらわれることがあるんだよ

(看護師) アーチファクトのことですね

(医師) そのとおり！アーチファクトとは心電図に混入するノイズのこと。こんな経験はないかな？

(モニター) ピピピピ ピピピピ

(看護師) わっ、大変！心室細動だわ！先生を呼ばなきゃ！

(患者) な〜んだ！歯磨き中だったのね…慌てちゃったわ

(看護師) 経験あります！どうすれば、こんな間違いを防げるのでしょうか？

(医師) アーチファクトと危険な不整脈を見分けられるようになるためには、たくさんの心電図をみて経験を重ねるのが一番。主なアーチファクトについて学習していこう！

■アーチファクトの原因を知っておこう

● 呼吸や身体の動き、電磁波の混入などが原因になる

　モニター上に実際とは違う画像があらわれたり、本来の形が歪んでしまうことをアーチファクトといいます。アーチファクトとは、「人工産物」という意味です。アーチファクトがあらわれると、波形がとらえにくくなるだけでなく、心房細動などの不整脈と見間違えやすいので、注意しましょう。

　アーチファクトには、大きく分けて2つの種類があります。ひとつは、皮膚抵抗、呼吸、筋肉の動き、不安や緊張などが影響する、人為的なアーチファクト。部屋の温度を調整する、枕の位置を変えるなど、患者がリラックスできる環境を整え、力を抜いてもらったり、姿勢を変更してもらうことで、解消できます。

　また、一般的には、鎖骨の下付近に、左右肩側の電極を移動することで、筋電図の混入は少なくなると言われています。

〈アーチファクトを防ぐ誘導の例〉

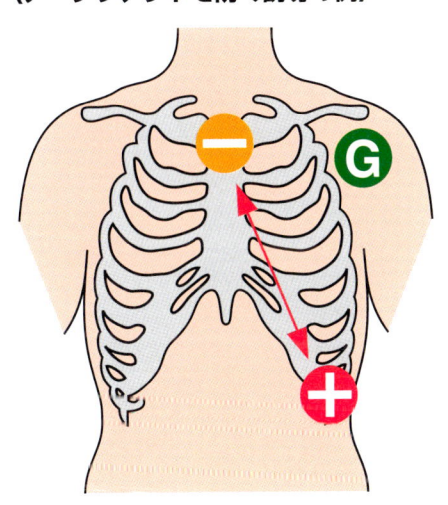

　もうひとつは、ペースメーカーなど機器のノイズ、ベッドの周りの電磁波などの混入といった物理的なアーチファクト。そのほか、リード線の断線、皮膚と電極の接触不良などもアーチファクトの原因になります。原因を確認し、場合によってはリード線を交換したり、電極をつけ直すなどして、対処しましょう。

● フィルタ機能
　適切な対処をしてもアーチファクトが除去できない場合には、アーチファクトを除去できる「フィルタ機能」を使用することもあります。ただし、フィルタ機能を使用した場合、判別困難となる不整脈もあることに留意しましょう。

■よくあるアーチファクトを見分けてみよう！

●基線の動揺

基線が細かく揺れている場合は、交流障害もしくは筋電図の混入の可能性が考えられます。

一方大きな動揺は、身体の動きや呼吸、接続不良による可能性が高いと思われます。

●電流の混入（交流障害）

規則正しい基線の揺れが認められます。心房細動と間違えそうですが、この場合は、電流の混入が考えられます。さまざまな電気機器が発する電磁波が混入することにより、波形が乱れることがあります。

〈交流障害によるアーチファクト〉

原因：電気毛布などの電流の混入

対応：周囲の電気器具の影響や、アースに不具合がないかチェック

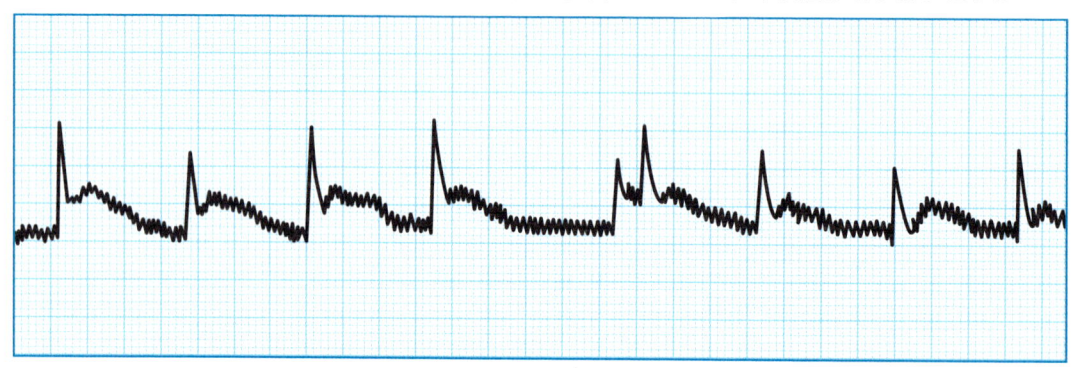

●筋電図の混入

基線に、不規則なギザギザが認められます。心房細動と間違えやすいのですが、筋電図が混入している可能性が考えられます。

〈筋電図の混入によるアーチファクト〉

原因：緊張や寒さによる身体の震え

対応：寒さや緊張による場合は、保温やリラックスできる環境を確保。電極を、筋肉の動きが少ない場所に貼り直すことも有効。

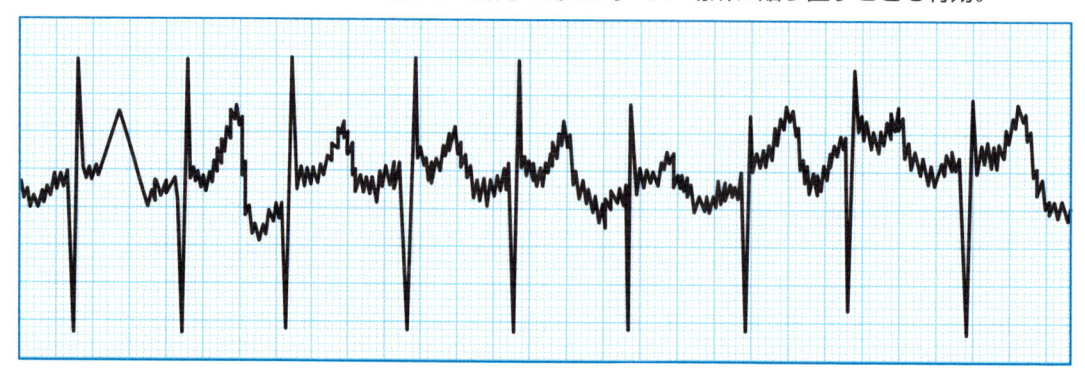

その他の心電図のポイント

第5章 アーチファクト

● 歯磨きVT

歯磨き心電図と呼ばれるもので、患者が歯磨きをしている際にあらわれる波形です。歯磨きのときの身体の揺れが、心室頻拍の波形に似た幅広いQRS波をともなった頻拍となって、モニター上に認められます。波形だけでは見分けることが困難なので、患者の日課（歯磨きの時間など）を把握しておくこと、「おかしいな」と思ったら、迷わず状態を確認しにいくことが大事です。

● 歯磨きＶＴ
歯磨きのように「短い周期で規則的な体動」があると、モニター上に心室頻拍に似たアーチファクトがあらわれます。清拭、肩たたき、マッサージ、薬の塗布などでも、同様の波形がみられることがあります。

〈歯磨きVT〉
原因：身体の振動
対応：患者の行動を把握しておく

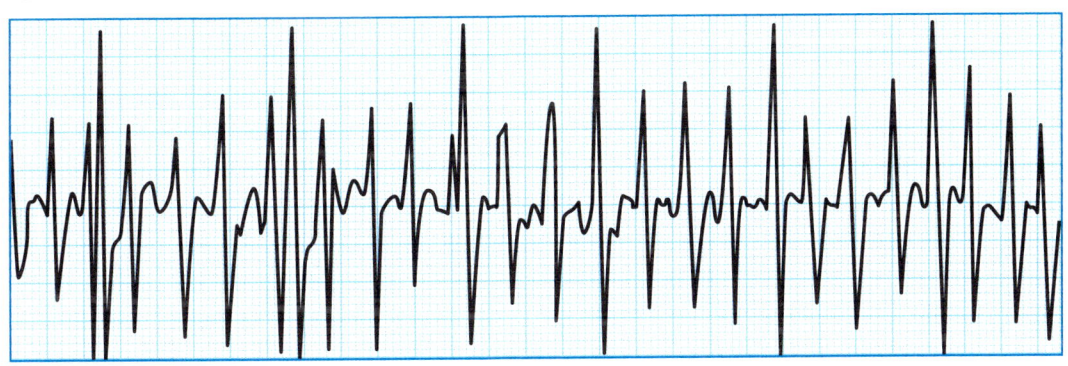

● 接続不良（電極の脱落）

電極がはがれかけたことによるアーチファクト。突然、心室細動に似た波形に変化しています。まずは、患者のもとに駆けつけ、容態に変化がなければ、電極やリード線の状態を確認しましょう。

● 接続不良
電極の脱落のほか、リード線の断線、電池の消耗、コードの接触、皮膚の異常など、いくつかの原因が考えられます。

〈電極の脱落によるアーチファクト〉
原因：電極の脱落（運動、汗、乾燥などにより接続不良となる）
対応：状態を確認し、装着しなおす

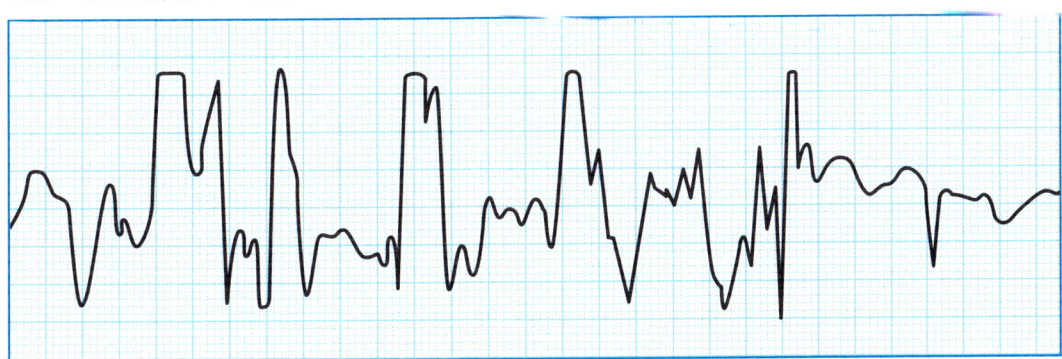

心電図アラーム

心電図アラームは患者の危険な状態を知らせてくれる重要な機能です。
けれども実際の医療現場では、誤アラームが多いこともあり、
うまく活用されていない例も少なくありません。
リスクを回避し、心電図アラームを有効に活用する方法を知っておきましょう。

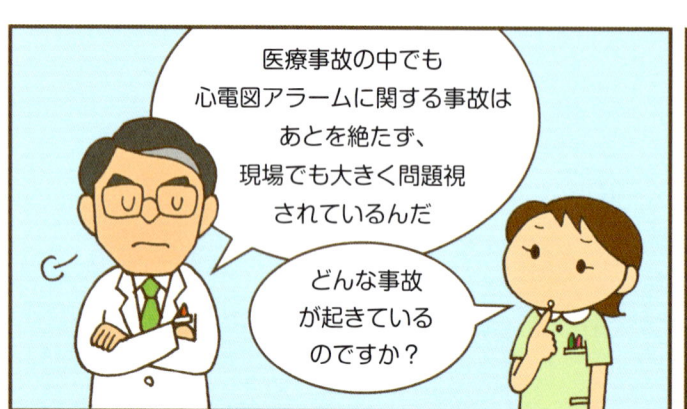

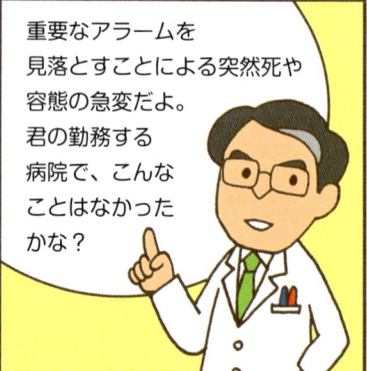

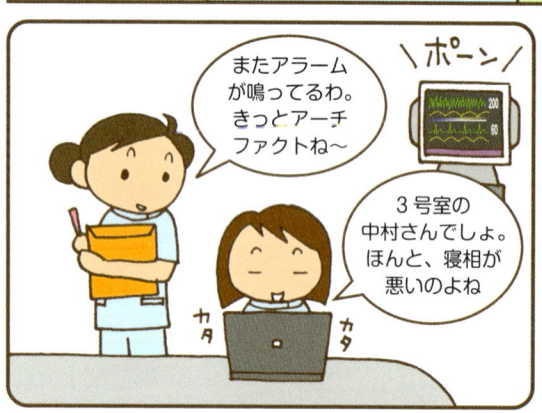

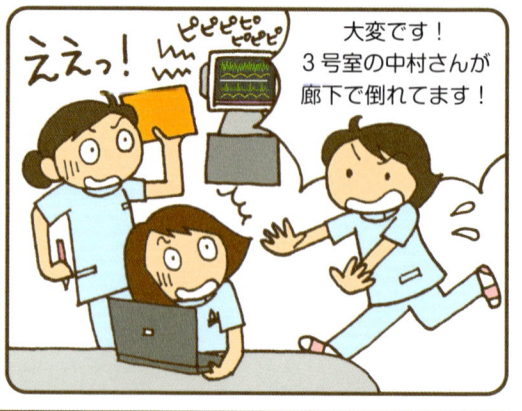

医療事故の中でも心電図アラームに関する事故はあとを絶たず、現場でも大きく問題視されているんだ

どんな事故が起きているのですか？

重要なアラームを見落とすことによる突然死や容態の急変だよ。君の勤務する病院で、こんなことはなかったかな？

またアラームが鳴ってるわ。きっとアーチファクトね〜

ポーン

3号室の中村さんでしょ。ほんと、寝相が悪いのよね

カタカタ

ええっ！

ピピピピピピピピ

大変です！3号室の中村さんが廊下で倒れてます！

あのとき、アラームにちゃんと対応していれば、こんなことにはならなかったのに…

中村さん!!　中村さ〜ん!!

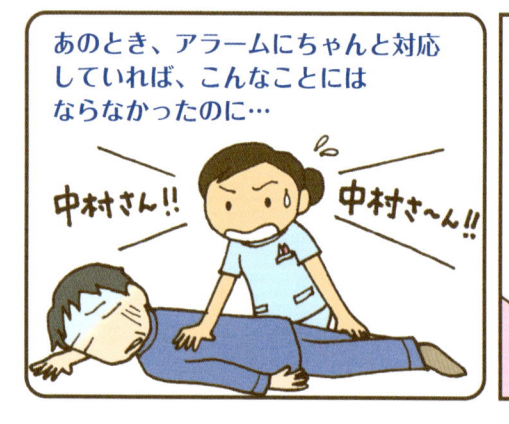

心電図アラームは患者さんを守る大切な機能なんだ。アラームの機能を現場で活用するために、その重要性と正しい設定を理解しておかないといけないよ

■アラーム機能をきちんと理解しよう

● 鳴りっぱなしアラームを放置しないで！

モニター心電図には、何らかの異常がみつかれば、アラーム（警報装置）が知らせてくれる、便利な機能があります。けれども、アラームが適切に機能していないと異常状態の早期発見ができず、患者を危険にさらすことになりかねません。

しかし、実際の現場で働く看護師の中には、アラームが鳴り続ける状態に慣れてしまい、アラームを放置することが常態化している人もいます。また、アラームを完全にオフにしていたり、アラーム音を極力絞って使用していたりという現場も少なくありません。その背景には、「アラームが頻繁に鳴るのでうるさい」「誤アラームが多いので信用できない」といった理由が想像できます。しかし、いかなる理由があるにせよ、アラームの放置は、重大な医療事故につながる危険もあり、後悔することになりかねません。

アラーム機能を最大限に有効活用するためには、まずはアラームの機能を正確に理解すること、そして必要なときに動けるように、アラームに対する心構えをもっておくことが大切です。

〈アラームを有効に活用するための5か条〉
1. 使用者はアラームの意味を理解し、適切に設定する。
2. アラームを完全にオフにしない。
3. アラーム音を消さない。
4. 患者の処置中など、アラーム音が気になる場合は、アラーム休止（一時的にオフ、自動復帰）機能を利用する。
5. アラーム発生時は迅速に対処する。

不必要なアラームが頻繁に鳴る場合は、医師に相談し、設定の変更を検討しましょう。心電図アラームのせっかくの機能を最大限に生かすためには、「患者のどんな異常を知りたいのか」という情報を、医師と共有しておくことが大前提です。

●よくある誤アラーム
清拭やマッサージなどのケアを行う際や、患者が動いたときに、アラームが鳴ることがあります。「たぶん大丈夫」「いつものこと」と放置すると、アラームの意味がなくなります。筋電図の混入を防ぐ、患者の日課を確認しておくなど、工夫しましょう。

● **心拍数アラームの設定**

たとえば心房細動、心房粗動、房室ブロックなどの患者の場合、デフォルトの設定のままでは、アラームが鳴り続けてしまうことがあります。

患者の状態により、アラームの設定を変更することを医師に相談しましょう。

● 心拍数アラーム

モニターで計測された患者心拍数が、設定した上限値と下限値の範囲を超えたときに鳴る最も基本的なアラームです。心停止や心室頻拍も感知します。

心電図モニタリング開始時には、必ず心拍数の上限値および下限値を確認することが重要です。不適切な範囲に設定していると、アラームの頻発に煩わされることになり、結果、アラームの放置につながることが多いのです。

〈例1：心拍数徐脈〉

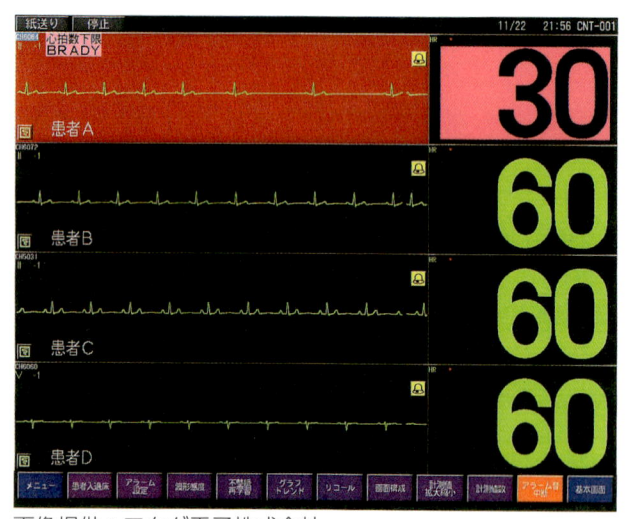

画像提供：フクダ電子株式会社

〈例2：心拍数頻脈〉

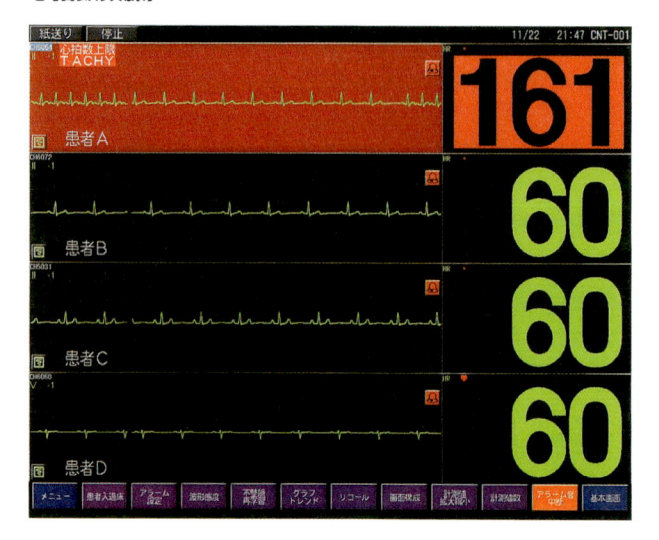

その他の心電図のポイント

第5章 心電図アラーム

〈設定のポイント〉

患者心拍数の変動を確認し、適切な幅をもってアラームを鳴らす心拍数の上限もしくは下限値を設定します（現在の患者心拍数を基に適切な範囲に自動設定する機種もあります）。

〈対処方法〉

アラームが鳴ったら、すぐに心電図を確認し、重篤な場合は早急に医師への連絡ならびに緊急処置を行います。不必要なアラームが頻繁に鳴る場合は、心拍数の変化が問題のない範囲で、上限値ならびに下限値を調整します。

● 不整脈アラーム

不整脈を感知したときに鳴るアラームです。一般的には、レベルに応じて「緊急アラーム」「警戒アラーム」「注意アラーム」が鳴ります。感知できる不整脈の種類や設定はメーカーにより異なりますが、心室細動や心室頻拍など緊急度の高い致死性不整脈のアラームは原則オフにはできないようになっています。そのほかの不整脈の警告アラームはオフにできるので、鳴りっぱなしアラームを防ぐためには、患者の状態により、適切に設定することが大切です。

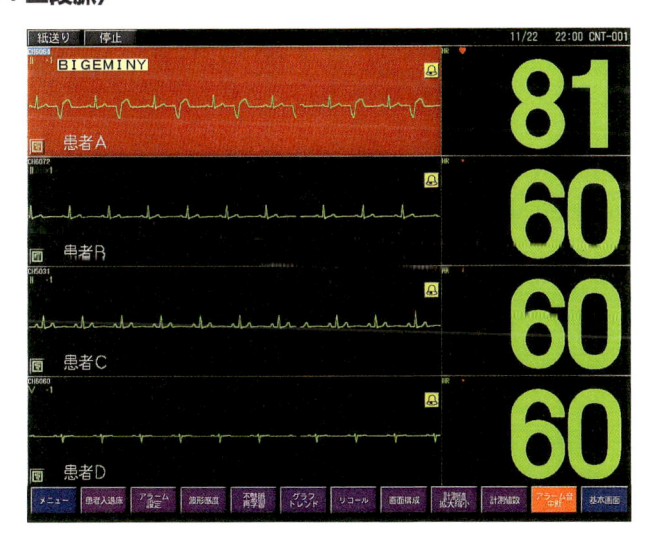

● ペースメーカー利用時の設定

心室ペーシングが行われている時のR波は心室期外収縮とほぼ同様の波形を示すので、心電図モニターの誤認識によりアラームが鳴る可能性があります。これを避けるためには、心電図モニターをあらかじめ「ペースメーカー使用中」の設定にします。

〈例1：二段脈〉

〈例2:ショートラン〉

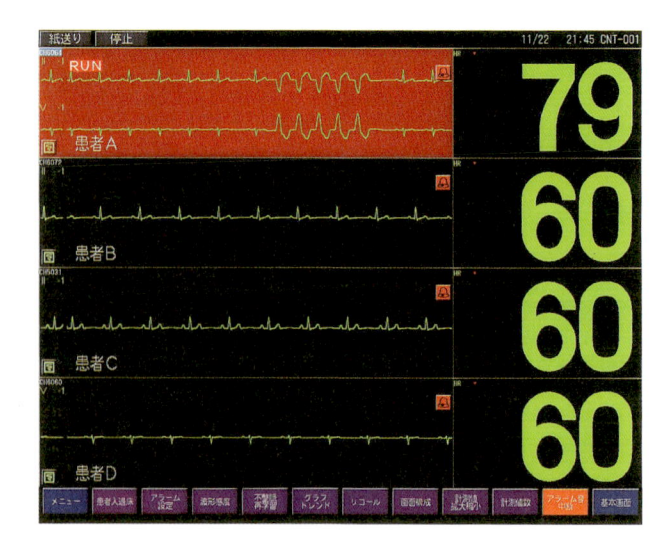

〈例3:心室頻拍〉

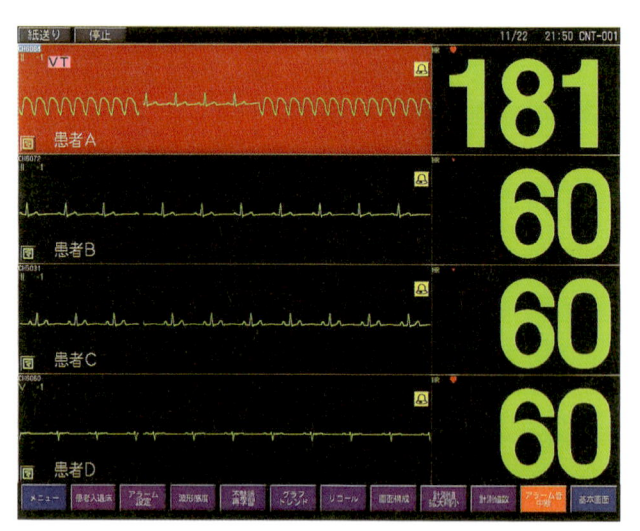

〈例4:心室細動〉

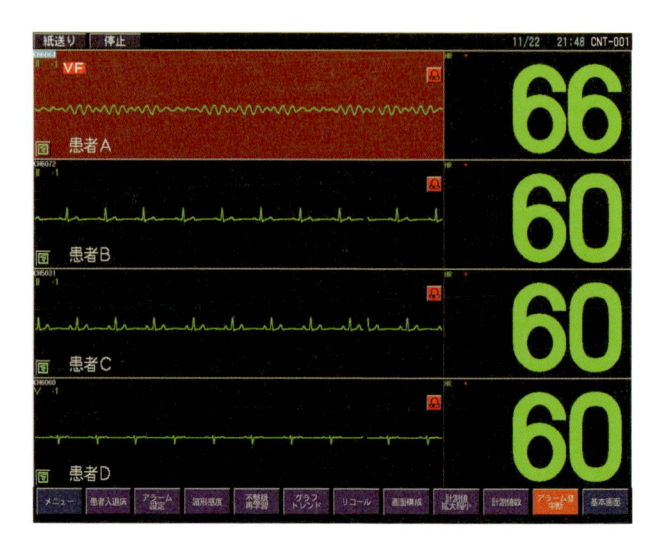

その他の心電図のポイント

第5章 心電図アラーム

〈設定のポイント〉

　不整脈モニタリングの最大のポイントは、正常R波（N）と心室期外収縮（V）の正確な識別です。NとVとの識別ができていないと、誤アラームに悩まされたり、重篤な不整脈を見逃す原因になります。不整脈モニタリングを開始したら、まず、心電図モニター自身がNとVを正確に識別できているかをディスプレイ上で確認することが重要です。

〈対処方法〉

　アラームが鳴ったら、すぐに心電図を確認し、重篤な場合は早急に医師への連絡ならびに緊急処置を行います。とくに、心室細動ならば急いで除細動器の準備をしなければなりません。

　不整脈がとくに治療の必要がない軽症の場合は、アラームが頻発することを防ぐため、アラーム設定の変更を検討します。

● 心停止（Arrest）アラーム

　心停止の発生を知らせる重要なアラームです。心停止アラームが不必要に鳴ることのないように、十分注意する必要があります。

〈例：心停止〉

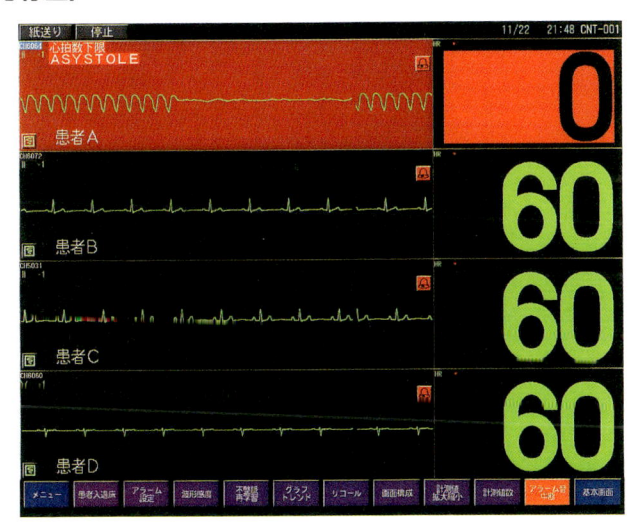

〈設定のポイント〉

　心停止アラームは心電図波形がフラットになっていなくても、不適切な電極位置により、心拍検出ができず、発生することがあるので、よく確認しましょう。また、モニタリングの開始時、処置時、終了時に電極が外れていると、本当の心停止時でなくても波形がフラットになり、心

● アーチファクトの予防

　体動によるアーチファクト（基線の大きな揺れ）は心室期外収縮によるR波と誤診されやすく、誤アラーム発生の原因となります。

　アーチファクトを少しでも減少させるために、電極の接触状態を確認しましょう。

● データの記録

　急変時には、あとから波形を確認し、危険な不整脈の発生はなかったか、心電図波形に変化はみられなかったのかをチェックします。そのため、モニター心電図のデータは重要な資料になります。

　万が一、患者が心停止に至った場合にも、すぐにモニター心電図を「退床」にしてはなりません。退床にしてしまうと、貴重なデータがすべて消えてしまうことを覚えておきましょう。

停止アラームが鳴ることがあります。モニタリングを中断する場合は、アラームの休止機能などを適切に利用します。

アラームの音量を絞っていると、鳴っても気が付かないことがあるので、絶対にアラーム音量は絞らないようにしましょう（セントラルモニターやほかの装置でアラーム管理をしていて、患者の安静のためにベッドサイドモニターのアラーム音を絞る場合を除く）。

〈対処方法〉

アラームが鳴ったら、すぐに患者の心電図を確認し、本当に心停止ならば早急に医師へ連絡し、緊急処置（心マッサージなど）を行います。

● テクニカル（機器の異常を示す）アラーム

電極の接触状態が悪いとき鳴る「電極異常」アラームや、電波が十分に届いていないときや混信を起こしているときに鳴る「受信不良」・「電波異常」アラームなどがあります。

緊急性の高いアラームではありませんが、正確なモニタリングを行うためには、問題を放置せず、解決しておく必要があります。

〈例1：電極確認〉

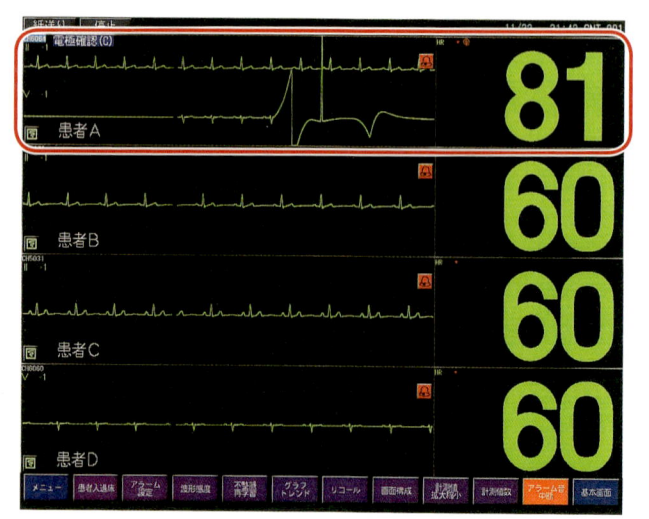

● 電極の交換
確認作業の手間を省くためにも、電極を交換する際には、できるだけ一度に交換する方がよいでしょう。また、電極を貼る際に、皮膚をアルコールや濡れたガーゼなどで消毒するだけで、粘着力や伝導性を高めることができます。

● 受信不良アラーム
病院内で同じチャンネルの送信機が2台同時に使用されていると混信による「受信不良」のアラームが出ることがあります。解決できないアラームが鳴り続ける場合は、専門家（臨床工学技士、メーカーなど）を呼び調査してもらいましょう。

その他の心電図のポイント

〈例2：電池確認〉

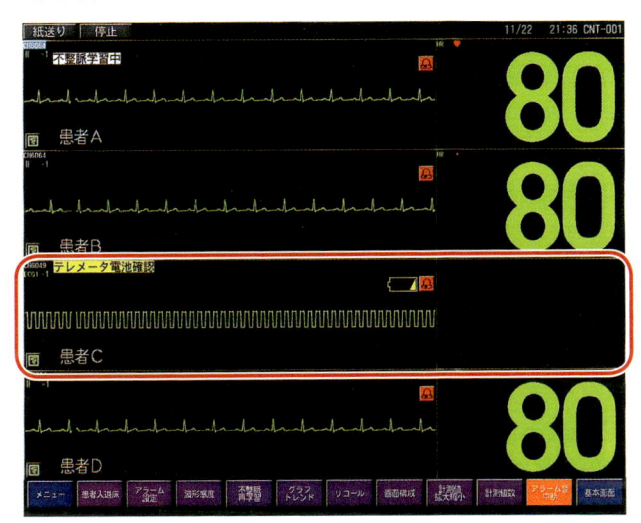

〈設定のポイント〉

電極装着時には皮膚状態（乾燥していないか、皮脂の付着はないか）などを確認したうえで、適切な前処理を行います。また、送信機の電池が消耗していないかも確認し（必要に応じて電池交換）、受信アンテナの接続をチェックします。

〈対処方法〉

このアラームが鳴ったら、動作不良の原因をつきとめ、新しい電極に交換する、送信機の電池を交換する、受信アンテナの接続を確認するなどの処置を行います。

問題が解決しない場合は、専門家（臨床工学技士、メーカーなど）に相談しましょう。

救急時の対応

心室細動などの致死性不整脈に遭遇した場合、
ただちに一時救命処置を行うことで、
貴重な命を救うことができるかもしれません。
もしものときに備えて、救急時の対応を、しっかり確認しておきましょう。

■一次救命処置（BLS: Basic Life Support）

●心肺蘇生法（CPR:cardio pulmonary resuscitation）
呼吸停止後2分以内に心肺蘇生を行うと救命率は90%です。しかし3分後では75%、4分後では50%、5分後では25%とだんだんに落ちていき、10分後には救命率は限りなく0%に近くなります。ですから命を救うためには、数分以内に適切な心肺蘇生を行うことが、とても重要です。

●二次救命処置（ALS：advanced life support）
二次救命処置とは、病院など設備の整った環境で、医師などの有資格者により、気管挿入や高濃度酸素など医療機器や薬剤も用いて行われる救命処置のことです。

　一次救命処置とは、心室細動などから心停止に至るまでに、特殊な器具や医薬品を用いずに行う救命処置です。胸骨圧迫と人工呼吸からなる心肺蘇生法（CPR）、そしてAEDが主な内容です。
　いざというときのために一次救命処置の流れを把握しておきましょう。

①反応の確認と救急通報

　波形に異常がみつかった場合は、まず声をかけ、反応がなければ肩を叩く、揺するなどして、意識の有無を確認します。意識がない場合は、すぐに医師やスタッフを呼び、除細動器などを手配するとともに、心肺蘇生（CPR）を開始します（このとき、熟練者の場合は、呼吸の確認時に気道確保および頸動脈の拍動の確認を行います）。

②CPRの開始と胸骨圧迫

　乳頭と乳頭の間に手を置き、肘を曲げずに、真上から垂直に圧迫。胸部が約5cm（6cmを超えない）沈む程度の強さで、1分間に100〜120回の速さで行います。小児・乳児では胸の厚さの約1/3を押します。

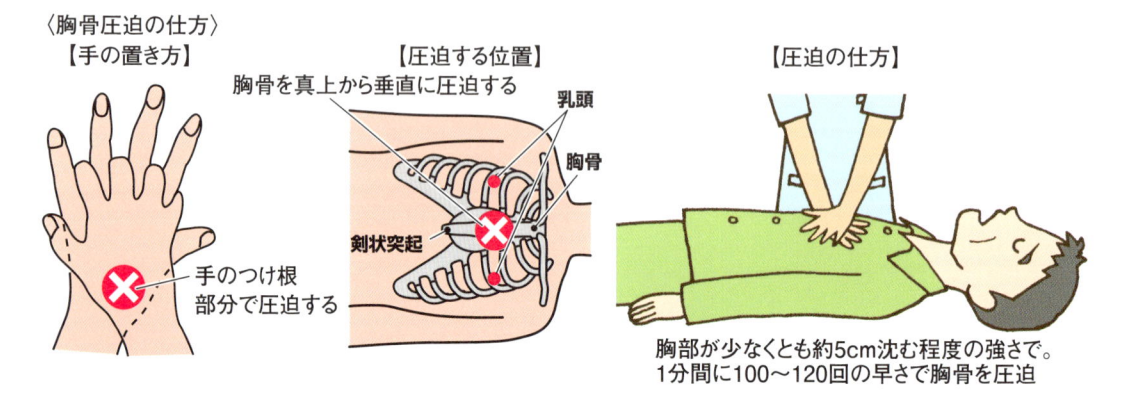

〈胸骨圧迫の仕方〉
【手の置き方】　　【圧迫する位置】　　【圧迫の仕方】

胸骨を真上から垂直に圧迫する
乳頭
胸骨
剣状突起
手のつけ根部分で圧迫する

胸部が少なくとも約5cm沈む程度の強さで。
1分間に100〜120回の早さで胸骨を圧迫

その他の心電図のポイント

③気道確保と人工呼吸

人工呼吸ができる場合は胸骨圧迫と人工呼吸を30：2の比で行います。このとき、下顎を引き上げ、頭部を後ろに反らし、気道を確保します。呼吸がなければ、ただちに人工呼吸を開始します（バックバルブマスクを使っての換気など）。

〈頭部後屈あご先挙上法による気道の確保〉

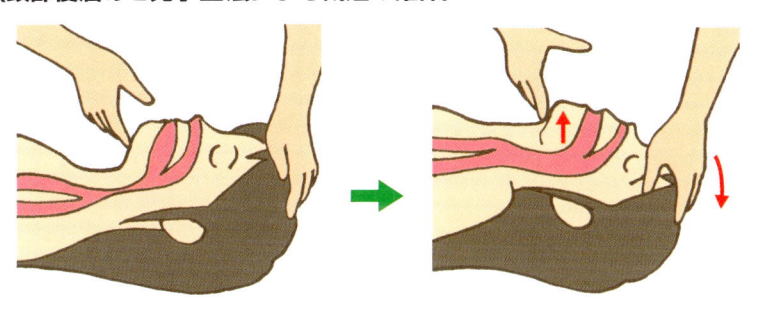

④CPR中の胸骨圧迫と人工呼吸

胸骨圧迫と人工呼吸の比は30：2で行います。小児・乳児に対するCPRにおいても30：2でかまいませんが、熟練者が2人以上で行う場合は、15：2とします。気管挿管などの高度な気道確保が行われている場合は、人工呼吸中も中断することなく胸骨圧迫を実施します。

人工呼吸がためらわれる場合は、胸骨圧迫を優先します。人工呼吸を行わなくてもかまいません。

⑤AED

AEDが到着したら、すみやかに装着します。

⑥一次救命処置の継続

CPRは、患者に十分な循環が回復する、あるいは二次救命処置を行うことができる医師に引き継ぐまで続けます。AEDを装着したのちは、音声ガイドに従って心電図を解析、必要なら電気ショックを行います。電気ショックを行ったらただちに胸骨圧迫からCPRを再開します。

⑦気道異物による窒息

意識のある成人や11歳以上の小児の気道異物による窒息では、応援と救急通報依頼を行ったのちに、背部叩打、腹部突き上げ、胸部突き上げなどを用いて異物除去を試みます。

●電気的除細動

心臓に電気ショックを与え、細動を停止させることを「除細動」といいます。除細動を行う装置には、緊急時に利用する自動体外式除細動器（AED：automated external defibrillator）と、ハイリスク患者に手術で植え込む、植え込み型除細動器（ICD：implantable cardioverter-defibrillator）があります。

〈医療用BLSアルゴリズム〉

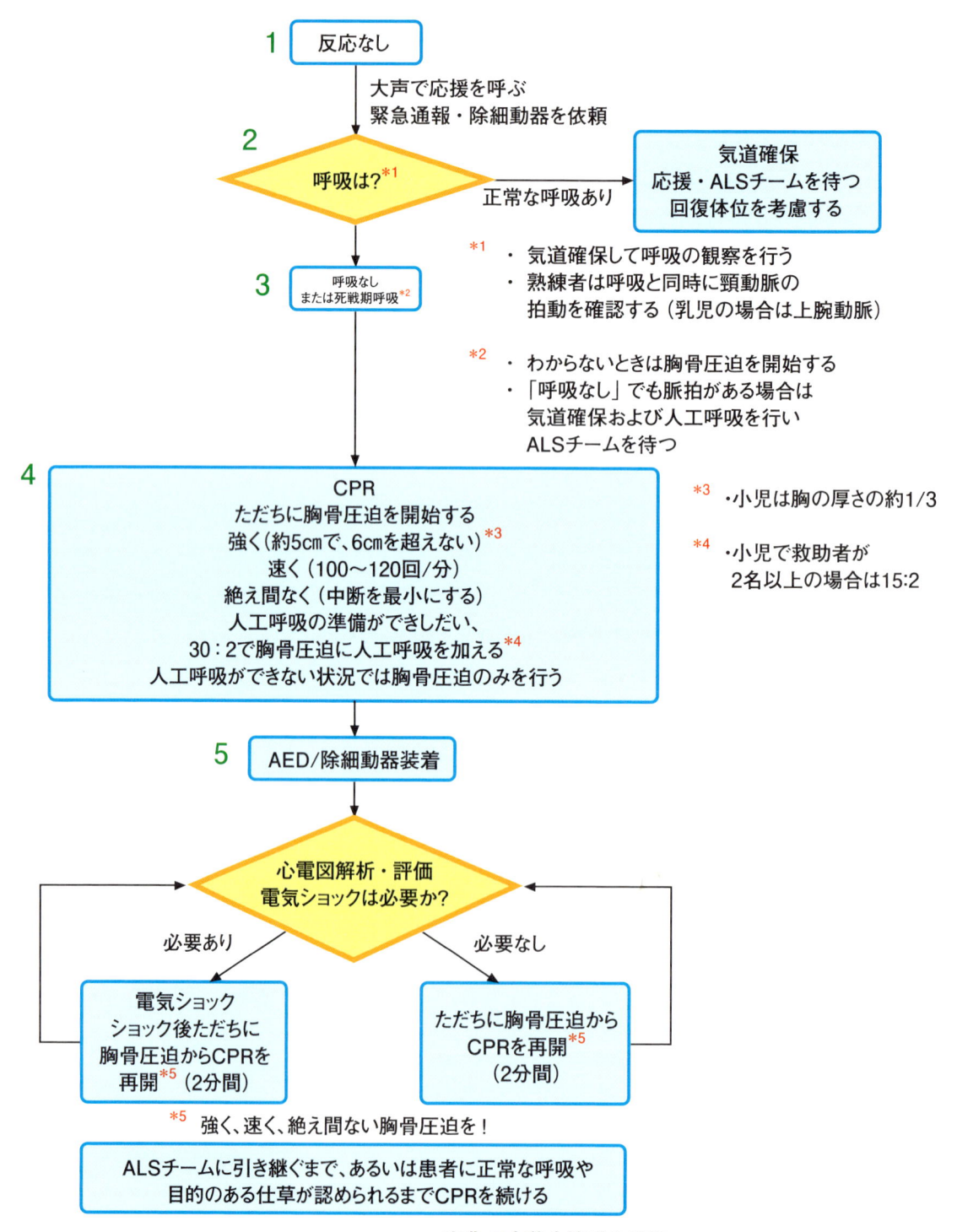

1. 反応なし

大声で応援を呼ぶ
緊急通報・除細動器を依頼

2. 呼吸は？*1
 - 正常な呼吸あり → 気道確保 応援・ALSチームを待つ 回復体位を考慮する

*1
- 気道確保して呼吸の観察を行う
- 熟練者は呼吸と同時に頸動脈の拍動を確認する（乳児の場合は上腕動脈）

3. 呼吸なしまたは死戦期呼吸*2

*2
- わからないときは胸骨圧迫を開始する
- 「呼吸なし」でも脈拍がある場合は気道確保および人工呼吸を行いALSチームを待つ

4. CPR
ただちに胸骨圧迫を開始する
強く（約5cmで、6cmを超えない）*3
速く（100〜120回/分）
絶え間なく（中断を最小にする）
人工呼吸の準備ができしだい、
30：2で胸骨圧迫に人工呼吸を加える*4
人工呼吸ができない状況では胸骨圧迫のみを行う

*3 ・小児は胸の厚さの約1/3

*4 ・小児で救助者が2名以上の場合は15：2

5. AED/除細動器装着

心電図解析・評価
電気ショックは必要か？

- 必要あり → 電気ショック ショック後ただちに胸骨圧迫からCPRを再開*5（2分間）
- 必要なし → ただちに胸骨圧迫からCPRを再開*5（2分間）

*5 強く、速く、絶え間ない胸骨圧迫を！

ALSチームに引き継ぐまで、あるいは患者に正常な呼吸や目的のある仕草が認められるまでCPRを続ける

出典：日本蘇生協議会監修
『JRC蘇生ガイドライン2015』，P.49，
医学書院，2016年

その他の心電図のポイント

● AEDの使い方をマスターしておこう

緊急時に看護師はBLSを行いながら医師の到着を待ちますが、その間にも刻々と救命率は下がっていきます。けれども、医師の到着が遅れた際に、看護師がAEDを用いて除細動を行い、命を救った例が各地で報告されています。

①AEDの電源スイッチを入れる。

機種によってはAEDのフタを開けると自動的に電源スイッチが入るものもあります。あとは、基本的にAEDの音声ガイドの指示に従ってください。

②パッドを貼る。

右鎖骨の下と左胸部脇に貼ります。皮膚にしっかりと密着させて貼ることが重要です。電極パッドと皮膚のすき間に空気が入っていると、電気ショックが正しく行われません。

皮膚が濡れている場合は、胸部全体の水分を十分に拭き取ってからパッドを貼ります。体毛が多い場合は、剃毛するか、一度パッドを貼り、勢い良くはがして体毛を抜いたのち、新しいパッドを貼ります。また、ペースメーカーが植え込まれている場合は、ペースメーカーから最低でも2〜3cm離してパッドを貼ってください。

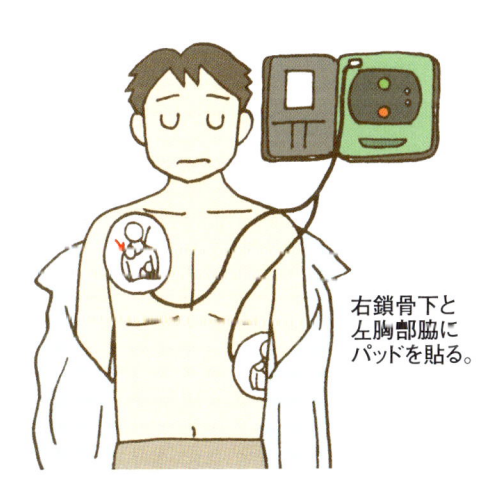

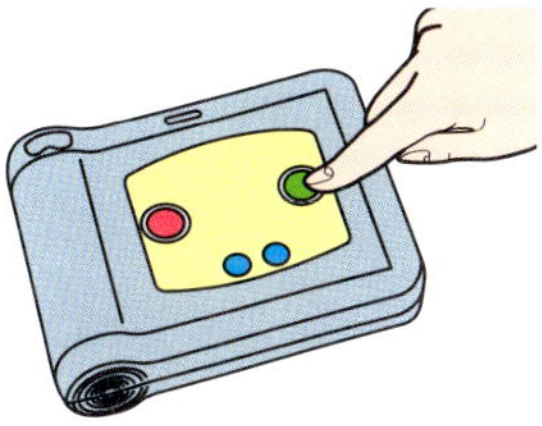

右鎖骨下と左胸部脇にパッドを貼る。

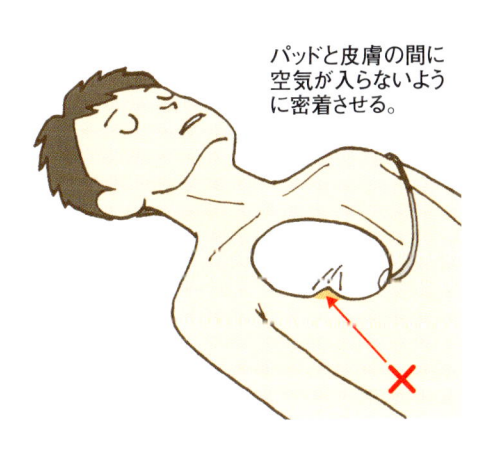

パッドと皮膚の間に空気が入らないように密着させる。

③ケーブルを接続。

コネクターを挿し、パッドと本体をつなげます。AEDによっては、最初からつながっているものもあります。

④**心電図の解析。**

　自動的に心電図の解析が始まります。胸骨圧迫を中断し、患者から離れます。解析結果により、除細動が必要と判断された場合は、自動的に充電が始まります。

⑤**除細動の開始。**

　除細動を行うことを周囲の人に伝え、全員が患者から離れていることを確認し、除細動ボタンを押します。

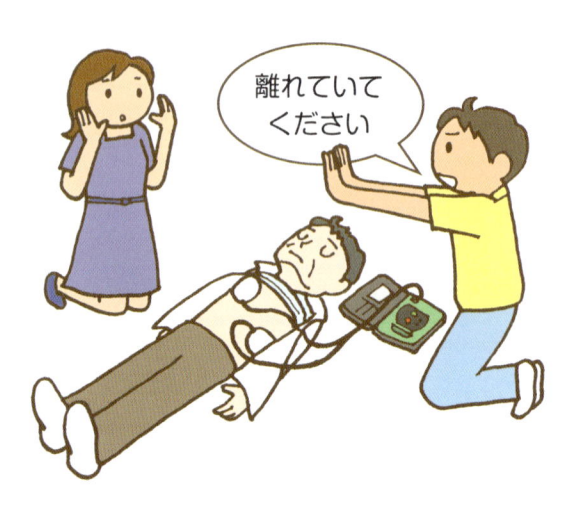

　胸骨圧迫は、できるだけ継続して行うことが重要です。ですから、除細動の準備をしている間も中断せずに続けます。ただし、心電図の解析が始まり、除細動を行う間は中断して、全員が患者から離れます。

　除細動を行ったあとは、またすぐに胸骨圧迫を再開します。数分後に心電図の再解析が行われます。心室細動が続いている場合には、その後も除細動と胸骨圧迫を繰り返します。

　除細動の必要がないと判断された場合は、ただちに胸骨圧迫を再開します。また、AEDは心電図の解析を続行するので、パッドははがさず、そのままにしておきます。

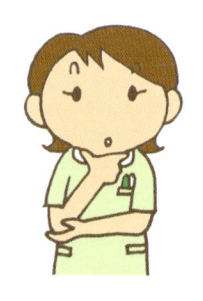

巻末資料編

- ●現場で役立つ！ 用語辞典……158

- ●現場で役立つ！ 略語集……168

- ●主な抗不整脈薬……170

- ●索引……172

現場で役立つ！用語辞典

● **アルファベット**

F波（えふは）
▶ 心房粗動の際に、P波に代わってあらわれる粗動波。ノコギリの歯のように細かく揺れるので、鋸歯状波ともいわれる。毎分250〜300。

f波（えふは）
▶ 心房細動のときにあらわれる基線の細かい揺れ。細動波ともいわれる。ほとんど認められないものから粗大なものまで、大きさはさまざまな場合がある。

PP時間、RR時間（ぴーぴーじかん、あーるあーるじかん）
▶ PP時間はP波とP波、RR時間はR波とR波の間の時間。通常は一定のリズムを刻んでおり、心拍のサイクルをあらわす。RR間隔1.00秒以上が徐脈、0.60秒以下が頻脈。

PQ時間（ぴーきゅーじかん）
▶ 洞結節で発生した興奮が心室に伝わるまでの時間。正常値は0.12〜0.20秒。心房から心室までの伝導が悪くなり、時間が長くかかることを「PQ時間延長」という。

P波（ぴーは）
▶ 波形の最初にあらわれる波。洞結節からの刺激で心房が興奮する過程を示す。上向きのものを陽性、下向きのものを陰性と呼ぶ。0.06〜0.10秒の範囲が正常値。

QRS波（きゅーあーるえすは）
▶ 房室結節からヒス束を経た刺激が脚に伝わり、心室を興奮させる過程をあらわす波形。QRS時間は、0.06〜0.10秒が正常値。

QT時間（きゅーてぃーじかん）
▶ 心室が興奮し、さめるまで（Q波の始点からT波の終点まで）の時間。頻脈時に短縮し徐脈時に延長するので、心拍数によって補正したQTc時間を用いる。0.36〜0.44秒が正常。

Q波（きゅーは）
▶ QRS群の始点に最初にあらわれる下向きの波。心室中隔の興奮の過程をあらわす。逆向きや幅広のQ波などを異常Q波といい、虚血性心疾患などを示唆する。

Q型、QS型（きゅーがた、きゅーえすがた）
▶ Q波が著しく大きくなる場合をQ型、R波が消失したものをQS型という。心筋梗塞や心筋症など、強い心筋障害などでみられる。

R on T（あーるおんてぃー）
▶ 心室期外収縮により、正常より早く心室が収縮し、QRS波が前の心拍のT波と重なってしまう状態。心室細動などを誘発することもあるので注意する。

R波（あーるは）
▶ QRS波の中にある上向きの波。心室の興奮過程の一部をあらわす。R波の高さが低くなることをR波減高という。心筋障害、心膜の炎症、肺気腫などにみられる。

ST部分（えすてぃーぶぶん）
▶ QRS群の終わりからT波の始まりまでの、ほぼ平坦な線。心室が興奮し回復するまで（再分極）を示す。通常は平坦な線が、基線より上下している状態をST変化という。心臓のどこかに虚血がある場合などに変化する。

S波（えすは）
▶ QRS群のR波のあとにあらわれる下向きの波。

T波（てぃーは）
▶ QRS群の次にあらわれる波。心室が興奮からさめる過程（再分極）を示す。陰性のT波は、心筋の障害をあらわすことがある。

U波（ゆーは）
▶ T波に続いてあらわれることがある小さな波。モニター心電図上ではT波と区別がつきづらく、確認できないこともある。

WPW症候群（だぶるぴーだぶるしょうこうぐん）
▶ ケント束と呼ばれる副伝導路が存在することで、リエントリーが起こり、不整脈を生じる可能性がある疾患。デルタ波の出現など、特徴的な心電図を示す。

● 数字

Ⅰ度房室ブロック（いちどぼうしつぶろっく）
▶ 心房から心室への伝導が遅くなる状態。心電図ではP波もQRS波も欠けることがなく波形も規則的なのに、PQ時間が0.20秒以上になる。

二段脈、三段脈（にだんみゃく、さんだんみゃく）
▶ 2拍に1回または3拍に1回の割合で心室期外収縮（本来のリズムよりも早く、心室が興奮してしまうこと）を繰り返す状態。

Ⅱ度房室ブロック（にどぼうしつぶろっく）
▶ 心房から心室への伝導が、しばしば途切れる状態のこと。ウェンケバッハ型とモビッツⅡ型の2種類がある。

3点誘導（さんてんゆうどう）
▶ 3つの電極から心電図に誘導する方法。通常は、左胸につける電極がプラスで、右肩の電極がマイナスとなり、残りのひとつがアースとなる。

Ⅲ度房室ブロック（さんどぼうしつぶろっく）
- 心房から心室への伝導がまったく途絶えている状態。心電図上ではP波とQRS波が無関係に出現する。完全房室ブロックともいう。

12誘導心電図（じゅうにゆうどうしんでんず）
- 健康診断でも利用される、もっとも一般的な心電図。両手足に4本、胸部に6本の電極をつけ、12の方向から誘導し、心臓を立体的にとらえるため、見落としが少なく、モニター心電図より正確に診断できるという特徴がある。

● あ行

アーチファクト（あーちふぁくと）
- 本来存在しない像が、画面上に出現すること。心電図では、筋電図の混入や妨害電波など、心臓の電気現象以外の像があらわれることを指す。

アイントーフェンの三角形（あいんとーふぇんのさんかくけい）
- 中心に心臓をおき、右肩、左肩、左脚を頂点にした三角形の電位差から心臓の電気的な活動をとらえる、心電図の基本的な考え方。

アセチルコリン負荷試験（あせちるこりんふかしけん）
- アセチルコリンを冠動脈内に注入し、冠動脈の攣縮を評価する。冠攣縮性狭心症の診断に使われる。

アダムス・ストークス症候群（あだむす・すとーくすしょうこうぐん）
- 不整脈により、心臓から脳への血流が滞ることで起きる、失神、痙攣などの発作。最悪の場合、死に至ることもある。

異所性自動能亢進（いしょせいじどうのうこうしん）
- 刺激伝導系以外の心筋で自動的に刺激を発生して異常な興奮が生じること。

一時的ペースメーカー（いちじてきぺーすめーかー）
- 通常、右心室へペーシングカテーテルを挿入し、体外式ペースメーカーにより心臓を電気刺激すること。徐脈性不整脈の緊急処置として行う。手術の際や緊急時など、心臓の働きが不安定な際、人工的な刺激により心臓のスムーズな収縮を促すために使われる。

陰性波（いんせいは）
- 基線に対して、下向きの谷型になっている波形。上向きの波は陽性波という。

ウェンケバッハ型房室ブロック（うぇんけばっはがたぼうしつぶろっく）
- Ⅱ度房室ブロックのうち、PQ時間がだんだん延長し、やがて心室への伝導が途切れ、QRS波が消失するタイプ。症状がなければ、とくに治療の必要はない。

植え込み型除細動器（うえこみがたじょさいどうき）
- 心室頻拍、心室細動など、突然死の原因となる不整脈が起こった際、自動的に感知し、電気刺激を送ることにより、不整脈を停止させる装置。

植え込み型ペースメーカー（うえこみがたぺーすめーかー）
> 心筋に人工的な刺激を与えることで、収縮を促す装置。手術により、鎖骨下に植え込んで、利用する。恒久式ペースメーカーともいう。

右脚ブロック（うきゃくぶろっく）
> 右脚に伝導障害があり、伝導時間が延長したり、途絶えたりする状態。QRS波の延長で診断するが、右脚ブロックのみの場合、通常は治療対象にならない。

右軸偏位（うじくへんい）
> 正常の電気軸は－30°～＋110°であるが、＋110°～＋180°を右軸偏位という。右心室の肥大、拡大、右脚ブロック、WPW症候群などで認められる。

運動負荷試験（うんどうふかしけん）
> 運動したときに起こる潜在的な心筋虚血の診断、冠動脈の評価などを目的に、運動しながら心電図をとる方法。

オーバーセンシング（おーばーせんしんぐ）
> ペースメーカーが感知しすぎることにより、筋電図やノイズを誤認して、ペーシングが必要なときに、作動しない状態。

● **か行**

拡張型心筋症（かくちょうがたしんきんしょう）
> 心筋壁が薄くなって、心臓の内腔が拡大する原因不明の心筋症。

活動電位（かつどうでんい）
> 心臓が興奮し始めて（脱分極）から、心臓が興奮からさめる（再分極）までの電位の変化のこと。

カテーテル・アブレーション（かてーてる・あぶれーしょん）
> 静脈あるいは動脈を通して心臓内に挿入した電極を通じて、心筋を焼灼（しょうしゃく）し、不整脈を根治させる治療法。

冠性T波（かんせいてぃーは）
> 左右対称のとがったT波。心筋虚血をあらわす。

完全房室ブロック（かんぜんぼうしつぶろっく）
> 心房から心室への伝導がまったく途絶えている状態。心電図上ではP波とQRS波が無関係に出現する。Ⅲ度房室ブロックともいう。

期外収縮（きがいしゅうしゅく）
> 不整脈の一種で、本来のリズムよりも早く、心房あるいは心室が興奮してしまうこと。健康な人にも起こることがある。興奮が発生する部位により上室期外収縮（心房期外収縮、房室接合部期外収縮）、心室期外収縮に分けられる。

偽性心室頻拍（ぎせいしんしつひんぱく）
▶WPW症候群で心房細動をともなう場合に心電図上にあらわれる、心室頻拍と似た波形。心房の異常な興奮が心室にも伝わり、心室頻拍のような状態になる。

基線（きせん）
▶波形を計測するための、基準となる線。一般的には、P波の始まりから、次のP波までを結んだ線を、基線とする。

脚ブロック（きゃくぶろっく）
▶心室全体に刺激を伝える脚に障害が生まれ、心室への伝導がうまくいかない状態。QRS波の幅が0.12秒以上（3mm以上）のものを「完全脚ブロック」といい、0.12秒未満のものを「不完全脚ブロック」と呼ぶ。右脚ブロックと、左脚ブロックがある。

鋸歯状波（きょしじょうは）
▶心房粗動の心電図にあらわれる、ギザギザしたノコギリ状の波形のこと。

血栓（けっせん）
▶何らかの原因で血管あるいは心臓内に形成された、血液の塊。血栓により、虚血や梗塞が引き起こされる危険がある。

ケント束（けんとそく）
▶WPW症候群にみられる副伝導路。正常な心臓にはない。ケント束があると刺激は房室結節とケント束の2つを通って伝わる。

高度房室ブロック（こうどぼうしつぶろっく）
▶Ⅱ度房室ブロックより重症だが、完全房室ブロックでない房室ブロック。QRS波が欠落し、P波とQRS波が数個：1となると高度房室ブロックと考える。

抗不整脈薬（こうふせいみゃくやく）
▶不整脈の治療に用いる薬。不整脈治療薬ともいう。

呼吸性不整脈（こきゅうせいふせいみゃく）
▶呼気時に速くなり、吸気時に遅くなる不整脈。若い人に多く、生理現象なので、とくに治療は必要としない。

● さ行

再分極（さいぶんきょく）
▶電気的な刺激により興奮し、収縮した心室が、元の状態に戻る過程のこと。心電図上では、T波によりあらわされる。

左軸偏位（さじくへんい）
▶電気軸が－30°～－90°のもの。左心室肥大、左脚ブロックなどが考えられるが、肥満の人や妊婦、高齢者などだけでなく、健康な人にもしばしばみられる。

左脚ブロック（さきゃくぶろっく）
▶ 左室への伝導が障害されている状態。

サチュレーション（さちゅれーしょん）
▶ 動脈血酸素飽和度のことで、パルスオキシメータで測定した血中の酸素と結合したヘモグロビンの量。血液中の酸素量の目安となる。

三尖弁（さんせんべん）
▶ 右心房と右心室の間にある弁。右心房の収縮と同時に開き、右心室に血液を送り込み、右心室の収縮と同時に閉じて右心房へ血液が逆流しないよう働く。

ジギタリス中毒（じぎたりすちゅうどく）
▶ ジギタリスは、うっ血性心不全などに利用される、心筋の収縮力を高める薬剤。副作用として、心室性不整脈を生じやすく、ジギタリスの投与によりあらわれる吐き気、不整脈、下痢などの副作用を、ジギタリス中毒と呼ぶ。

刺激伝導系（しげきでんどうけい）
▶ 洞結節に生じた電気的な興奮を、房室結節→ヒス束→右脚・左脚（前肢・後肢）→プルキンエ線維と伝える、特殊な心筋組織群のこと。

自動体外除細動器（じどうたいがいじょさいどうき）
▶ AED（Automated External Defibrillator）。医療関係者以外の人でも、除細動を行うことを可能にするため開発された、簡便な装置。

自動能（じどうのう）
▶ 心筋が、自発的に刺激を発生する力のこと。

上室（じょうしつ）
▶ 心房と、房室接合部付近のこと。

上室期外収縮（じょうしつきがいしゅうしゅく）
▶ 通常よりも早いタイミングで心拍が発生する不整脈の中で、上室（心房と房室接合部）の異常興奮が原因となっているもの。

上室頻拍（じょうしつひんぱく）
▶ 心房の期外収縮をきっかけに、突然に始まって突然に止まる頻脈。

小循環（しょうじゅんかん）
▶ 全身の臓器に酸素と栄養分を与えて右心房に戻った血液が、右心室を経て、肺へ送り込まれる経路のこと。二酸化炭素で汚れた静脈血は、肺の中で、酸素を取り込み、鮮やかな赤い動脈血に変わり心臓に戻る。

除細動（じょさいどう）
▶ 心室または心房に発生した細動を取り除く治療法。

徐脈（じょみゃく）
▶ 心拍数が60／分未満に下がった状態。

徐脈頻脈症候群（じょみゃくひんみゃくしょうこうぐん）
▶ 洞不全症候群で、徐脈と頻脈を合併したタイプ。心房細動、心房粗動、発作性上室頻拍などの頻脈停止後、洞停止となるのが特徴。

自律神経（じりつしんけい）
▶ 消化、呼吸、発汗、および代謝など心身の機能を制御する神経系。交感神経系と副交感神経系の2つの神経系で構成されている。

心原性脳梗塞（しんげんせいのうこうそく）
▶ 心房細動などの不整脈により、心臓にできた血栓が、血流に乗って脳に流れ、血管を詰まらせてしまうことで起きる脳梗塞。

人工弁（じんこうべん）
▶ 心臓弁の機能が低下した際の代用として使われる人工的に作られた弁。

心室細動（しんしつさいどう）
▶ 心室が本来のポンプの役目を果たさず、小刻みに震えている状態。短時間で突然死の原因になる、もっとも危険な致死的不整脈のひとつ。

心室内伝導障害（しんしつないでんどうしょうがい）
▶ 心室内の興奮が伝わる時間が正常より長い状態。

心室頻拍（しんしつひんぱく）
▶ 心室から始まる頻拍発作。致命的な心室細動に移行する恐れがある。

心房細動（しんぼうさいどう）
▶ 心房が小刻みに震えて起こる不整脈で、f波があらわれる。それによって心房内にできた血栓が脳に飛んで脳梗塞を起こすリスクがある。

心房粗動（しんぼうそどう）
▶ 心房が震えるように興奮する不整脈。のこぎりの歯のようなF波があらわれる。

ステント（すてんと）
▶ 冠動脈形成術で血管を広げた状態を維持するために血管内に留置する金属の筒。

スパイク波（すぱいくは）
▶ ペースメーカーが電気刺激を発した際に、心電図にあらわれる尖った波。

正常洞調律（せいじょうどうちょうりつ）
▶ 心臓が、正常な状態で動いている状態。洞調律ともいう。

接合部調律（せつごうぶちょうりつ）
▶ 心臓を収縮させる電気刺激が、心房と心室を結ぶ接合部から出ている状態。

絶対性不整脈（ぜったいふせいみゃく）
▶ まったく規則性がなく、バラバラな不整脈。ほとんどの場合が心房細動。

● た行

大循環（だいじゅんかん）
> 肺で酸素を取り込んだ鮮やかな赤色の動脈血が、左心房から左心室を経て、左心室の収縮により、全身に酸素を運ぶために送り出される経路のこと。

脱分極（だつぶんきょく）
> 心臓が電気的な刺激により、興奮し、収縮する過程のこと。

チアノーゼ（ちあのーぜ）
> 皮膚や粘膜が暗紫色になっている状態。

デルタ波（でるたは）
> P波のあと、QRS波の立ち上がりにあらわれる三角の波形。WPW症候群の代表的な所見だが、モニター心電図だけでは確認が困難な場合もある。

電気軸（でんきじく）
> 心臓の電気的現象の方向を、ベクトルでとらえたもの。正常値は＋30°～＋110°。

洞結節（どうけっせつ）
> 自ら興奮する自動能をもち、電気的な刺激を発生する、刺激伝導系の開始点。

洞性徐脈（どうせいじょみゃく）
> 正常洞調律より、心拍が少ない状態（60/分以下）。

洞性不整脈（どうせいふせいみゃく）
> 正常洞調律と同じ波形で、リズムだけ不規則な不整脈。ほとんどの場合、生理現象としてみられるもので、治療の必要はない。若く健康な人によくみられる。

洞性頻脈（どうせいひんみゃく）
> 交感神経の緊張状態により洞結節からの興奮発生が変化し、脈拍が正常より早くなる不整脈。ほとんどの場合は生理的な反応としてあらわれるが、原因疾患が隠れている場合もある。

洞不全症候群（どうふぜんしょうこうぐん）
> 洞結節に何らかの異常がある不整脈。

洞房ブロック（どうぼうぶろっく）
> 洞結節で生じた興奮が心房に伝わらない不整脈。

トルサード・ド・ポアンツ（とるさーど・ど・ぽあんつ）
> 多形性心室頻拍の一種で、多形性のねじれたような波形を示すのが特徴。

● は行

ヒス束（ひすそく）
> 刺激伝導系の一部。全長1～2cmの線維束でできており、房室接合部から、右脚と左脚の分岐点までの部分にある。

不応期（ふおうき）
▶ 電気刺激により心筋が興奮したあと、すぐ次の刺激がきても反応を示さない期間のこと。

副伝導路（ふくでんどうろ）
▶ 正常な刺激伝導系とは別に、電気的な刺激を伝えてしまう第2の伝導路。

ブルガダ症候群（ぶるがだしょうこうぐん）
▶ 日本や東南アジアに多い心室細動の一種。右脚ブロックにST上昇をともなう心電図が特徴。突然死の原因となる。

プルキンエ線維（ぷるきんえせんい）
▶ 刺激伝導系の最終部分。それぞれの脚から分岐し、心筋全体に興奮を伝える。

ペースメーカー（ぺーすめーかー）
▶ 皮下に植え込む小型の機械で、電気的な刺激を心筋に与えて拍動リズムをコントロールする。徐脈の治療に使う。教科書や用語集では「ペースメーカ」と表記することが多い。

ペーシング不全（ぺーしんぐふぜん）
▶ ペースメーカーが作動しているのに、心筋が興奮しない状態。心電図上では、スパイク波だけが出て、その後の波形が続かない。

変行伝導（へんこうでんどう）
▶ 何らかの原因により、ヒス束、脚、心筋などで伝導経路が変更されること。

房室結節（ぼうしつけっせつ）
▶ 心房と心室の間にある、刺激伝導系の一部となる心筋。

房室接合部（ぼうしつせつごうぶ）
▶ 房室結節付近のことをさす。房室接合部が刺激を発生することを、房室接合部調律という。若年層によくみられ、とくに治療の必要がない場合が多い。

房室ブロック（ぼうしつぶろっく）
▶ 何らかの刺激伝導系の障害によって、心房から心室への伝導がブロックされる不整脈。ブロックの状態により、いくつかのタイプに分類される。

補充収縮（ほじゅうしゅうしゅく）
▶ 洞結節が障害されると、そのバックアップとして房室結節以下の刺激伝導系から興奮が発生する。これにより心室が収縮する現象。

発作性上室頻拍（ほっさせいじょうしつひんぱく）
▶ 上室部分に、異常な興奮が発生し、突然に心拍数が高くなり、しばらく続いたあとに止まる頻脈。リエントリーによるものと、自動能亢進によるものがある。

ホルター心電図（ほるたーしんでんず）
▶ 長時間の心電図記録が可能な携帯用の機器。短時間では診断が難しい不整脈の検査に用いられる。睡眠中や仕事中も24時間連続して心電図を記録する。

●ま・や・ら行

迷走神経（めいそうしんけい）
> ▶心臓をはじめとする胸腹部の内臓を支配する、副交感神経のひとつ。

迷走神経刺激法（めいそうしんけいしげきほう）
> ▶発作性上室頻拍などの場合、迷走神経を刺激することにより、房室結節からの伝導を抑制できることがある。

モビッツⅡ型房室ブロック（もびっつにがたぼうしつぶろっく）
> ▶心房から心室への伝導がしばしば途切れる状態。PQ時間がだんだん延長するウェンケバッハ型とは異なり、PQ時間は規則的で突然QRS波が認められなくなる。心疾患を合併していることが多く、ウェンケバッハ型よりも危険。

誘導（ゆうどう）
> ▶体に電極をおいて、心臓の電気現象をとらえること。

陽性波（ようせいは）
> ▶基線より上向きの波。下向きの波は陰性波という。

リエントリー（りえんとりー）
> ▶本来は一方向へ伝わるはずの電気的な刺激が、副伝導路などを通って戻ってしまい、ぐるぐると旋回し続けている状態。頻脈性不整脈の原因となる。

リズムコントロール（りずむこんとろーる）
> ▶心房細動の際に除細動を行い、元の洞調律に戻す治療方法。

両心室ペーシング（りょうしんしつぺーしんぐ）
> ▶治療が困難な心不全に対し、右心室と左心室の2箇所でペーシングを行い、心臓の働きをサポートする治療法。

レートコントロール（れーとこんとろーる）
> ▶心房細動の際に、心房細動はそのままにして、心拍数を管理し、脳梗塞予防のための塞栓症治療を併用する治療方法。

労作性狭心症（ろうさせいきょうしんしょう）
> ▶運動したときに発作が起こる狭心症。動脈硬化などによって冠動脈が狭くなったことなどが原因となり、運動時に心筋に十分な血液が行かず発作が起こる。

現場で役立つ！略語集

AED (automated external defibrillator) ……自動体外式除細動器
AF (atrial fibrillation) ……心房細動
AFL (atrial flutter) ……心房粗動
AMI (acute myocardial infarction) ……急性心筋梗塞
AP (angina pectoris) ……狭心症
APC (atrial premature contraction) ……心房期外収縮
ARVC (arrhythmogenic right ventricular cardiomyopathy) ……不整脈原（源）性右室心筋症
AV block (atrioventricular block) ……房室ブロック
AV node (atrioventricular node) ……房室結節
AVNRT (atrioventricular nodal reentrant tachycardia) ……房室結節リエントリー性頻拍
BBB (bundle branch block) ……脚ブロック
BTS (bradycardia-tachycardia syndrome) ……徐脈頻脈症候群
BP (blood pressure) ……血圧
CCU (coronary care unit) ……冠疾患集中治療室
CHD (congenital heart disease) ……先天性心疾患
CHF (congestive heart failure) ……うっ血性心不全
CLBBB (complete left bundle branch block) ……完全左脚ブロック
CPA (cardio-pulmonary arrest) ……心肺停止
CPR (cardio-pulmonary resuscitation) ……心肺蘇生
CRBBB (complete right bundle branch block) ……完全右脚ブロック
DCM (dilated cardiomyopathy) ……拡張型心筋症
ECG (electrocardiogram) ……心電図
HB (his bundle) ……ヒス束
HCM (hypertrophic cardiomyopathy) ……肥大型心筋症
HHD (hypertensive heart disease) ……高血圧性心疾患
HL (hyperlipidemia) ……高脂血症
HR (heart rate) ……心拍数
HT (hypertension) ……高血圧
ICD (implantable cardioverter defibrillator) ……植え込み式除細動器
ICU (intensive care unit) ……集中治療室

IHD (ischemic heart disease) ……虚血性心疾患
IRBBB (incomplete right bundle branch block) ……不完全右脚ブロック
LBBB (left bundle branch block) ……左脚ブロック
LOS (low cardiac output syndrome) ……低心拍出量症候群
LP (late potential) ……遅延電位
LV (left ventricle) ……左心室
MI (myocardial infarction) ……心筋梗塞
MR (mitral regurgitation) ……僧帽弁逆流症
MRI (magnetic resonance imaging) ……磁気共鳴画像法
MS (mitral stenosis) ……僧帽弁狭窄症
NSR (normal sinus rhythm) ……正常洞調律
OMI (old myocardial infarction) ……陳旧性心筋梗塞
PAC (premature atrial contraction) ……心房期外収縮
PAF (paroxysmal atrial fibrillation) ……発作性心房細動
PAT (paroxysmal atrial tachycardia) ……発作性心房性頻拍
PR (pulse rate) ……脈拍数
PSVT (paroxysmal supraventricular tachycardia) ……発作性上室頻拍
PVC (premature ventricular contraction) ……心室期外収縮
RAD (right axis deviation) ……右軸偏位
RBBB (right bundle branch block) ……右脚ブロック
RV (right ventricle) ……右心室
SA block (sino-atrial block) ……洞房ブロック
SA node (sino-atrial node) ……洞結節
SBP (systolic blood pressure) ……収縮期血圧
SMI (silent myocardial ischemia) ……無症候性心筋虚血
SSS (sick sinus syndrome) ……洞不全症候群
TdP (torsade de pointes) ……トルサード・ド・ポアンツ
TIA (transient ischemic attack) ……一過性脳虚血発作
TR (tricuspid regurgitation) ……三尖弁逆流症
TS (tricuspid stenosis) ……三尖弁狭窄症
UAP (unstable angina pectoris) ……不安定狭心症
VF (ventricular fibrillation) ……心室細動
VPC (ventricular premature complex) ……心室期外収縮
VSD (ventricular septal defect) ……心室中隔欠損症
VT (ventricular tachycardia) ……心室頻拍
WPW (Wolff-Parkinson-White syndrome) ……WPW症候群

主な抗不整脈薬

　主な抗不整脈薬の分類としては、従来からヴォーン・ウィリアムズ（Vaughan-Williams）分類が医療現場で用いられてきました。しかし、この分類に含まれない抗不整脈薬も増えているほか、各群の分類基準に整合性がないことなどが問題点として指摘されています。

　最近では、作用点に基づいて抗不整脈薬の作用を記述する新しい方法としてシシリアン・ギャンビット（Sicilian Gambit）分類も推奨されています。

　さらに日本では、シシリアン・ギャンビット分類をベースに、日本循環器学会、日本小児循環器学会、日本心臓病学会、日本心電学会、日本不整脈学会が合同で「不整脈薬物治療に関するガイドライン（2009年改訂版）」をリリースしています。

　ただし、これらの分類は専門的すぎて複雑なので、ここではヴォーン・ウィリアムズ分類を基に、主な不整脈薬を紹介します。

■Vaughan-Williams分類Ⅰ群（Na＋チャネル抑制薬）

　Ⅰ群の抗不整脈薬はＮａ＋チャネルに作用し、刺激伝導の速度を低下させます。効果は強力ですが、大量投与や長期投与により不整脈や突然死を誘発することもあるので注意が必要です。また、米国で行われた大規模な臨床調査（Cardiac Arrhythmia Suppression Trial：CAST）において、Ⅰ群の抗不整脈薬を服用した場合、死亡率がむしろ高まるという結果が判明しています。

	一般名	商品名	対象となる主な不整脈	主な副作用
Ⅰa群	キニジン	キニジン	上室性・心室性不整脈、心房細動、心房粗動など	消化器症状（胃痛、胃もたれ）、血圧低下、房室ブロックなど
	プロカインアミド	アミサリン		
	ジソピラミド	リスモダン		
	アジマリン	リトモス		
	ピルメノール	ピメノール		
Ⅰb群	リドカイン	キシロカイン	心室性不整脈（心筋梗塞、ジギタリス中毒の不整脈）	中枢神経症状、消化器症状、房室ブロックなど
	アプリンジン	アスペノン		
	メキシレチン	メキシチール		
Ⅰc群	フレカイニド	タンボコール	頻脈性不整脈	心室性不整脈、中枢神経症状、消化器症状、房室ブロックなど
	ピルジカイニド	サンリズム		
	プロパフェノン	プロノン		

■Vaughan-Williams分類Ⅱ群（アドレナリンβ受容体遮断薬）

　アドレナリンβ受容体に作用し、運動や緊張時の交感神経興奮による自動能亢進などが原因となる不整脈を抑制します。一方、心筋収縮力を抑制する作用もあるので、急性心不全時には禁忌です。慢性心不全のある場合には慎重に使わなければいけません。

	一般名	商品名	対象となる主な不整脈	主な副作用
Ⅱ群	プロプラノロール	インデラル	洞性頻脈、期外収縮、発作性頻脈、心房細動など	房室ブロック、徐脈、気管支喘息、低血圧、めまいなど
	アテノロール	テノーミン		
	ビソプロロール	メインテート		

■Vaughan-Williams分類Ⅲ群（活動電位持続時間を延長させる薬物）

　活動電位持続時間の延長により不応期も延長するので、異常な電気的刺激による不整脈が抑制されます。しかし、その一方で、QT延長やトルサード・ド・ポアンツを起こすリスクが高まるので、ほかの不整脈薬が使用できないときや、効かない場合に選択されます。

	一般名	商品名	対象となる主な不整脈	主な副作用
Ⅲ群	アミオダロン	アンカロン	心室細動、心室頻拍、心房細動	肺線維症、甲状腺機能異常、肝障害、消化器症状など
	ソタロール	ソタコール		
	ニフェカラント	シンビット		

■Vaughan-Williams分類Ⅳ群（カルシウム拮抗薬）

　カルシウムチャネルに作用し、洞結節や房室結節での伝導を抑制します。冠動脈や細小動脈を拡張させるので、高血圧や狭心症の治療にも使われます。ただし、血管拡張作用にともなう心拍数上昇に注意が必要です。

	一般名	商品名	対象となる主な不整脈	主な副作用
Ⅳ群	ベラパミル	ワソラン	頻脈性不整脈	房室ブロック、心不全、血圧低下、徐脈など
	ジルチアゼム	ヘルベッサー		
	ベプリジル	ベプリコール		

索 引

●アルファベット

AAI（モード） 131, 132
AED 152, 153
AF 29, 41, 86, 別冊9
AFL 29, 91, 別冊9
BBB 106, 別冊14
CM5誘導 18
CPR 152
DDD（モード） 134
f波 86, 87, 90
F波 90, 91, 92, 102
NASA誘導 18
P波 20, 21, 22, 28
P'波 96, 126
PAC 33, 別冊8
PAC二段脈 79, 別冊8
PAC二連発 79
PAF（パフ） 86, 88
PP間隔 31
PQ時間（間隔） 22, 34, 37, 74
PSVT 39, 46, 95, 別冊10
PVC 43, 55, 82
QRS波 20, 21, 22, 46, 127
QTc 48
QT延長症候群 49
QT時間（間隔） 20, 23, 48
R波 107
R' 107
R on T 83, 84, 118, 126, 136
RR間隔 25, 31, 38, 44
SSS 31, 40
ST下降（低下） 51, 55, 111, 114
ST上昇 50, 52, 53, 111, 115, 117, 128
ST部分 23, 50
ST変化 110, 111, 115
SVPC 46, 78
T波 20, 21, 23, 136
T波増高 56, 117
T波平定 56
U波 20, 21, 23
VDD（モード） 131, 133
VF 47, 103, 別冊14
VPC 82
VT 43, 99, 別冊12
VVI（モード） 131, 133
WPW症候群 37, 44, 95, 96, 102, 105, 126, 別冊11

●あ

アーチファクト 14, 47, 140, 149
亜急性期 117
アダムス・ストークス症候群 30, 40, 68, 77, 99, 108
アダムス・ストークス発作 30, 36, 76
アルドステロン 122
安静時狭心症 111, 113, 115
アンダーセンシング 134, 135
安定狭心症 113

●い

異型狭心症 111, 115
異常Q波 117, 119
異所性自動能亢進 82, 84
一次救命処置 152, 153
Ⅰ度房室ブロック 35, 73, 別冊5
一過性の心筋虚血発作 51
一過性ブロック 73
陰性P波 22
陰性T波 45, 52, 55, 56, 117, 123
陰性波 21

●う～お

ウィレム・アイントホーフェン 12
ウェンケバッハ型 35, 70, 72, 74, 77, 別冊5
ウェンケバッハ周期 35
右冠（状）動脈 9
右脚 10
右脚ブロック 45, 106, 107, 127
右心室 8
右心不全 120
右心房 8
運動負荷心電図 114
エルゴメーター 114
オーバーセンシング 134, 136

●か

拡張型心筋症 120
拡張機能不全 120
下大静脈 8
カテーテルアブレーション 93

カテコラミン誘発多形性心室頻拍　100
カルシウム拮抗薬　64, 67
冠(状)動脈　9
冠性T波　52, 117
完全脚ブロック　106, 108
完全右脚ブロック　108
完全左脚ブロック　108
完全房室ブロック　36, 75, 76, 別冊7
冠動脈狭窄　111, 112
冠動脈硬化症　51, 87
冠動脈硬化性狭心症　113, 114
貫壁性虚血状態　111
冠攣縮　115
冠攣縮性狭心症　50, 53, 113, 115

●き

期外収縮　78
偽性心室頻拍　44, 102, 105, 別冊13
基線　21, 87, 142
脚ブロック　45, 106, 別冊14
逆行性(陰性)P波　82, 96, 126
急性冠症候群　112
急性期　52
急性心筋梗塞　103, 112, 120
急性心不全　77, 121
胸骨圧迫　152, 153
狭心症　51, 112, 113
虚血性心疾患　87, 110, 113, 118
虚血性心臓性突然死　112
虚血性心不全　120
虚血性変化　51
鋸歯状　91
巨大陰性T波　55
緊急アラーム　147
筋電図　18, 19, 142

●く・け

クボステック徴候　124
警戒アラーム　147
血清カリウム値　122
血清カルシウム　124
結滞　81
ケント束　37, 96, 126, 127

●こ

高カリウム血症　56, 122
高カルシウム血症　124
高カルシウム血症性クリーゼ　124, 125
交感神経　10, 62
恒久的(体内植え込み式)ペースメーカー　131

高血圧　87, 120
後枝　10
甲状腺機能亢進症　87, 89
高度な洞性徐脈　31, 40, 68
高度房室ブロック　72, 75
抗不整脈薬　89, 137
交流障害　142
コーブド型　53, 128
呼吸性洞性不整脈　32, 41, 60, 61, 別冊2
孤立性心房細動　89

●さ

細動波　29, 86
催不整脈作用　137, 138, 139
催不整脈(プロアリズミア)　138
再分極　20
左冠(状)動脈　9
左脚　10
左脚後枝ブロック　106
左脚前枝ブロック　106
左脚ブロック　45, 106, 107
左室肥大　51
左心室　8
左心不全　120
左心房　8
サドルバック型　53, 128
三尖弁　9, 11, 91
三段脈　79, 83, 118
3点誘導(Ⅱ誘導)　17
Ⅲ度房室ブロック　36, 65, 別冊7
散発性心室期外収縮　83
三連発　83

●し

ジギタリス　64, 137, 138
ジギタリス効果　138
ジギタリス中毒　138
刺激伝導系　9, 10, 34, 35, 71, 72
ジゴキシン　138
四肢誘導　17
持続性心室頻拍　99
持続性洞性徐脈　67
自動能　9, 75
収縮機能不全　120
12誘導心電図　12, 18, 110, 115, 118
上室期外収縮　33, 44, 46, 70, 78, 80, 別冊8
上室頻拍　79
小循環(肺循環系)　11
上大静脈　8
ショートラン　79, 83, 148

除細動　15, 101, 156
徐拍化　93
徐脈性心房細動　88
徐脈性心房粗動　93, 別冊10
徐脈頻脈症候群　32, 40, 67, 69, 77, 別冊4
自律神経　10, 64
心外膜　8
心筋　8
心筋炎　74
心筋虚血　17, 51, 112
心筋梗塞　50, 52, 74, 87, 101, 103, 111
心筋症　51, 87, 101, 103
心原性脳梗塞　90
人工ペースメーカー　130
心室　8
心室期外収縮　43, 55, 63, 78, 81, 82, 99, 103
心室細動　15, 44, 47, 103, 104, 別冊15
心室性不整脈　48
心室内伝導障害　107
心室内変行伝導　44, 80
心室内変行伝導をともなう上室期外収縮　33, 44, 80, 別冊8
心室頻拍　43, 63, 83, 85, 94, 98, 99, 101, 102, 103, 121, 別冊12
心室ペーシング　147
心臓弁膜症　9, 79, 87
心臓マッサージ　101, 104
心停止　104
心停止（Arrest）アラーム　149
心電図アラーム　13, 144
心内膜　8
心内膜虚血状態　111
心肺蘇生法　152
心拍数アラーム　13, 147
心不全　29, 74, 75
心房　8
心房期外収縮　33, 78, 別冊8
心房細動　29, 41, 47, 79, 86, 87, 94, 98, 102, 121, 別冊9
心房性期外収縮　61
心房粗動　29, 79, 90-93, 98, 102, 121, 別冊9
心房内リエントリー性頻拍　95
心房頻拍　139
心膜炎　50

●す〜そ

スパイク　130, 132, 136
正常洞調律　21, 60
絶対性不整脈　29, 41, 47, 86
前枝　10

センシング　131
センシング不全　134
セントラルモニター　16
増高　56
僧帽弁　9, 11
側副血行路　116
粗動波　29

●た

体外式（一時式）ペースメーカー　131
大循環（体循環系）　11
大動脈　8
大動脈弁　9, 11
体内植え込み式ペースメーカー　131
多形性心室頻拍　99, 100
多源性心室期外収縮　84
脱分極　20
単形性心室頻拍　99, 100

●ち〜て

致死的不整脈　103
注意アラーム　147
超急性期　52
陳旧性心筋梗塞　112, 121
陳旧性前壁梗塞　121
通常型心房粗動　91
低カリウム血症　51, 56, 82, 87, 122
低カルシウム血症　124
低酸素血症　82
テタニー　124
デルタ波　37, 44, 96, 126
電位　24
電解質異常　89, 103, 125
電気的除細動　101, 102, 104, 153
電極　17
伝導比　92
テント状T波　123

●と

同期　133, 134
洞結節　10
洞結節リエントリー性頻拍　95
洞性徐脈　64, 65, 138, 別冊3
洞性頻脈　31, 39, 62, 別冊2
洞性不整脈　32, 41, 60
洞停止　30, 67, 68, 69, 81, 138
洞不全症候群　31, 66, 67, 130
洞不全症候群Ⅰ型　66, 68, 別冊3
洞不全症候群Ⅱ型　66, 67, 68, 別冊4
洞不全症候群Ⅲ型　67, 69, 別冊4

洞房ブロック　30, 67, 68, 69, 77, 138
動脈血　11
トルサード・ド・ポアンツ　77, 99, 100, 101, 125, 別冊13
トルソー徴候　124
トレッドミル　114

● な〜の
二次救命処置　152
2：1心房粗動　92
2：1房室ブロック　36, 75, 別冊6
二段脈　33, 79, 83, 別冊8
Ⅱ度房室ブロック　35, 70, 別冊5, 別冊6
ニトログリセリン　115
二連発　83
脳梗塞　29
脳塞栓症　41, 89

● は・ひ
肺静脈　8
バイタルサイン　13, 70
肺動脈　8
肺動脈弁　9, 11
歯磨きVT　105, 143
非持続性心室頻拍　99
ヒス束　10, 107
肥大型心筋症　55
非通常型心房粗動　91
頻脈性心房細動　89

● ふ
不安定狭心症　112, 113
フィルタ機能　141
不応期　80
不完全脚ブロック　106
副交感神経　62
副甲状腺機能　124
副伝導路　37, 126
不随意筋　9
不整脈アラーム　147
プラーク　113
フラッター　91
ブルガダ症候群　53, 100, 104, 128
ブルガダ波形　53
プルキンエ線維　10
プロアリズミア　138
ブロックされた上室期外収縮　81

● へ
ペーシング　77, 131

ペーシングスパイク　131
ペーシング不全　134, 135
ペースメーカー　47, 141
β遮断薬　64, 67, 70, 73
ベッドサイドモニター　16
変行伝導　33
弁膜症　120

● ほ
房室回帰性（リエントリー性）頻拍　95, 96, 別冊11
房室結節　10, 80
房室結節回帰性（リエントリー性）頻拍　95, 97, 別冊12
房室接合部　95
房室接合部期外収縮　78
房室接合部補充収縮　65
房室伝導　77
房室伝導比　92
房室ブロック　35, 47, 71, 72, 130, 138, 139
補充収縮　36, 47, 65, 77, 85
補充調律　36
補正QT間隔　48
発作性上室頻拍　37, 39, 46, 63, 94, 95, 102, 別冊10
発作性心房細動　86
発作性房室ブロック　76
ホルター心電図　12

● ま〜も
マルチモニター　16
慢性心不全　121
慢性心房細動　86
慢性ブロック　73
無痛性心筋梗塞　118
迷走神経刺激法　97
モニター心電図　12
モビッツⅠ型　73
モビッツⅡ型　35, 72, 74, 別冊6

● や〜わ
陽性波　21
抑制　132, 133, 134
ラウン分類　85
リード線　17
リエントリー　91, 92, 93, 95
ルーベンシュタイン（Rubenstein）分類　67
レートコントロール　88
連結期　83
労作性狭心症　113, 114
ワルファリン　87

175

※上記URLに記載されていない箇所で正誤についてお気づきの場合は、書名・発行日・質問事項（ページ数等）・氏名・郵便番号・住所・FAX番号を明記の上、郵送かFAXで成美堂出版までお問い合わせ下さい。
※電話でのお問い合わせはお受けできません。
※ご質問到着確認後10日前後に回答を普通郵便またはFAXで発送いたします。

● 本文イラスト・DTP　ホリエテクニカル／為田洵
● 編集協力　オフィスバンズ／アジール・プロダクション
　　　　　　尾崎ミオ（tigre）
● 画像提供　フクダ電子株式会社
● 企画・編集　成美堂出版編集部

ゼロからわかるモニター心電図

2022年3月10日発行

監　修	吉野秀朗（よしのひであき）
発行者	深見公子
発行所	成美堂出版
	〒162-8445　東京都新宿区新小川町1-7
	電話(03)5206-8151　FAX(03)5206-8159
印　刷	凸版印刷株式会社

©SEIBIDO SHUPPAN 2013　PRINTED IN JAPAN
ISBN978-4-415-31206-4
落丁・乱丁などの不良本はお取り替えします
定価はカバーに表示してあります

・本書および本書の付属物を無断で複写、複製（コピー）、引用することは著作権法上での例外を除き禁じられています。また代行業者等の第三者に依頼してスキャンやデジタル化することは、たとえ個人や家庭内の利用であっても一切認められておりません。

別冊

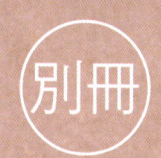

モニター心電図
復習!! 要点チェック

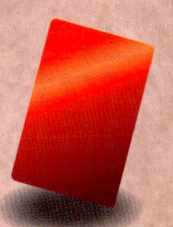

赤シートで隠して覚える！

成美堂出版

復習編

別冊

疾患ごとに心電図波形の特徴をおさらいしよう！

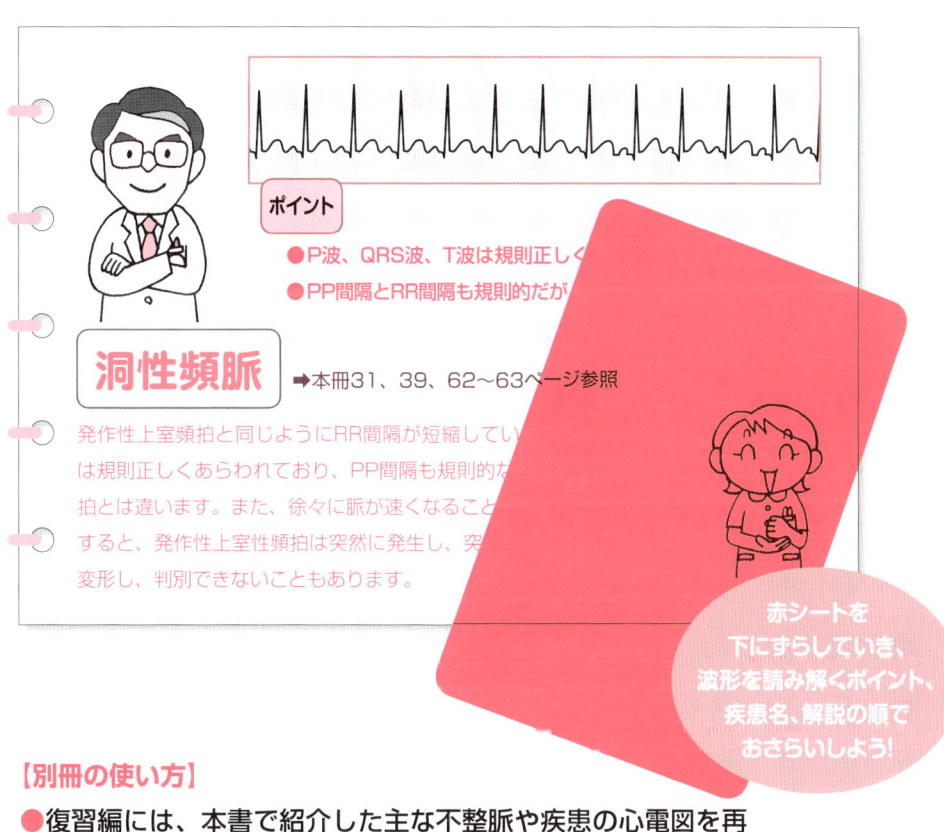

ポイント
- P波、QRS波、T波は規則正しく
- PP間隔とRR間隔も規則的だが

洞性頻脈 ➡本冊31、39、62〜63ページ参照

発作性上室頻拍と同じようにRR間隔が短縮してい
は規則正しくあらわれており、PP間隔も規則的な
拍とは違います。また、徐々に脈が速くなること
すると、発作性上室性頻拍は突然に発生し、突
変形し、判別できないこともあります。

赤シートを下にずらしていき、波形を読み解くポイント、疾患名、解説の順でおさらいしよう！

【別冊の使い方】

- 復習編には、本書で紹介した主な不整脈や疾患の心電図を再掲しました。
- 赤シートをあて、「ポイント」より下を隠して波形を見ます。どこが正常洞調律と違うのか、よく観察してみましょう。
- 赤シートをずらして、波形を読み解くポイント、疾患名、解説の順でおさらいしましょう。
- 別冊だけもち歩き、繰り返しおさらいすることもできます。

| 復習編 | 疾患ごとに心電図波形の特徴をおさらいしよう！

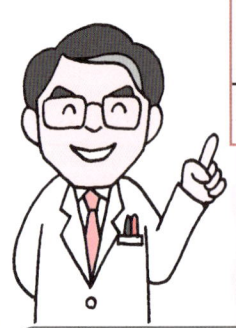

ポイント
- P波、QRS波、T波は規則正しくあらわれている。
- 徐脈がみられ、PP間隔が不規則。

呼吸性洞性不整脈 　→本冊41、61ページ参照

正常洞調律と同じ波形で、PP間隔（RR間隔）のリズムだけが不規則な場合は、洞性不整脈と考えます。多くは呼吸によるもので、呼吸性洞性不整脈と呼ばれます。

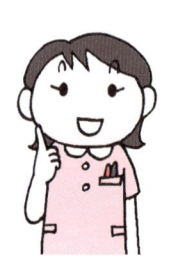

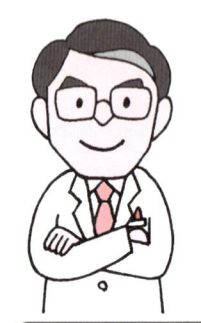

ポイント
- P波、QRS波、T波は規則正しくあらわれている。
- PP間隔とRR間隔も規則的だが、幅が狭い。

洞性頻脈 　→本冊31、39、62〜63ページ参照

発作性上室頻拍と同じようにRR間隔が短縮しています。ただし、P波は規則正しくあらわれており、PP間隔も規則的なので、発作性上室頻拍とは違います。また、徐々に脈が速くなることが多い洞性頻脈に比較すると、発作性上室性頻拍は突然に発生し、突然に停止します。P波が変形し、判別できないこともあります。

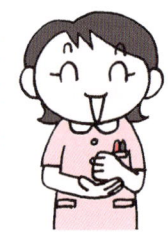

ポイント

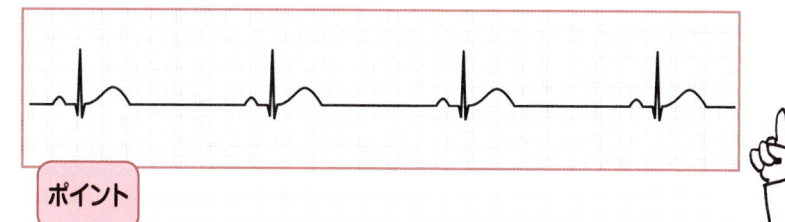

- QRS波、T波は規則正しくあらわれている。
- PP間隔とRR間隔も規則的だが、幅が広い。

➡本冊64〜65ページ参照

洞性徐脈

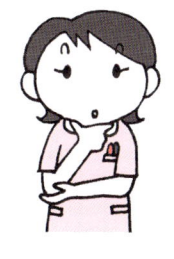

正常洞調律と同じ波形ですが、PP間隔とRR間隔が延長し、脈拍が遅く（60/分以下）なるのが洞性徐脈です。洞結節からの興奮発生が減少することで起こります。

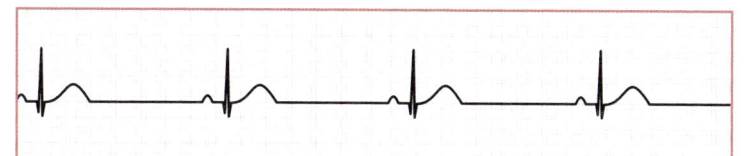

ポイント

- PP間隔とRR間隔の幅は延長しているが、規則的。
- P波、QRS波、T波はそれぞれ正常。

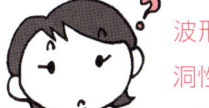

➡本冊66〜68ページ参照

洞不全症候群Ⅰ型

波形は正常なのに、PP間隔、RR間隔が長く、心拍数が50/分以下の洞性徐脈は、洞不全症候群(高度な洞性徐脈)と分類します。著しい徐脈の場合は、補充収縮が確認されることもあります。ほかの不整脈と見分けるために、P波が欠落していないか、P波とQRS波の関係が正常かなどを確認します。

| 復習編 | 疾患ごとに心電図波形の特徴をおさらいしよう！

洞不全症候群Ⅱ型

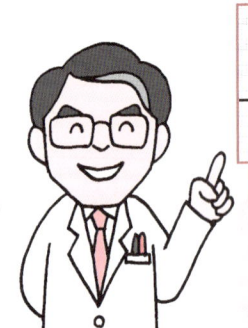

ポイント
- P波が突然に消え、それに続くQRS波も認められない。
- PP間隔は、それまでの整数倍に延長。

➡本冊66〜69ページ参照

正常波形のあと、急にP波が消え、それに続くQRS波が認められなくなる場合、洞結節からの刺激が途絶え心房が収縮していない「洞不全症候群」のⅡ型です。延長したPP間隔が通常のPP間隔の整数倍になっている場合は「洞房ブロック」、そうでない場合は「洞停止」として区別します。上の例は洞房ブロックをともなっています。

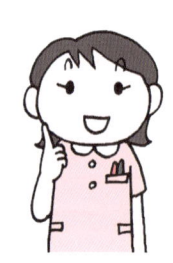

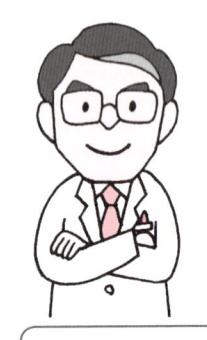

徐脈頻脈症候群

ポイント
- 頻脈のあと、PP間隔、RR間隔が著しく延長。
- 正常洞調律に戻るまでに、時間がかかる。

➡本冊32、40、67、69ページ参照

発作性上室頻拍などの頻脈が停止した直後に、洞停止や洞性徐脈になるのが、「洞不全症候群」Ⅲ型の「徐脈頻脈症候群」です。頻脈のあと、徐脈になるので、PP間隔、RR間隔が著しく変化します。

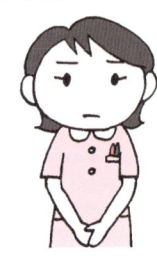

ポイント

- P波とQRS波は規則的にあらわれている。
- PQ時間が0.20秒以上に延長。

→本冊35、71〜73ページ参照

I度房室ブロック

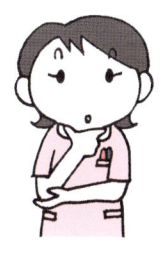

P波もQRS波も欠けることがなく波形も規則的なのに、PQ時間だけが延長している場合は、I度房室ブロックです。

ポイント

- PQ時間がしだいに延長し、その後QRS波が欠落。
- 脱落したあとのPQ時間はすぐに正常に戻る。

→本冊35、71〜74ページ参照

II度型房室ブロック ウェンケバッハ型

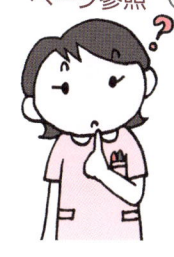

PQ時間がだんだん延長し、やがて心室への伝導が途切れ、QRS波が消失するタイプがII度房室ブロック（ウェンケバッハ型）です。その後の心拍により、QRS波は復活しますが、また徐々に延長して認められなくなることもあります。

復習編 疾患ごとに心電図波形の特徴をおさらいしよう！

ポイント
- PQ時間は規則的だが、突然QSR波が欠落。

Ⅱ度房室ブロック モビッツⅡ型

➡本冊71～74ページ参照

心房から心室への伝導がしばしば途切れる房室ブロックが、Ⅱ度房室ブロック（モビッツⅡ型）です。心疾患を合併していることが多く、突然、高度の除脈や心停止に変化することもあるので、危険です。

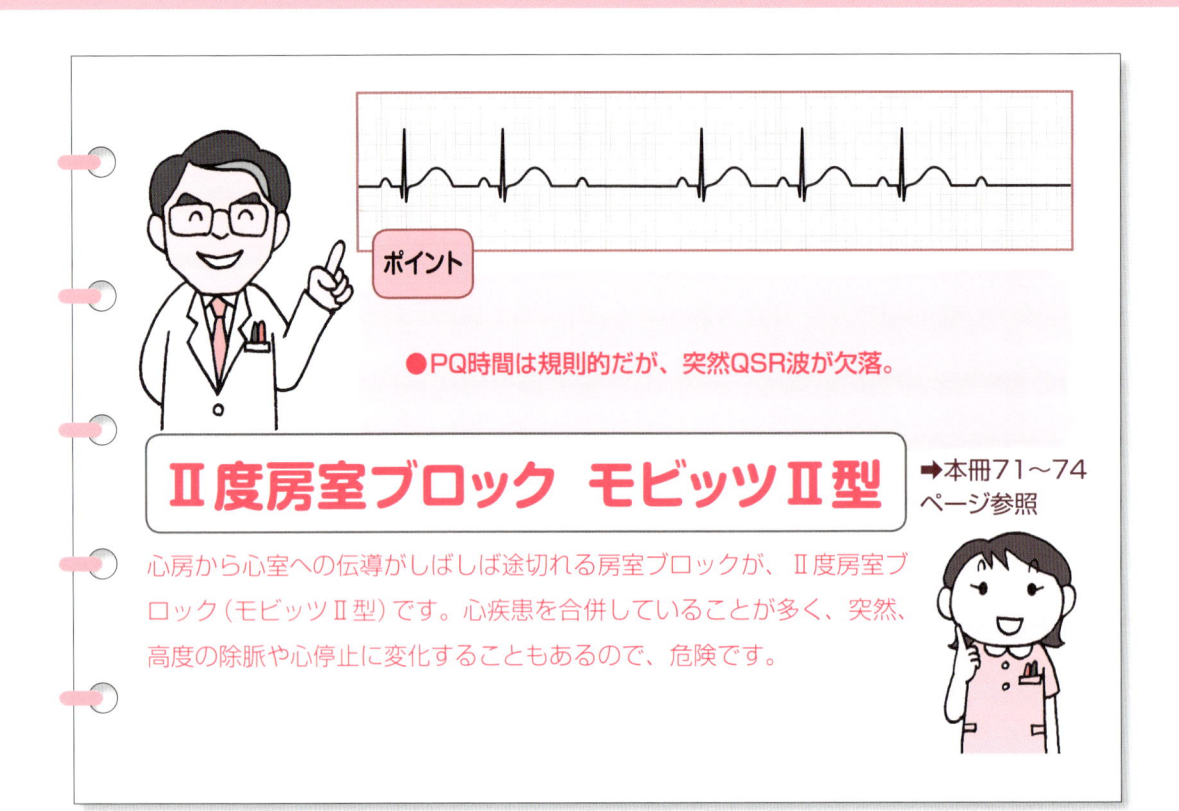

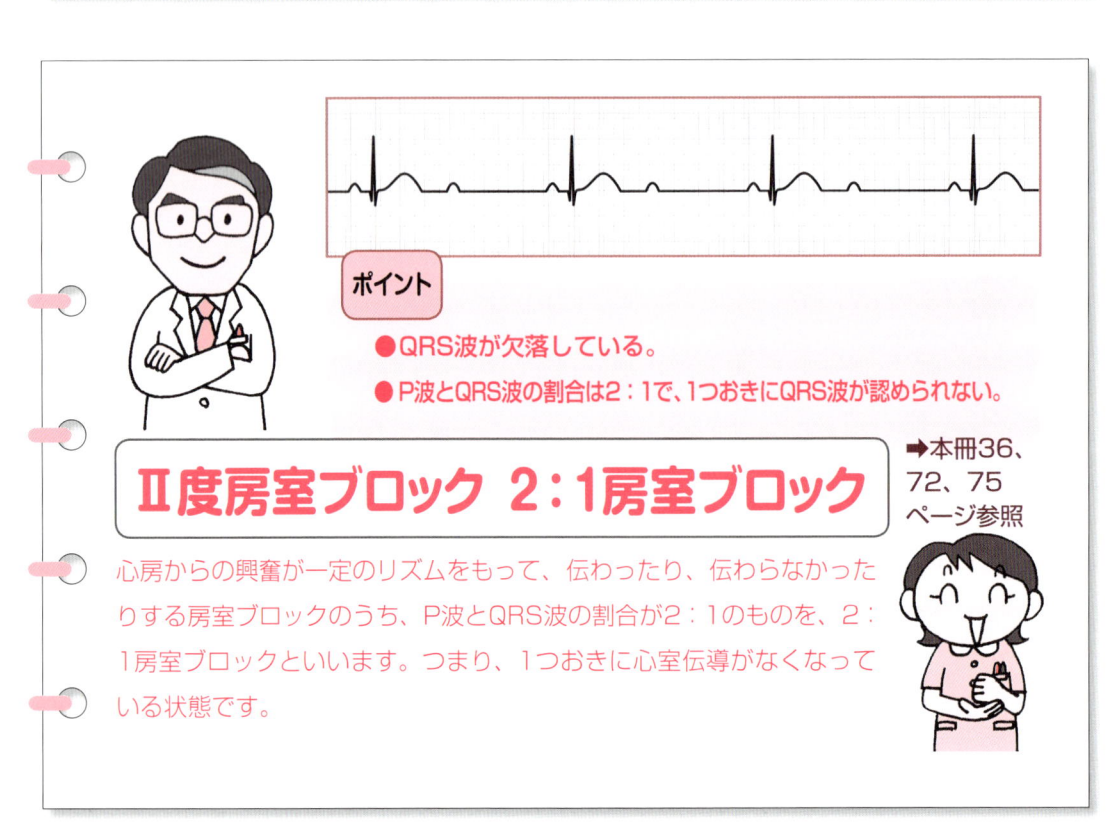

ポイント
- QRS波が欠落している。
- P波とQRS波の割合は2：1で、1つおきにQRS波が認められない。

Ⅱ度房室ブロック 2：1房室ブロック

➡本冊36、72、75ページ参照

心房からの興奮が一定のリズムをもって、伝わったり、伝わらなかったりする房室ブロックのうち、P波とQRS波の割合が2：1のものを、2：1房室ブロックといいます。つまり、1つおきに心室伝導がなくなっている状態です。

ポイント

- QRS波が欠落している。
- P波とQRS波が数個：1で、明らかな除脈。

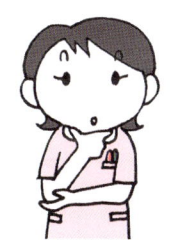

➡本冊72、75ページ参照

高度房室ブロック

QRS波が欠落し、P波とQRS波が数個：1となると高度房室ブロックと考えます。心室伝導が途切れがちですが、P波とQRS波がそれぞれ独自にリズムを刻みPQ時間が不規則になる完全房室ブロックよりは軽い状態です。

ポイント

- P波とQRS波がバラバラにあらわれている。
- PQ時間は不規則で、P波と無関係にQRS波が発生。

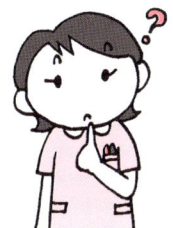

➡本冊36、72、76ページ参照

Ⅲ度（完全）房室ブロック

心房から心室への伝導が完全に途絶えている状態です。補充収縮により、心室は心房とは無関係に収縮するので、P波とQRS波がそれぞれ独自にリズムを刻み、PQ時間が不規則になります。補充収縮の出現頻度が少ない場合は、QRS波の幅が広くなります。

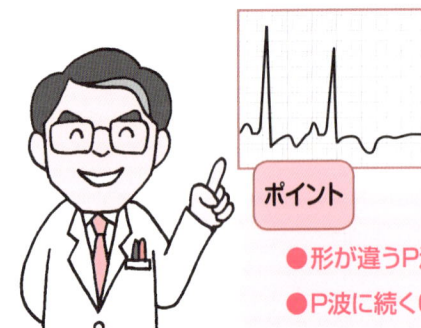

| 復習編 | 疾患ごとに心電図波形の特徴をおさらいしよう！

ポイント
- 形が違うP波が通常より早くあらわれ、PQ時間が延長。
- P波に続くQRS波は、正常洞調律と同じ波形。

PAC二段脈

➡本冊33、78〜79ページ参照

正常洞調律のリズムより早く、形が違うP波があらわれ、そのあとのQRS波の形に異常がなければ、心房期外収縮（PAC）です。この心電図のように、正常洞調律と期外収縮が交互に出現するものを「二段脈」といいます。心室への伝導が長くなるため、PQ時間も延長します。心房期外収縮と房室接合部期外収縮をまとめて、「上室期外収縮」といいます。

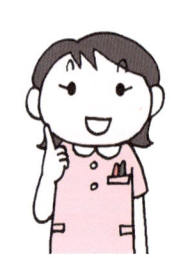

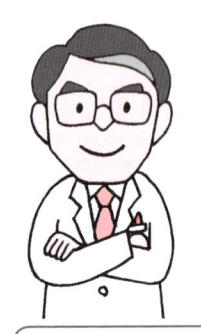

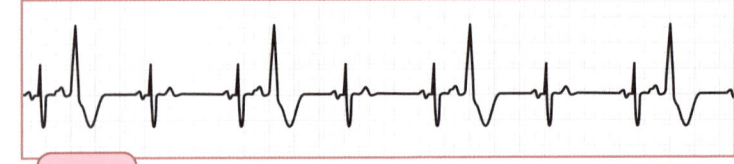

ポイント
- 早期P波のあとに幅の広いQRS波があらわれる。

➡本冊33、44、78、80ページ参照

心室内変行伝導をともなう上室期外収縮

上室期外収縮でも、心室内の変行伝導をともなう場合はQRS波が変化します。QRS波が延長するという点では心室期外収縮と同じですが、心室期外収縮の場合はP波が消失します。形が変形していても、先行するP波が認められれば、心房性であると考えます。P波のチェックが鑑別のポイントです。

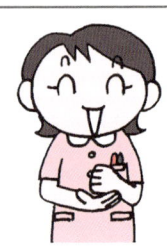

ポイント

- 明らかなP波が確認できず、心房粗動よりも細かい基線の揺れが認められる。
- QRS波も不規則で、RR間隔も乱れている。

➡本冊29、41、86ページ参照

心房細動（AF）

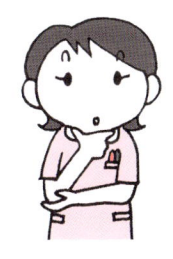

心房粗動のF波よりも不規則な細かい揺れがあらわれた場合は、心房細動を疑います。QRS波の波形は正常ですが、心房粗動とは異なり、RR間隔は一定せず、いわゆる絶対性不整脈となるのが特徴です。

ポイント

- 明らかなP波が確認できない。
- 基線がのこぎりの歯のような鋭いギザギザになっている。

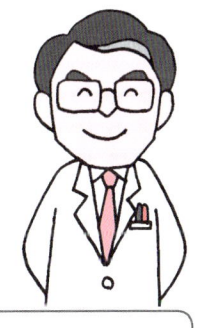

➡本冊29、91ページ参照

心房粗動（AFL）

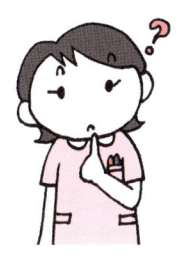

P波がなく、規則的な鋸歯状のF波があらわれた場合は、心房粗動です。心房性のためQRS波の波形は正常です。また、F波とQRS波は規則的に出現することが多く、ほとんどの場合2：1や4：1の伝導がみられます。F波らしきものを認めたら、P波の有無、QRS波との関係などを確認し、まぎらわしいほかの不整脈と鑑別します。

| 復習編 | 疾患ごとに心電図波形の特徴をおさらいしよう！

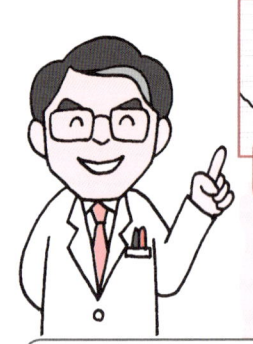

ポイント
- P波のかわりに、ノコギリ状のF波が認められる。
- RR間隔は延長し、徐脈。

徐脈性心房粗動 　→本冊93ページ参照

P波のかわりに、心房粗動の特徴であるF波(粗動波)がみられますが、RR間隔が延長しており、徐脈型です。通常の心房粗動では、伝導比は2：1や4：1となることが多いですが、徐脈型の場合、伝導比が低下することもあります。

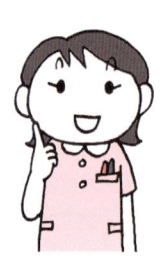

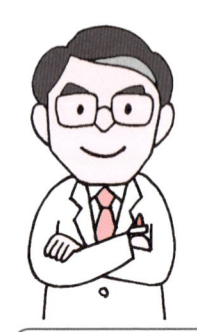

ポイント
- QRS波の波形には、異常が認められない。
- P波が欠落し、RR間隔が短縮。

発作性上室頻拍（PSVT） 　→本冊39、46、95ページ参照

QRS波は正常ですが、RR間隔が短縮し、P波が認められない場合は、発作性上室頻拍が考えられます。P波の有無で、洞性頻脈と鑑別できます。この場合、QRS波の形が正常なので正常QRS頻拍（narrow QRS tachycardia）です。発作的に始まる心房細動や心房粗動などとも間違えやすく、12誘導心電図での記録が大切な手がかりになります。

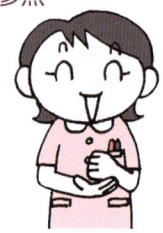

ポイント

- QRS波をよくみると、特徴のある三角形の波（デルタ波）が確認できる。

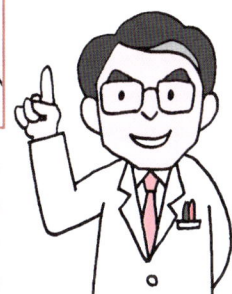

➡本冊37、96、126ページ参照

WPW症候群

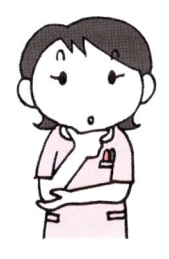

心電図上に「デルタ波」という、特徴のある波形があらわれるのは、WPW症候群です。ただし、デルタ波は、心電図波形を、注意深く観察しないと見落としてしまうことがあり、とくにモニター波形では判別が困難であるため、疑わしい場合には必ず12誘導心電図で記録しましょう。

ポイント

- 幅の狭いQRS波の後ろに逆行性のP波（P´波）があらわれている。
- RR間隔は規則的。

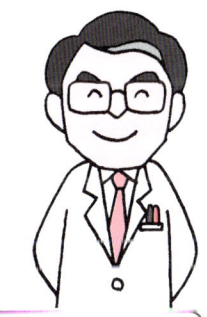

➡本冊96ページ参照

房室回帰性（リエントリー性）頻拍

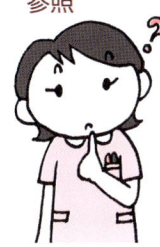

RR間隔は規則的ですが、QRS波の幅が狭いので発作性上室頻拍です。さらに、QRS波の後ろに逆行性のP波（P´波）があらわれているので、房室回帰性（リエントリー性）頻拍に間違いないでしょう。刺激が心房内をぐるぐる回っている状態です。

| 復習編 | 疾患ごとに心電図波形の特徴をおさらいしよう！

ポイント

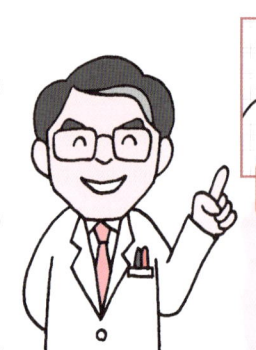

● RR間隔は規則的で、QRS波の幅が狭い。
● P波は認められない。

➡本冊97ページ参照

房室結節回帰性（リエントリー性）頻拍

RR間隔は規則的ですが、QRS波の幅が狭いので発作性上室頻拍です。また、P波はQRS波の中に埋没しており、確認することができません。房室結節回帰性（リエントリー性）頻拍では興奮が心房と心室それぞれに伝わるため、P波はQRS波よりわずかに遅れて出現するのですが、モニター上での確認は困難です。

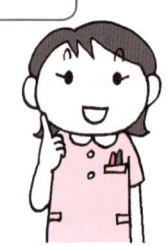

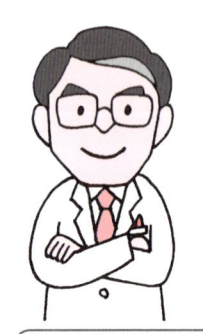

ポイント

● 幅広いQRS波が認められ、心室期外収縮が3回以上続く。
● RR間隔は狭いが等間隔で、先行するP波は認められない。

心室頻拍（VT）　➡本冊43、99ページ参照

心室性期外収縮（幅の広いQRS波が特徴）が3回以上続き、心拍数が100〜250/分になる頻拍が心室頻拍です。突然死に至ることもある危険な不整脈で、心房細動、心房粗動、上室性頻拍などと間違えやすいので注意が必要です。

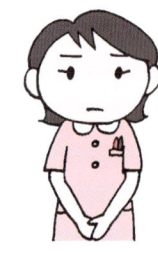

ポイント

- P波が認められず、幅広いQRS波が認められる心室頻拍の波形。
- 波形がねじれたような形になっている。

➡本冊101ページ参照

トルサード・ド・ポアンツ

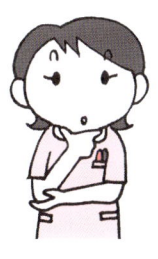

心室頻拍でQRS波形が基線を軸にねじれたような形を取るものがトルサード・ド・ポアンツです。数秒間（5〜20拍）上向きの波形を示し、ついで下向きを示します。心室細動に移行することが多く、突然死の原因にもなりうるもっとも危険な心室頻拍のひとつです。

ポイント

- P波は認められず、幅広のQRS波が続く心室頻拍のような波形。
- RR間隔は不規則。

➡本冊44、102ページ参照

偽性心室頻拍

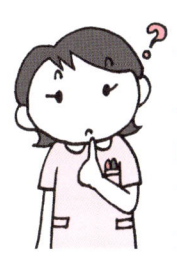

WPW症候群と心房細動が合併すると心室頻拍のような状態になります。心室頻拍のRR間隔は一定ですが、偽性心室頻拍は心房細動なのでRR間隔が不規則です。ケースによっては、モニター心電図だけでの鑑別は困難です。偽性心室頻拍は心室細動に移行する可能性もあり突然死の原因となりうるため、緊急性においては心室頻拍と変わりません。

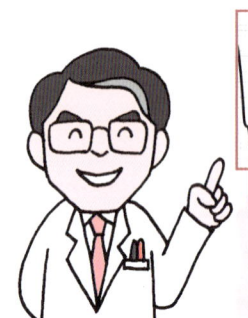

復習編 疾患ごとに心電図波形の特徴をおさらいしよう！

ポイント
- 明らかに異常な波形。
- P波もQRS波も確認できず、基線は小刻みに揺れている。

心室細動（VF） ➡本冊47、103ページ参照

P波、QRS波、T波が確認できず、各波形の大きさや形が一定していません。心室細動が起きると、心臓が収縮しないため、心停止の状態になります。緊急に救急処置が必要です。

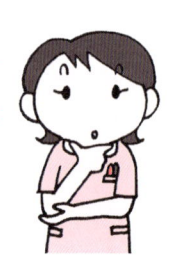

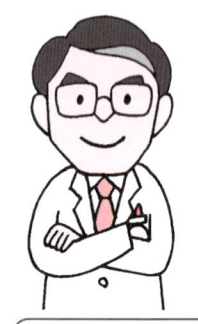

ポイント
- QRS波の幅が広いが、波形は規則的でリズムも正常。
- 丸く深いS波が認められる。

脚ブロック（BBB） ➡本冊45、106～108ページ参照

R波とQRS波との関係は正常な場合もありますが、R波が小さかったり、2回出現したりすることもあります。また、丸くて深いS波があらわれることもあります。R波の有無により心室頻拍と鑑別しますが、モニター心電図だけではわかりにくいケースもあるので、幅広いQRS波をみつけた場合は、まず心室頻拍を疑うべきでしょう。

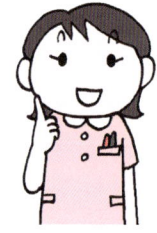

次の心電図の中でもっとも危険な不整脈を選んでみよう！

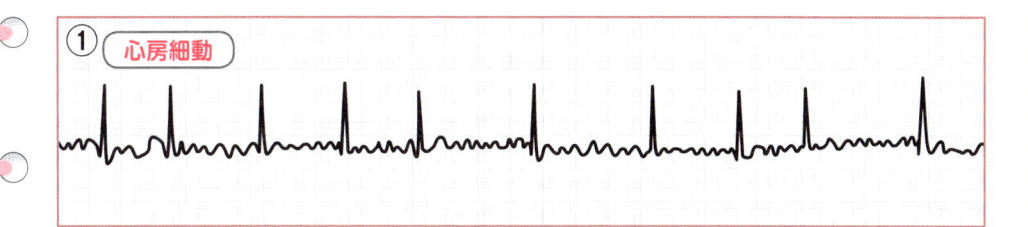

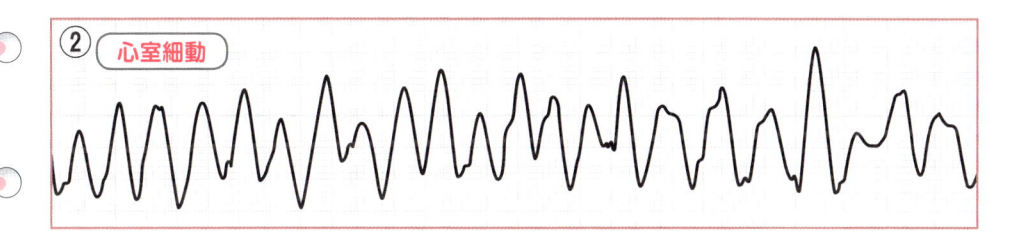

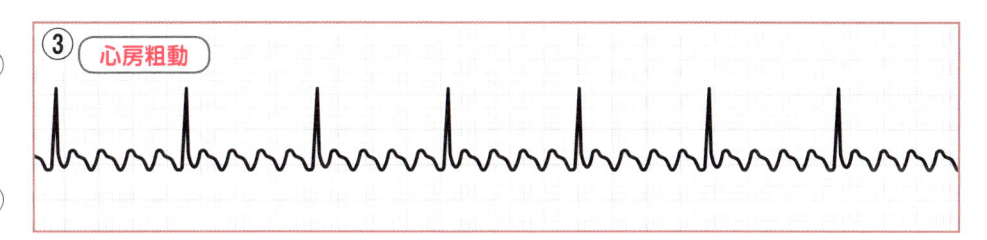

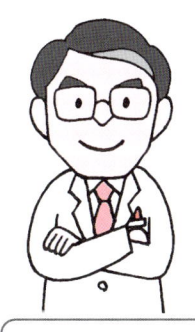

① 心房細動

② 心室細動

③ 心房粗動

ポイント
- ①と②は同じ細動だが、心室性の細動が、より危険。
- P波の有無や基線の揺れを確認し、心房性か心室性かを判断する。

→本冊47、103ページ参照

もっとも危険なのは、②の心室細動です。

①は心房細動、③は心房粗動で、いずれも心房性の頻拍です。①と③はP波が消失し、細かい基線の揺れ（F波、f波）が出現しています。これは心房の組織がバラバラに興奮している状態をあらわします。ただし、心房細動や心房粗動は心室細動と異なり、あわてて対処する必要はありません。原因や病状を調べたうえで、適切に治療を行います。一方、心室細動は心拍がまったくない状態であり、10〜20秒で意識が消失する危険な状態です。

| 復習編 | 疾患ごとに心電図波形の特徴をおさらいしよう！

次の心電図の中でもっとも危険な不整脈を選んでみよう！

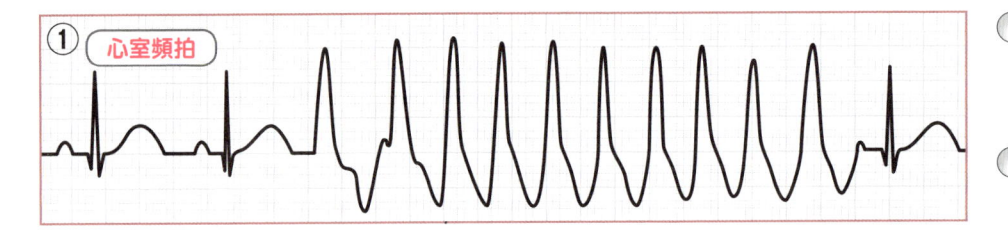

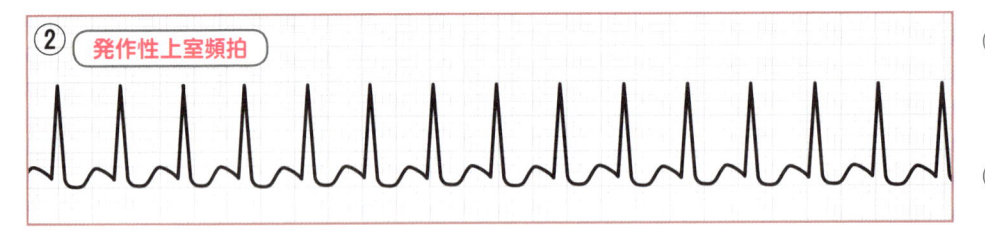

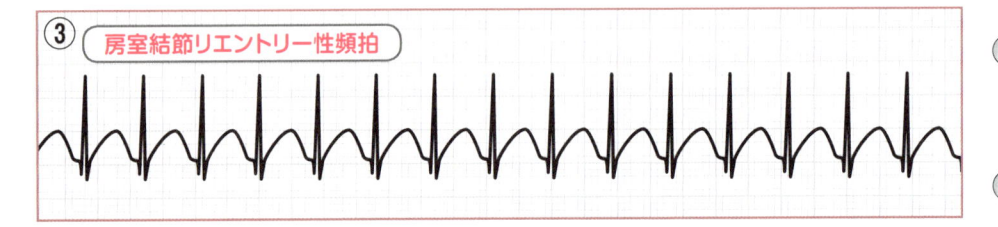

① 心室頻拍

② 発作性上室頻拍

③ 房室結節リエントリー性頻拍

ポイント
- いずれも頻拍だが、心室細動に移行し突然死の危険が高いのは、心室性の頻拍。
- QRS波の幅で判断する。

➡本冊43、99ページ参照

もっとも危険なのは、①の心室頻拍です。

②と③は発作性上室頻拍で、③は房室結節リエントリー性頻拍の典型的な心電図です。RR間隔の短縮という波形は心室頻拍と似ていますが、上室性の場合はQRS波の幅が狭くなります。一方、心室頻拍はQRS波が0.12秒以上に延長します。モニター上ではP波は確認できる場合とできない場合があります。心室細動や突然死になる危険もあるので、とくに意識がない場合は、大至急心臓マッサージを行います。